Thomas Campbell
mit T. Colin Campbell

ABNEHMEN MIT DER CHINA STUDY®

Die einfache Art, um mit veganer Ernährung Gewicht zu verlieren und Krankheiten vorzubeugen

W0180661

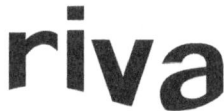

Bibliografische Information der Deutschen Nationalbibliothek:
Die Deutsche Nationalbibliothek verzeichnet diese Publikation in der Deutschen Nationalbibliografie; detaillierte bibliografische Daten sind im Internet über http://d-nb.de abrufbar.

Für Fragen und Anregungen:
info@rivaverlag.de

1. Auflage 2018
© 2018 by riva Verlag, ein Imprint der Münchner Verlagsgruppe GmbH
Nymphenburger Straße 86
D-80636 München
Tel.: 089 651285-0
Fax: 089 652096

Die englischsprachige Originalausgabe erschien 2015 bei Rodale books unter dem Titel *The Campbell Plan*. This translation published by arrangement with Rodale Books, an imprint of the Crown Publishing Group, a division of Penguin Random House LLC. © Thomas Campbell, MD. The China Study ® is a registered trademark of T. Colin Campbell and Thomas M. Campbell II.

Alle Rechte, insbesondere das Recht der Vervielfältigung und Verbreitung sowie der Übersetzung, vorbehalten. Kein Teil des Werkes darf in irgendeiner Form (durch Fotokopie, Mikrofilm oder ein anderes Verfahren) ohne schriftliche Genehmigung des Verlages reproduziert oder unter Verwendung elektronischer Systeme gespeichert, verarbeitet, vervielfältigt oder verbreitet werden.

Dieses Buch ist als reiner Ratgeber gedacht, nicht als medizinisches Handbuch. Alle Informationen sollen dem Leser dabei helfen, fundierte Entscheidungen über die eigene Gesundheit zu treffen. Es ist kein Ersatz für ärztliche Beratung und ärztlich verschriebene Behandlungen. Im Falle eines gesundheitlichen Problems sollte dringend medizinische Hilfe gesucht werden.

Die im Buch angegebenen Internetadressen und Telefonnummern waren bei Redaktionsschluss korrekt.

Die Kochrezepte wurden mit Genehmigung der folgenden Urheber abgedruckt:
• Erin Campbell
• Karen Campbell
• StraightUpFood (http://www.straightupfood.com/blog/) von Cathy Fisher
• The China Study Cookbook, © 2013 LeAnne Campbell
• Better Than Vegan, © 2013 Del Sroufe und Glen Merzer
• Everyday Happy Herbivore, © 2011 Lindsay S. Nixon
• FatFree Vegan Kitchen (http://blog.fatfreevegan.com/) von Susan Voisin
• Prevent and Reverse Heart Disease: The Revolutionary Scientifically Proven, Nutrition-Based Cure von Caldwell B. Esselstyn Jr., © 2007 Caldwell B. Esselstyn Jr., M.D. Mit Genehmigung von Avery Publishing, einem Imprint der Penguin Group (USA) LLC.

Übersetzung: Teresa Zuhl
Redaktion: Katrin Koelle
Umschlaggestaltung: Laura Osswald
Umschlagabbildung: Shutterstock.com/Alexander Raths
Satz: ZeroSoft, Timisoara
Druck: GGP Media GmbH, Pößneck
Printed in Germany

ISBN Print 978-3-7423-0496-4
ISBN E-Book (PDF) 978-3-7453-0017-8
ISBN E-Book (EPUB, Mobi) 978-3-7453-0018-5

Weitere Informationen zum Verlag finden Sie unter:

www.rivaverlag.de

Beachten Sie auch unsere weiteren Verlage unter www.m-vg.de

Inhalt

Für meine liebe Erin.

Für Mom und Dad, die gütigsten Revolutionäre, die ich kenne.

*Und für die Patienten allerorts, die ihre Gesundheit
selbst in die Hand nehmen wollen.*

Vorwort

In den letzten zwanzig bis dreißig Jahren habe ich Hunderte von Vorträgen über Ernährung und Gesundheit gehalten. Darin ging es meistens um die außergewöhnlich gesundheitsfördernden Eigenschaften einer vollwertigen Ernährung auf Pflanzenbasis (auf Englisch WFPB, kurz für »whole-food, plant-based«). In der Welt der Ernährung und Gesundheit tummeln sich unzählige Behauptungen und Gegenbehauptungen, aus denen das WFPB-Konzept heraussticht. Noch nie zuvor gab es ein so großes Interesse an diesem wunderbaren Weg zu guter Gesundheit. Manche fragen sich, warum sie jetzt erst davon hören, während andere einfach wissen wollen, wie man am besten mit der Ernährungsumstellung beginnt. Mit wachsendem Interesse kommen natürlich auch Fragen über die Beweise auf, auf die sich dieses Konzept stützt. Das rührt unter anderem daher, dass die Methode lang gehütete, ja fast heilige Meinungen und Praktiken infrage stellt.

Es ist daher besonders wichtig, dass jegliche Diskussionen auf wissenschaftlichen Ergebnissen basieren. Diese sind so überzeugend und vielversprechend, weil sie uns den Weg zur Lösung eines breiten Spektrums schwerwiegender gesellschaftlicher Probleme zeigen. Letztere sind vielschichtig und beschreiben das aktuelle menschliche Befinden sowohl in der Öffentlichkeit als auch im privaten Bereich. So unglaublich es für einige klingen mag: Was wir zu uns nehmen, hat einen kaum zu überschätzenden Einfluss auf die Lösung dieser Probleme. Denn die richtige Ernährung sorgt nicht nur für anhaltend gute Gesundheit und senkt dadurch die Gesundheitskosten, sie verhindert auch Umweltzerstörungen, vermindert unnötige Gewalt und bringt eine höchst gestörte Lebensmittelindustrie wieder ins Gleichgewicht. Auf den ersten Blick scheinen diese Themen sehr verschieden zu sein, doch sie haben alle eine gemeinsame Ursache: unsere Ernährung. Deshalb ist es entscheidend, nach den Beweisen für unsere

WFPB-Methode zu fragen. Woher kommt sie, wie ist sie zu verstehen und wie wird sie angewandt?

Mein Sohn Dr. Tom Campbell kennt sich in diesen Fragen ungewöhnlich gut aus. Ursprünglich hatte er sich mit Schauspielerei und Kommunikation beschäftigt – er studierte Theaterwissenschaften an der Cornell University – wurde aber dann zum Mitautor unseres Buches »China Study«, denn er brachte Fähigkeiten mit, die unser Werk außerordentlich lesenswert und zu einem großen Erfolg machten. Aufgrund dieser Erfahrung und der sehr vielversprechenden Indizien für diese Ernährungsweise entschied er sich für eine medizinische Karriere und legte seine Facharztprüfung für Allgemeinmedizin ab. Sein Medizinstudium, sein tiefgreifendes Wissen über Ernährung und seine Erfahrung mit den Patienten seiner Klinik sind eine ausgezeichnete Kombination und Voraussetzung für die fundierte Untersuchung wissenschaftlicher Belege, sowohl für seine Patienten als auch Kollegen.

Die Beweise müssen stimmen. Und dafür braucht es eine Auseinandersetzung mit den schwierigen Themen, von denen man immer wieder hört und um welche heiß diskutiert wird – leider oft mit wenigen oder sogar ganz ohne fundierte Beweise. Dabei denke ich zum Beispiel unter anderem an Themenbereiche wie Omega-3-Fettsäuren (Nahrungsergänzungs- versus Lebensmittel), kohlenhydratarme Diäten (welche Arten von »Kohlenhydraten« sind gemeint?), Gluten-Sensitivität (wer ist betroffen?), Fischöl (ist es sinnvoll, und wenn ja, in welchen Mengen?), Weizen und anderes Getreide (gut für Fettbäuche oder eine gute Ballaststoffquelle?), Bio-Lebensmittel (gute Nährstoffe oder schlechte Chemikalien?) und Genmanipulation (Lösung für den Welthunger oder Gesundheitsgefahr?). Das sind einige der Fragestellungen, mit denen sich Tom auseinandersetzt. Dabei stützt er sich auf stichhaltige wissenschaftliche Belege.

Neben seiner Arztpraxis und seiner Dozentenrolle an der University of Rochester Medical School ist Tom außerdem der verantwortliche Direktor unseres gemeinnützigen »Center for Nutrition Studies«. In Zusammenarbeit mit dem in den USA sehr anerkannten Onlineprogramm der Cornell University bieten wir eine wachsende Zahl an Internetkursen an. Als Mitautor der »China Study« und durch einen Abschluss (nach drei vollen Studienjahren) in Forschungs- und Inhaltsmethodik für Ernährungswissenschaften besitzt Tom erstklassiges Ernährungswissen, dass er sowohl der Öffentlichkeit als auch seinen Medizinerkollegen näherbringt.

Dieses Buch darf in keiner Bibliothek fehlen. Es ist sehr gut geschrieben und behandelt umstrittene Ernährungs- und Gesundheitsthemen aus einer frischen, einzigartigen Perspektive. Mit seinem Schreibstil und seiner Beweisanalyse vermeidet Dr. Campbell eine einseitige Argumentationsweise und zieht verschiedene Standpunkte in Betracht. Zu guter Letzt fasst er seine Ergebnisse in einem lesenswerten Ratgeber mit praktischen Tipps zusammen. Der hilft den Leserinnen und Lesern dabei, diese Art der Ernährung für sich selbst, ihre Familien, Freunde, ja ihr ganzes Umfeld und auch unserem Planeten zuliebe einfach anwenden zu können.

Die hier beschriebene Ernährungs- und Lebensweise ist äußerst wichtig, sowohl im Hier und Jetzt als auch in der Zukunft. Die Öffentlichkeit muss einfach davon erfahren, aber in einer informativen und verlässlichen Weise. *Abnehmen mit der China Study* erfüllt genau diese Voraussetzungen. Also blättern Sie weiter und überzeugen Sie sich selbst. Die wissenschaftliche Herangehensweise, praktischen Tipps und tollen Rezepte werden Ihnen sicher gefallen. Es ist ein Buch, das Ihrer Gesundheit und Ihrem Wohlbefinden enorm gut tun wird.

Dr. T. Colin Campbell

Einleitung

————————●————————

Kurz klopfe ich an die braune Tür, mehr um mich anzukündigen, als um Erlaubnis zum Eintreten zu bitten. Gleich danach drehe ich den Knauf, öffne und stehe in einem sehr hellen Raum mit hellbraunen Wänden. Linker Hand stehen eine Untersuchungsliege, die mit zerknittertem Papier bedeckt ist, und dahinter Schränke sowie ein Waschbecken aus Edelstahl. Unzählige Male am Tag wasche ich mir dort meine Hände. Auf der rechten Seite befinden sich zwei Stühle und der Grund für meine Anwesenheit in diesem Zimmer: der Patient. Ich setze mich ihr oder ihm gegenüber auf einen kleinen Drehstuhl, logge mich in den Computer ein und öffne die Krankenakte.

Obwohl wir erst jetzt beginnen, über Symptome und Sorgen zu reden, hatte ich meine Begutachtung schon beim Betreten des Zimmers begonnen. In ein paar kurzen Augenblicken kann ich bereits erkennen, wie aufmerksam die Person ist, wie viel sie ungefähr wiegt und ob sie Bewegungsprobleme hat. Hat der Patient den Stuhl gewählt, der näher an meinem Schreibtisch steht oder den weiter weg? Erhebt er sich zur Begrüßung und schüttelt mir die Hand, etwas steif und formal? Oder schaut er so lange abwesend auf sein Handy, bis ich ein paar Fragen gestellt habe? Zweifellos nimmt mich der Patient ebenfalls in Augenschein. Wie viele graue Haare habe ich? Bin ich in Eile? Wie stelle ich mich vor? Und so beginnt eine Art Tanz. Unter meinen Medizinerkollegen bin ich weder der Einzige noch der Begabteste, wenn es um das »Lesen« von Menschen geht. Es gehört einfach zu unserem Beruf.

Das gleiche Spiel wiederholt sich etwa alle zwanzig Minuten, tagein, tagaus. Meine Patienten stammen aus allen Gesellschaftsschichten und kommen mit den unterschiedlichsten Beschwerden zu mir. Im Laufe der Zeit habe ich allerdings gemerkt, dass sich einige Themen oft wiederholen:

»Ich möchte Gewicht verlieren.«

»Ich will kein neues Medikament nehmen.«

»Ich möchte keine Schmerzen mehr haben.«

»Ich habe genug von ängstlichen und depressiven Verstimmungen.«

»Ich wäre gern gesund.«

Wenn ich mich mit den Patienten unterhalte und sie mir von ihren Problemen erzählen, dann fällt mir immer wieder auf, welch wichtige Rolle die Ernährung dabei spielt. Sie geht nämlich mit emotionaler und seelischer Gesundheit einher. Ein schlechter seelischer und emotionaler Zustand kann zu einer schlechten Ernährung führen, während ungesunde Kost emotionale und seelische Schwierigkeiten verursachen beziehungsweise sie verstärken kann. Fettleibigkeit, Diabetes, Arthritis-Schmerzen, Risikofaktoren für Herzerkrankungen wie hoher Blutdruck und ein hoher Cholesterinspiegel – sie alle haben mit der Ernährung zu tun. Trotzdem wissen das viele meiner Patienten nicht, wenn sie zum ersten Mal zu mir kommen. Ich arbeite nämlich nicht als Ernährungsberater. Meine Patienten sind ganz normale Menschen, die oft keine Kenntnis über mein Interesse und meine Erfahrungen in Sachen Ernährung haben, wenn wir uns kennenlernen. Ich bin ein ganz gewöhnlicher, traditioneller Allgemeinmediziner. Ich untersuche und behandle Säuglinge sowie junge und ältere Erwachsene. Ich kann die Erstuntersuchung eines Babys durchführen oder einen todkranken Großvater ins Hospiz überweisen. Ich kümmere mich um gynäkologische Anliegen und führe Gelenkinjektionen sowie Hautbiopsien durch.

Viele meiner Patienten – und dazu gehören auch jene, die unter Fettleibigkeit, Diabetes, hohem Blutdruck oder Herzkrankheiten leiden – wissen also noch nicht, dass sie ihre Ernährungsweise einmal genauer unter die Lupe nehmen sollten. In mir kommt eine gewisse Freude auf, wenn ich ihnen beim Schildern ihrer Krankheiten zuhöre und sie den Wunsch äußern, ein besseres Leben führen zu wollen. Das darf man jetzt nicht falsch verstehen: Es freut mich keineswegs, dass in unserer Gesellschaft so viele Menschen an Übergewicht, Angststörungen, Depressionen und Schmerzen leiden. Was mich vielmehr begeistert ist diese Hoffnung, die aufkeimt: Da sitzt jemand vor mir, der sein Leben ändern möchte, und ich könnte ihm dabei helfen. Wir könnten Partner werden. Es ist diese Hoffnung darauf, dass ich meine Arbeit tun und damit entscheidend etwas bewegen kann. Ganz einfach diese Hoffnung.

Meine Patienten sind Menschen wie Sie. Warum halten Sie dieses Buch gerade in den Händen? Was wollen Sie ändern? Füllen Sie die Lücke aus: »Was meine Gesundheit betrifft, möchte ich in einem Jahr _____.« Ich möchte, dass Sie diese Fragen ernsthaft beantworten. Und ich hoffe, dass Sie das motiviert, denn sogar das simple Stellen und Beantworten dieser Frage kann bereits Hoffnung wecken.

Natürlich gibt es immer Hindernisse, die einer erfolgreichen Veränderung im Weg stehen. Das wissen wir alle. Wie oft haben wir schon Diäten begonnen, die zwar eine Zeit lang gut gingen, dann aber wieder zu Gewichtszunahme führten? Wie oft haben wir uns schon im Fitnessstudio angemeldet, sind ein paar Monate hingegangen und fühlten uns dann schuldig, weil unsere Besuche immer seltener wurden? Wie oft haben wir versucht, jeden Tag Salat zu essen, und sind dann doch an unseren alten Essgewohnheiten gescheitert? Für viele von uns gehören diese Schwierigkeiten einfach dazu, wir kämpfen zeitlebens mit ihnen. Immer wiederholen sie sich, und nie erzielen wir die gewünschten Ergebnisse.

Das muss jedoch nicht so sein. Es gibt viele Faktoren, die Verhaltensänderungen nachweislich positiv beeinflussen. Obwohl ich damit das Risiko eingehe, bereits auf den ersten Seiten dieses Buchs zu viel zu verraten, kann ich jetzt schon sagen, welche Faktoren dazu gehören. Studien[1] zufolge sind langfristige Veränderungen, wie ich sie empfehle, zum Beispiel wahrscheinlicher, wenn Sie:

1. klare, persönliche Gründe für eine Ernährungsumstellung haben und sich diese somit sehr wünschen;

2. Hindernisse (umweltbedingt, geistig, körperlich) minimiert haben, die einer Ernährungsveränderung im Weg stehen könnten;

3. über die nötigen Fähigkeiten und das Selbstvertrauen verfügen, die Sie für die Umsetzung der neuen Lebensweise brauchen;

4. den neuen Essgewohnheiten positiv gegenüberstehen und glauben, dass sie Ihnen gut tun werden;

5. Ihre Ernährungsziele mit Ihrem Selbstbild und sozialen Normen übereinstimmen;

6. von geschätzten Menschen und einer Gemeinschaft, die Ihre Ernährungsumstellung befürwortet, Unterstützung und Zuspruch bekommen.

Ich kenne Patienten, die an der Umsetzung ihrer Ziele scheitern, weil sie Probleme mit einem oder mehrerer dieser Faktoren haben. Allerdings glaube ich, dass Wissensmangel einer der häufigsten Gründe für einen Misserfolg ist. Viele Menschen würde es sehr überraschen, dass unser Essen einen tief greifenden Einfluss auf unsere Gesundheit hat. Dieser Einfluss ist stärker als fast alles, was der Arzt verschreiben oder tun kann. Richtige Entscheidungen bei der Lebensmittelwahl können alles zum Guten bewegen. Aber was ist die »richtige« Wahl? Sehr einfach: eine vollwertige Ernährung auf Pflanzenbasis. Es ist sehr wichtig zu wissen, wie die ideale Ernährungsweise aussieht und welches Ziel wir mit ihrer Hilfe verfolgen. Wenn wir also nicht wissen, ob wir kohlenhydratarm, vegan oder glutenfrei essen sollen, dann können wir ziellos so viel verändern, wie wir wollen. Trotzdem werden unsere Anstrengungen im Sande verlaufen: heute zum Frühstück Speck und Rahmkäse, morgen roher Salat und Reis. Vielleicht verlieren wir fünf Kilo mit einer Diät, nehmen sie wieder zu und mit der nächsten fällt uns das Abnehmen noch schwerer. Ich möchte Ihnen gern eins sagen: Wir brauchen keine Diäten mehr. Nie wieder Jojo-Effekt, nie wieder nach der »perfekten« Schlankheitskur suchen. Dieses Buch erklärt die ideale Ernährungsweise und wie man sie erreichen kann – ganz ohne Dramen.

Zusammen mit meinem Vater Dr. T. Colin Campbell schrieb ich die *China Study*° [auf Deutsch: »Die ›China Study‹ und ihre verblüffenden Konsequenzen für die Lebensführung«], die 2005 in den USA erschien. Mein Vater kann auf eine lange und herausragende Karriere in Ernährungsforschung, -lehre und -politik zurückblicken. Er ist eine der Koryphäen auf seinem Gebiet. Unser Buch zeigte, was wissenschaftliche Erkenntnisse über die optimale Ernährung verraten. Unser Fazit war Folgendes: Wer Gewicht verlieren, besser aussehen, sich besser fühlen, Krankheiten vorbeugen, sich von schlechter Gesundheit verabschieden, Herz, Nieren, Haut und Darm unterstützen und sein Krebsrisiko senken möchte, der sollte mehr Obst, Gemüse, Hülsenfrüchte sowie Vollkorn zu sich nehmen und Fleisch (auch Geflügel!), Milchprodukte und industriell verarbeitete Lebensmittel meiden. Es ist das Beste und Wirksamste, was man tun kann.

Der Erfolg der *China Study* führte dazu, dass eine riesige Zahl Menschen ihre Ernährung umstellte und ihr Leben somit radikal umkrempelte. Ich bin der verantwortliche Direktor des gemeinnützigen T. Colin Campbell Center for Nutrition Studies, das über eCornell (das Onlineprogramm der Cornell University) Zertifikatskurse anbietet. Ich durfte vielen unserer Studenten bei ihren Aha-Erlebnissen zuschauen, in Momenten, die das ganze Leben für immer verändern. Wenn sie sich einmal ein fundiertes Wissen angeeignet haben, dann erkennen sie schnell, was es für eine bessere Gesundheit braucht und wie einfach und wirksam unsere Philosophie ist. Ärzte, Ernährungswissenschaftler und Laien – das Gelernte motiviert und inspiriert sie alle gleichermaßen.

Haftungsausschluss

Bevor ich zu viele Behauptungen aufstelle, erwähne ich lieber den Haftungsausschluss. Normalerweise findet man ihn auf den ersten Seiten von Medizinbüchern und er lautet in etwa so: »Dieses Buch dient nicht als Ersatz für medizinischen Rat. Vor jeglicher Ernährungsumstellung oder Anwendung einer neuen Methode sollte ein Arzt hinzugezogen werden.« Die Notwendigkeit eines Haftungsausschlusses zum Schutz der Autoren gegen klageeifrige Leser hat mich zwar schon immer überzeugt. Für dieses Ernährungsbuch ist er aber ganz besonders interessant, denn fast durch Zufall unterstreicht er die Stärken dieses Werks.

Die Kost, die wir zu uns nehmen, ist nämlich so wichtig für die eigene Gesundheit, dass Frühstück, Mittag- und Abendessen gewissermaßen zu medizinischen Entscheidungen werden. Der Leser oder die Leserin hat dieses Buch sicher aus einem bestimmten Grund gewählt. Vielleicht wollen Sie Gewicht verlieren, ihr Risiko für Herzkreislauferkrankungen senken, mehr Energie haben oder sich einfach besser fühlen. Ich möchte Ihnen deshalb gleich eins vorweg sagen: Wenn Sie sich richtig ernähren, dann wird das Ihrer Gesundheit besser tun als alles andere. Sie werden nicht nur energiegeladener sein und Gewicht verlieren, sondern auch Ihr Herz schützen und mehreren Krebsarten vorbeugen. Sie stellen außerdem die Weichen für anhaltende Gesundheit Ihres Gehirns, der Nieren, Lunge und des Verdauungstrakts. Schon nach ein paar Tagen zeigen sich Veränderungen im Blutfluss durch Ihren Kreislauf. Sie selbst können entscheiden, wie viel Zucker oder Cholesterin in Ihrem Körper zirkuliert. Auch chronische Erkrankungen, unter denen Sie schon Jahre leiden, können durch die Ernährungsumstellung besser werden oder gar ganz verschwinden. Es gibt keine Wundermittel gegen alle Krankheiten und für die perfekte Gesundheit. Allerdings kommt die Wahl unseres Essens solch einem Allheilmittel am nächsten. Richtige Ernährung ist die bedeutendste Entscheidung, die wir für unsere Gesundheit treffen können. Von ihr profitieren unzählige Aspekte unserer Gesundheit.

Lassen Sie sich aber nicht beirren. Ich empfehle trotz allem, dass Sie vor der Nahrungsumstellung Ihren Arzt hinzuziehen. Das ist besonders wichtig, wenn Sie Medikamente nehmen. Ihre Dosis kann sich nämlich aufgrund der neuen Ernährung ändern. Diabetespatienten, die sich für unseren Diätplan entscheiden, müssen ihre Medikamentenzufuhr eventuell reduzieren oder ganz einstellen. Dasselbe gilt für Menschen mit Bluthochdruck und einem hohen Cholesterinspiegel. Leserinnen und Leser, die bereits vom Gesundheitssystem betreut werden, werden dramatische positive Veränderungen in ihren Leiden sehen, wenn sie sich an die Tipps in diesem Buch halten. Also ziehen Sie Ihren Arzt ruhig hinzu. Aber auch wenn Sie sich gesund fühlen, rate ich Ihnen dazu, einige Blutuntersuchungen durchführen zu lassen. So können Sie die Ergebnisse vor und nach der Ernährungsumstellung vergleichen.

Ernährungsentscheidungen sind medizinische Entscheidungen. Veränderungen in der Nahrungsaufnahme haben demzufolge medizinische Konsequenzen. Das muss Ihnen klar sein. Die extrem wirksamen Strategien in diesem Buch können Ihre Gesundheit und Ihr Leben für immer verändern. Begeben Sie sich also nur unter medizinischer Aufsicht auf diesen Weg. Sagen Sie nicht, ich hätte Sie nicht gewarnt.

Wer bin ich?

Vielleicht erstaunt es Sie, dass ich dem Essen und seinem Einfluss auf so viele Aspekte unserer Gesundheit eine derartige Bedeutung gebe. Vielleicht sind Sie auch skeptisch. Das ist gut so, denn eine gesunde Portion Skepsis braucht es in der Welt von Ernährung und Gesundheit. Vieles wurde noch nicht erforscht und unzählige Menschen versuchen, mit zweifelhaften »Geheimtipps« und Methoden Geld zu machen. Sie verkaufen alles, auch die noch so verrücktesten Ideen. Die Gesundheitsindustrie ist ein fruchtbarer Boden für Quacksalber und Scharlatane. Das stimmte schon vor hundert Jahren und ist auch heute noch so.

Woher wollen Sie also wissen, dass ich nicht auch ein Scharlatan bin? Das wäre doch möglich. Ich hoffe allerdings, dass Sie mir etwas Zeit geben, bevor Sie Ihr Urteil fällen, damit ich Sie vom Gegenteil überzeugen kann. Meine Reise in die Welt der Ernährungswissenschaft begann nach dem Jahr 2001. Zusammen mit meinem Vater schrieb ich die *China Study*. Mein Dad war auf einem Milchhof aufgewachsen und studierte passenderweise, wie man die Produktion von hochwertigem Tiereiweiß verbessern kann. Dabei glaubte er lange, dass wir Menschen mehr tierische Proteine von immer höherer Qualität zu uns nehmen sollten. Allerdings änderte sich seine Meinung nach jahrzehntelanger Forschung komplett. Seine anfängliche Verspottung von Vegetariern wich der Erkenntnis, dass es nichts Gesünderes gibt als Obst und Gemüse. Später kam er dann zu dem Schluss, dass die gesündeste Ernährungsweise weder Fleisch noch Milchprodukte enthält.

Während wir also das Buch schrieben und seine Geschichte der Öffentlichkeit erzählten, vertiefte ich mich ganz in die Forschungsarbeit, die diese Ernährungsweise mit besserer Gesundheit in Verbindung brachte. Wir brüteten über den Studien anderer Wissenschaftler. Einige ihrer spannendsten Ergebnisse fanden ihren Weg in unser Buch. Wir sprachen mit Ärzten und fragten sie nach den Gründen der Verschleierung von solch eindeutigen Fakten seitens unserer Ernährungs- und Gesundheitspolitik. Das Resultat ist ein Buch mit über 700 Bezugsquellen. Die meisten von ihnen sind Berichte über Primärstudien, die in medizinischen Fachzeitschriften erschienen sind.

Nach ein paar Jahren dieser Arbeit wurde ich Arzt. Statt mich mit Ernährung und Gesundheit zu beschäftigen, studierte ich jetzt Krankheiten, Diagnosen sowie Behandlungsmethoden und lernte, wie unser aktuelles Gesundheitssystem mit ihnen umgeht. Dabei wurde mir klar, dass uns trotz der Genialität und Technik unseres Gesundheitswesens immer noch viel an Wissen fehlt. Es geht um die Akutpflege, aber nicht ausreichend um das Verstehen, Behandeln und Vorbeugen von chronischen Problemen und Erkrankungen. Solche Probleme sind oft die Folge des Lebensstils, und das aktuelle Gesundheitsmodell setzt sich sehr wenig damit auseinander. Die aktuelle konventionelle Medizin ignoriert das extrem wichtige Thema Ernährung und Lebensstil fast völlig. Jahrelang hatte ich mich damit beschäftigt, während ich mit meinem Vater an der *China Study* schrieb. Die Gründe dafür könnten weitere Bücher füllen. Nur so viel soll gesagt sein: Es ist keine optimale Situation.

Als Facharzt für Allgemeinmedizin und Mitautor einer sehr tief greifenden Analyse der Zusammenhänge von Ernährungsgewohnheiten und Gesundheit kann ich die Vorzüge beider Welten gut in dieses Buch einbringen. Als Mediziner in der Akutpflege möchte ich meinen Patienten das nötige Wissen über lebensstilabhängige, chronische Leiden und deren Behandlung vermitteln. Auf meinem weiteren Weg und mit jedem neuen Patienten möchte ich Hilfsmittel anbieten, mit denen man Neuerkrankungen vorbeugen und existierende Leiden mit höherer Wahrscheinlichkeit heilen kann. Dieses Handwerkszeug für bessere Gesundheit befindet sich in diesem Buch.

Nach dem Lesen wissen Sie, warum das Essen so wichtig für die Gesundheit ist. Bereits nach einer kurzen Kostprobe der Beweislage werden Sie verstehen, welch tief greifende Auswirkungen Ihre Ernährung haben kann und welche Nahrungsmittel am gesündesten sind. Nach der Erklärung des »Warum« zeige ich Ihnen, welche Lebensmittel sicher und welche Gift sind. Sie werden nicht nur wissen, was Sie zu sich nehmen sollten, sondern auch wie Sie mit der aktuellen Essenskultur umgehen können. Diese umgibt uns tagtäglich und ist oft einer der Gründe für das Scheitern von Ernährungsumstellungen. Von Krankheiten ganz zu schweigen.

Aus meiner Perspektive beantworte ich die häufigsten Fragen rund um die Ernährung: Soll ich Bio-Produkte essen? Ist Fisch gesund? Und Gluten? Zu guter Letzt schlage ich Ihnen vor, wie Sie das neu gewonnene Wissen beim Erstellen ihrer Einkaufsliste, beim Kochen zuhause und bei Restaurantbesuchen anwenden können. Alles Schritt für Schritt und einfach erklärt. Das Ganze führt zum Ende des Buches: einem zweiwöchigen

Koch- und Speiseplan. Schon nach ein paar Tagen Lektüre und 14 Tagen praktischer Probezeit verfügen Sie über alles nötige Wissen und die Fähigkeiten, mit denen Sie Ihre Gesundheit radikal verbessern können. Vielleicht ist es das Revolutionärste, was Sie je tun werden.

Ich habe bereits viele Menschen mit lebensstilabhängigen Leiden betreut. Obwohl jeder Patient und jede Situation anders ist, kann doch fast jeder Mensch von einer gesünderen Ernährung profitieren. Unter meinen Kollegen und Patienten ist diese Meinung nicht immer beliebt. Aber ich bleibe motiviert, angespornt von den Menschen, die ich über die Jahre kennenlernen durfte. Die Patienten haben etwas Besseres verdient. Die Patienten verdienen es zu wissen, wie sie abnehmen, ihre Schmerzen lindern, Medikamente vermeiden oder ihre Dosen reduzieren und sogar Krankheiten aufhalten oder heilen können. All das ganz einfach mit Veränderungen beim Frühstück, Mittag- und Abendessen. Ich wünsche mir, dass jeder Mensch weiß, wie er gesund bleiben kann. Ich möchte, dass jeder Mensch weiß, wie er seine Gesundheit besser schützen und fördern kann. Auf lange Sicht und besser als jeder Arzt, jedes Medikament und jeder Eingriff.

Ein roter Faden zieht sich durch das ganze Buch: die Erkenntnis, dass jeder selbst das Sagen über die eigene Gesundheit hat. Erfolg bei der Ernährungsumstellung liegt in greifbarer Nähe, man muss nur danach fassen. Und es ist einfacher, leckerer, preiswerter und praktischer als man denkt. Eine bessere Gesundheit ist Übungssache, ein erreichbares Ziel. Ich zeige Ihnen, wie es geht.

TEIL 1

Basiswissen der Gesundheit

1.

Die *China Study*®

---•---

»Ich denke, dass du eiweißreiche Ernährung meinst«, sagte sie. Ich schaute meine Lehrerin mit großen Augen an, etwas durcheinander und verständnislos. Immerhin hatte sie mir gerade mitgeteilt, dass ich Unrecht hatte. In mir keimte Widerspruch auf. Dann wiederholte sie: »Ich denke, du meinst Folgendes: Die Ratten, die mehr Eiweiß zu sich genommen hatten, rannten mehr. Aber das ist in Ordnung. Danke, dass du uns von deinem Experiment erzählt hast.« Jetzt wandte sie sich der Klasse zu. »Dankt eurem Mitschüler Tom, dass Ihr mehr über sein Experiment erfahren durftet.« Genau hier hatte ich wahrscheinlich meine erste Meinungsverschiedenheit, was Ernährung betrifft. Ehrlich gesagt verstand ich überhaupt nichts mehr.

Ich war damals in der Grundschule und hielt vor meiner Klasse einen Vortrag. Mein Vater – Dr. T. Colin Campbell – arbeitete zu jener Zeit schon lange als Biochemiker und Ernährungswissenschaftler. An der Cornell University hatte er unter anderem als einer der ersten auf diesem Gebiet den Einfluss der Ernährungsweise auf Krebserkrankungen erforscht. Für einige seiner Projekte gab er Ratten Futter mit verschiedenen Zusammensetzungen. Er war es auch gewesen, der meiner Lehrerin ein kleines Experiment mit ihnen im Unterricht vorgeschlagen hatte. Nichts freut Grundschüler mehr als Nagetiere im Klassenzimmer. Eine wunderbare Idee, so dachte ich jedenfalls.

Im Experiment ging es um folgende Frage: Wenn man Ratten unterschiedliche Mengen Eiweiß füttert, welche von ihnen bewegen sich dann am meisten? Jedes der Tiere, das ich mit in die Schule brachte, hatte seinen eigenen Käfig. In dem befand sich je ein Laufrad, das an einen Zähler angeschlossen war. Jede Runde, die die Ratten in ihren Sportgeräten drehten, wurde registriert. Ein Schrittzähler für Nager sozusagen. Mit Unterbrechungen stiegen sie in ihre Räder und rannten, rannten, rannten, was das Zeug hält. Ich fragte mich, ob sie denn wussten, dass sie nirgends ankamen. Dieselbe Frage könnte man sich allerdings auch stellen, wenn man sich mal im Fitnessstudio umschaut. Tiere haben einfach einen Bewegungsdrang, auch wenn sie dabei auf ein und derselben Stelle bleiben.

Beide Rattengruppen nahmen fast das gleiche Futter zu sich, mit einem kleinen Unterschied: Die eine Gruppe wurde mit eiweißarmer (ca. 5 Prozent) und die zweite Gruppe mit eiweißreicher (ca. 20 Prozent) Nahrung gefüttert. Als Ersatz für den geringen Proteingehalt enthielt die Mischung der ersten Gruppe etwas mehr Zucker.

Gewissenhaft fütterte ich die Ratten und schrieb mir genau auf, wie viel sie sich bewegt hatten. Mein Vater versorgte uns natürlich mit allem Nötigen. Wie man sich vielleicht vorstellen kann, wusste ich als Grundschüler nicht richtig, worum es hier wirklich ging. Ich hatte ein paar niedliche Ratten, schrieb die Ergebnisse ihrer Laufradzähler auf und gab ihnen zu essen. Das war für mich eine tolle Zeit.

Nach ein oder zwei Wochen trug ich all meine Daten zusammen und kam zu meinem endgültigen Fazit: Die Ratten mit der eiweißarmen Ernährung bewegten sich mehr. Ich war etwas zwanghaft als Kind, beschäftigte mich mit den kleinsten Details und prüfte meine Aufzeichnungen genau nach. Am Ende des Experiments stellte ich mich vor meine Klasse und erzählte den anderen Rotznasen von meinen Ergebnissen. Die eiweißarm ernährten Ratten rannten mehr in ihren Rädern, berichtete ich. Und genau hier unterbrach mich meine Lehrerin. Entweder hatte ich die Zahlen oder die Ratten durcheinandergebracht, meinte sie. Ich wollte doch wohl sagen, dass sich die eiweißreich ernährten Tiere mehr bewegt hatten. Als junger Schüler konnte ich überhaupt nicht verstehen, wie meine Lehrerin meiner Erkenntnis widersprechen konnte. Sie war eigentlich eine tolle Pädagogin – warmherzig, energiegeladen und fürsorglich. Eine meiner liebsten.

Die Zahlen hatte ich auf keinen Fall durcheinandergebracht. Schließlich war ich es doch gewesen, der die Radumdrehungen abgelesen hatte, nicht sie. Woher wollte sie denn die genauen Ergebnisse kennen? Wahrscheinlich sagte ich ihr in jenem Moment, dass ich Recht hatte. Genau darin erinnern kann ich mich allerdings nicht mehr. Ich war einfach ein sturer Junge. Lustig ist, dass ich mich kaum noch an das Experiment selbst entsinnen kann, aber nie vergessen werde, wie mich meine Lehrerin der Verwechslung bezichtigte. Das ist also die Geschichte meiner ersten Meinungsverschiedenheit, in der es um Ernährung ging. Damals wusste ich noch nicht, dass es auch meine erste Lektion in Sachen Eiweiß sein sollte und dessen absoluter Verehrung durch die Menschen.

Mein Vater und ich

Obwohl ich in der Grundschule mit Ratten spielen durfte, war ich als Kind nicht sonderlich von der Arbeit meines Vaters oder vom Thema Ernährung begeistert. Als kleiner Junge und Jugendlicher wusste ich kaum etwas über seinen Beruf. Ich fand Sport und meine Freunde viel interessanter. Bis ich dahin kam, wo ich heute bin, war es ein langer, kurvenreicher Weg. In meiner Nostalgie kann ich nicht umhin, mich an einige der bemerkenswertesten Erfahrungen meines bisherigen Lebens zu erinnern. Besonders während meines Medizinstudiums gab es viele davon. Nie werde ich jene Momente vergessen, in denen es um Leben und Tod ging: Herzdruckmassage an einem Mann, der eigentlich in der Blüte seines Lebens stand; Herzdruckmassage an einem in der 26. Woche geborenen Frühchen, das einfach nicht atmen wollte. Ich musste Menschen beibringen, dass ihre Mütter oder Ehepartner nicht mehr lange zu leben hatten oder dass ihre Tomografieergebnisse Schatten zeigten, die wahrscheinlich Krebs bedeuteten. Ich durfte die wunderbaren Tränen des Glücks und die stille Liebe bei über hundert Geburten miterleben. Im Operationssaal half ich bei Eingriffen an Menschen, die unter den sterilen Abdeckungen kaum zu sehen waren. Einige von diesen Erfahrungen werde ich für immer im Gedächtnis behalten. Ebenfalls schwer zu vergessen sind die viele Arbeit, der Stress und die Qual der Ungewissheit, wenn nichts Geringeres als Perfektion erwartet wird.

Diese Augenblicke haben scheinbar nichts mit Ernährung zu tun. Und trotzdem habe ich es einzig und allein der Ernährung zu verdanken, dass ich sie erleben durfte. Es war für mich nicht schon früh klar, dass ich Arzt werden wollte. Vielmehr war es ein Weg, den ich einschlug, nachdem ich mit meinem Vater zusammengearbeitet hatte. Er inspirierte mich zu einem medizinischen Beruf. Nach einer Kindheit ohne großes Wissen über seine Arbeit und nachdem ich meine Nase ins Theater, die Schauspielerei und sogar in Einwanderungsrecht gesteckt hatte, nahm meine Karriere mit Mitte zwanzig eine dramatische Wendung. Ich hatte die Gelegenheit, zusammen mit meinem Vater das Buch *Die China Study und ihre verblüffenden Konsequenzen für die Lebensführung* zu schreiben. Darin erzählen wir von seiner beruflichen Laufbahn und den spannendsten Ergebnissen seiner Forschungsprojekte. Zusätzlich untersuchen wir die Erkenntnisse mehrerer Dutzend anderer Forscher, die sich mit Ernährung und Gesundheit beschäftigen. Aus dem Ganzen lässt sich eine überraschend einstimmige und inspirierende Schlussfolgerung ziehen: Vollwertige, pflanzliche Kost ist unglaublich wichtig für die Vorbeugung und selbst die Behandlung von Krankheiten.

Der Großteil der Arbeit meines Vaters beschäftigte sich mit den Themen Eiweiß und Krebs. Er ist auf einem Milchhof aufgewachsen und hatte in der Schule gelernt, wie man qualitativ hochwertiges, tierisches Protein noch effizienter produzieren kann. Er begann sein Leben also mit derselben Eiweißverehrung wie meine Grundschullehrerin. Allerdings führte er als Erwachsener jahrzehntelang experimentelle Studien über den Zusammenhang zwischen Ernährung und Krebserkrankungen durch. Das tat er mithilfe von verschiedenen Experimenten an Ratten. Seine Forschungsprojekte zeigten, dass durch stark krebserregende Chemikalien ausgelöste Erkrankungen fast ausschließlich durch die Variierung der Eiweißzufuhr beeinflusst werden können. Eins der provokativsten Experimente bewies, dass das Wachstum früh erkannter Krebsgeschwüre einfach durch Umstellung der Proteinzufuhr gehemmt beziehungsweise beschleunigt werden konnte. Und Sie werden es kaum glauben: Im Ergebnis stellte sich eine hoch eiweißreiche Ernährung als die gefährlichste heraus. Die folgende Grafik präsentiert ein zwölfwöchiges Experiment[1], bei dem die Eiweißzufuhr alle drei Wochen verändert wurde. Es zeigt, dass Kost mit einem Proteingehalt von fünf Prozent das Wachstum von Tumoren im Anfangsstadium (Frühkarzinome) zum Stillstand brachte, während ein Eiweißgehalt von zwanzig Prozent die Entwicklung von früh erkannten Tumoren beschleunigte.

Der Einfluss von proteinarmer und –reicher Ernährung auf Krebsgeschwüre im Anfangsstadium

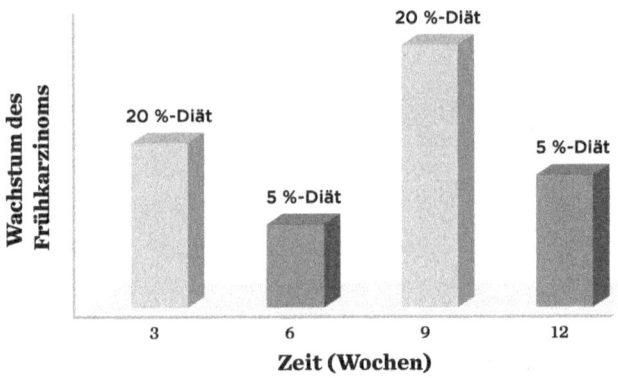

Quelle: Youngman, L. D. und Campbell, T. C. The sustained development of preneoplastic lesions depends on high protein intake. Nutrition and Cancer, 1992, 18:131–142.]

Das wohl überraschendste Resultat dieser experimentellen Studie war jedoch, dass hier das Eiweiß Casein das Krebswachstum förderte. Casein ist das Hauptprotein in Käse aus Kuhmilch. Weizen[2]- und Sojaproteine in ihren natürlichen, in Lebensmitteln vorkommenden Formen beschleunigen hingegen das Tumorwachstum sogar in höheren Dosen nicht. Darüber hinaus zeigte sich: Die Eiweißzufuhr hat verschiedensten Einfluss auf Krebsentstehung und -entwicklung. Die Nahrungszusammensetzung wirkte sich auf Krebserkrankungen nicht etwa durch einen bestimmten Stoff oder ein besonderes Enzym aus, sie veränderte vielmehr alle biochemischen Aspekte der Krebsentstehung und -ausbreitung, die untersucht wurden. Über Jahrzehnte erhielt das Forschungsteam meines Vaters Förderpreise in beträchtlicher Höhe von Organisationen in den USA, wie zum Beispiel den National Institutes of Health, der American Cancer Society und des American Institute for Cancer Research. Seine Forschungsergebnisse wurden in anerkannten Fachzeitschriften veröffentlicht.

In unserem gemeinsamen Buch schrieben wir außerdem über die umfangreichste Studie zum Zusammenhang von Ernährung und Gesundheit, die es je gegeben hat, das China Project. Nach ihm ist unser Buch benannt. Diese Erfassung von 6500 Erwachsenen aus 65 ländlichen Landkreisen in

China untersuchte den Zusammenhang zwischen 367 Variablen und wurde von der *New York Times*[3] als »Grand Prix der Epidemiologie« bezeichnet. Die Ergebnisse waren glasklar: Sogar unter Einwohnern, die sowieso schon geringe Mengen an tierischer Nahrung zu sich nahmen, hatten diejenigen mit größeren Mengen auch einen höheren Cholesterinspiegel. Der wird wiederum mit einem höheren Krankheitsrisiko für Leiden, die hauptsächlich in reicheren Kulturen auftreten (wie zum Beispiel verschiedene Krebsarten und Diabetes), in Verbindung gebracht.[4]

Beim Verfassen des Buches und dem Studieren der Forschungsliteratur wurde mir klar, dass die Argumente für eine pflanzliche Kost in der *China Studie* viel schlagkräftiger waren als andere Ernährungsstudien. Keine Untersuchung allein kann etwas »beweisen«. Um also der Wahrheit näher zu kommen, muss man die Tiefe und Breite der Belege für ein bestimmtes Argument genau unter die Lupe nehmen. Wer nicht unbedingt Lust hat, jahrelang Ernährungsempfehlungen nach der Tiefe und Breite ihrer Argumente zu untersuchen, dem sage ich jetzt eins: Der überwältigende Großteil unterstützt die Behauptung, dass wir mehr natürliche pflanzliche Kost und weniger Fleisch, Milchprodukte und verarbeitete Lebensmittel zu uns nehmen sollten. Keine andere Ernährungsempfehlung kann sich auch nur im Entferntesten auf eine so umfangreiche wissenschaftliche Basis stützen.

Schauen wir uns zum Beispiel Herzkrankheiten an: Schon seit über fünfzig Jahren wissen wir, dass Bevölkerungsgruppen, die mehr tierische Kost zu sich nehmen, auch öfter an Herzleiden erkranken.[5] Es ist sogar so, dass in vielen Kulturen, die sich traditionell auf Pflanzenbasis ernähren, Herzkrankheiten sehr selten die Ursache von Todesfällen sind.[6,7] Das sieht in der westlichen Welt des 21. Jahrhunderts allerdings ganz anders aus. Wie viele Menschen mit krankem Herzen kennen Sie? Oder mit hohem Blutdruck? Oder hohem Cholesterinspiegel? In den Vereinigten Staaten von heute zum Beispiel sind Herzkrankheiten und ihre Risikofaktoren allgegenwärtig. Aber sogar fortgeschrittene Herzleiden können mithilfe einer bloßen Änderung des Lebensstils rückgängig gemacht werden. Dr. Dean Ornish und Dr. Caldwell Esselstyn Jr. konnten beide die Herzkrankheiten ihrer Patienten heilen – mit Umstellungen der Ernährung und der Lebensführung. Beweisen konnten sie das Ganze durch Angiogramme (Röntgenbilder der Herzgefäße). Dr. Ornishs *Lifestyle Heart Trial* war eine randomi-siert-kontrollierte Studie für die er eine Gruppe herzkranker Teilnehmer Ernährungs- und Lebensstil-Programmen ohne cholesterinreduzierende Medikamente unterzog. Eine zweite Gruppe wurde konventionell behan-delt. Letztere Gruppe bekam die üblichen medizinischen Empfehlungen (Medikamente, Untersuchungen, Eingriffe etc.) ohne das intensive Lebens-stil-Programm. Der anderen Gruppe wurde eine gesunde Diät verschrie-ben: reich an Obst, Gemüse und Vollkorn, sehr arm an Fleisch und Milch-produkten und ohne zusätzliche Fette. Außerdem erlernten die Patienten dieser Gruppe Techniken zum Stressabbau, trieben Sport und bekamen soziale Unterstützung. Die Folgen waren regelrecht revolutionär: Obwohl lebenslange ungesunde Gewohnheiten zur Verstopfung ihrer Arterien ge-führt hatten, sahen die Patienten in der Lifestyle-Gruppe bereits in kurzer Zeit Veränderungen. Das Diagramm unten zeigt, wie die Arterienverkal-kung in dieser Gruppe zurückging, während sie in der konventionell be-handelten Gruppe zunahm.[8]

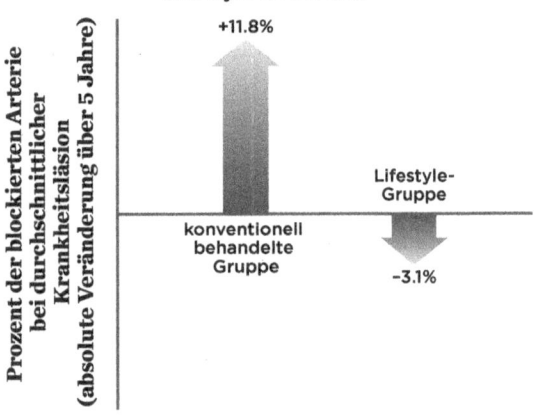

Veränderungen in der Herzverkalkung während Dr. Ornishs »Lifestyle Heart Trial«

Quelle: Ornish, D., Scherwitz, L. W., Billings, J. H., Gould L. et al. Intensive lifestyle changes for reversal of coronary heart disease. JAMA: The Journal of the American Medical Association, 1998, 280:2001–2007.]

Bei Diabetes sieht es fast genauso aus. Welche Bevölkerungsgruppen erkrankten über die letzten hundert Jahre am wenigsten an Typ-2-Diabetes? Solche, deren Ernährung reich an Kohlenhydraten und zugleich fettarm sowie pflanzlich war.[9] Außerdem wissen wir jetzt, dass Diabetes – genau wie Herzkrankheiten – rückgängig gemacht werden kann. In einer vor dreißig Jahren veröffentlichten Studie konnten 13 von 17 zuckerkranken, auf tägliches Insulin angewiesene Probanden schon innerhalb von drei Wochen nach der Ernährungsumstellung ganz ohne solche Injektionen auskommen. Von 23 Patienten, die Tabletten nahmen, konnten nach dreieinhalb Wochen 21 ganz darauf verzichten. Bei den meisten Menschen schießt der Blutzuckerspiegel nach dem Absetzen von blutzuckersenkenden Mitteln in die Höhe. Teilnehmer an dieser Studie erlebten das Gegenteil. Auch bei jenen, die ihre Medizin ganz absetzten, sank der Blutzucker. Wie schafften sie das? Mit einer kohlenhydrat- und ballaststoffreichen, fettarmen Ernährung und Bewegung.[10] Genau denselben Diätplan präsentiere ich in diesem Buch.

Stellen Sie sich nur mal vor: Sie nehmen Diabetesmedikamente und schon zwei bis drei Wochen nach der Umstellung auf den Campbell-Plan könnten Sie sich – mit ärztlicher Zustimmung – für immer von ihnen verabschieden! (Denken Sie daran: Wenden Sie sich vor jeglicher Ernährungsveränderung unbedingt an Ihren Arzt! Und setzen Sie keinesfalls eigenmächtig ohne Rücksprache mit dem Arzt Medikamente ab!)

Ein anderer wichtiger Aspekt ist die Gewichtsabnahme. Von den Mahlzeiten in diesem Buch können Sie so viel essen, wie Sie wollen und nehmen trotzdem dabei ab. Immer wieder stellen Studien fest, dass Vegetarier und Veganer im Durchschnitt dünner sind als Fleischesser.[11,12,13] Eine große aktuelle Untersuchung fand Folgendes heraus: Sogar wenn zwei Menschen pro Tag dieselbe Anzahl an Kalorien zu sich nehmen, dann würde derjenige, der 250 Gramm mehr Fleisch verzehrt, alle fünf Jahre 2,2 Kilo mehr zunehmen als sein Gegenüber, das diese Kalorien aus fleischloser Nahrung bezieht.[14] 250 Gramm ist vielleicht ein Steak oder etwas mehr als ein Dutzend Geflügelnuggets. Die Studie zeigte außerdem, dass rotes sowie verarbeitetes Fleisch (Schinken, Wurst und Würstchen, Frühstücksfleisch, Schinkenspeck usw.) und sogar Geflügel zu Gewichtszunahme führt.[14]

Es wurde nachgewiesen, dass unverarbeitete pflanzliche Kost einer Vielzahl von anderen Erkrankungen vorbeugen und sie sogar heilen kann. Dazu gehören Nierenleiden (zum Beispiel Nierensteine), Alzheimer, Demenz, Gallensteine und gewisse Krebsarten wie zum Beispiel Brust-, Lungen-, Darm-, Eierstock-, Gebärmutter und Prostatakrebs. Auf der untenstehenden Liste befinden sich ein paar der Krankheiten, die veröffentlichte Studien[15] mit besseren Heilungschancen durch eine pflanzlichere Ernährung in Zusammenhang gebracht haben. Für diese Leiden gilt außerdem, dass sie sich durch höheren Konsum von tierischen Lebensmitteln verschlechtern. Gäbe es eine einzige Tablette oder einen Eingriff ohne Nebenwirkungen, der zu denselben Resultaten führen würde wie eine vollwertige Ernährung auf Pflanzenbasis, dann würde jeder Bürger der westlichen Welt danach lechzen.

Krankheiten, die durch eine pflanzliche Ernährung oder pflanzliche Nährstoffe teils verhindert oder behandelt werden können

Bluthochdruck	Fettleibigkeit
Hohes Cholesterin	Alzheimer
Herzkrankheiten	Parkinson
Gallensteine	Grauer Star
Geschwüre	Makuladegeneration
Gastroösophageale Reflux-	Vergrößerte Prostata
krankheit (GERD)	Mundhöhlenkrebs
Diabetes (Typ 1 und 2)	Lungenkrebs
Nierensteine	Leberkrebs
Chronische Nierenleiden	Magenkrebs
Dickdarmkrebs	Chronisch obstruktive
Gebärmutterkrebs	Lungenkrankheit (COPD)
Bauchspeicheldrüsenkrebs	Colitis ulcerosa
Prostatakrebs	Morbus Crohn
Akne	Gelenkrheumatismus
	Multiple Sklerose

Quelle: Campbell, T. M. 2nd und Campbell, T. C. The breadth of evidence favoring a whole foods, plantbased diet: Part I: Metabolic diseases and diseases of aging. Primary Care Reports, 2012, 18:13–23.]

Trotz der vielen wissenschaftlichen Beweise geht es in diesem Buch nicht vordergründig darum, warum eine vollwertige Ernährung auf Pflanzenbasis so wichtig ist. Vielmehr möchte ich zeigen, wie man sie praktisch umsetzen kann und dabei die häufigsten Fragen über sie beantworten. Eine Ernährungsumstellung ist nicht einfach, aber sie ist auch nicht so schwer, wie man vielleicht denkt. Die neue Kost schmeckt gut, ist recht preiswert und einfach in der Zubereitung. Wer sich einmal an unsere Ernährungsweise gewöhnt hat, der wird es nicht bereuen.

Der 1. Teil des Buches stellt diese Art der Ernährung vor und lehrt ein Grundverständnis von Essen und Lebensmitteln. Er enthält wertvolle Tipps und Ideen für Veränderungen in der eigenen Ernährung und Lebensweise. Der 2. Teil beantwortet die häufigsten Fragen über die optimale Ernährung. Sollte ich Fisch essen? Und Weizen? Welche Öle sind gesund? Nachdem ich mit meinem Vater die *China Study*® geschrieben hatte, wurde uns klar, dass einige Themen nach besonderer Aufmerksamkeit verlangen. Deshalb habe ich ihnen in diesem Buch einen ganzen Teil gewidmet. Der 3. Teil enthält einen Diätplan für jeden Tag. Schritt für Schritt wird erklärt, wie Sie die Ernährungsumstellung in zwei Wochen erfolgreich bewältigen. Ich halte Ihnen in dieser Zeit sozusagen die Hand. Diese 14 Tage haben das Potenzial, Ihr Leben für immer zu verändern. Am Ende der »Probezeit« verfügen Sie über die nötigen Fähigkeiten und das erforderliche Wissen, um Ihre Ernährung und damit Ihre Gesundheit selbst in die Hand zu nehmen.

Wenn Sie am Ende dieses Buches ankommen und mehr über die wissenschaftlichen Gründe für eine vollwertige, pflanzliche Ernährungsweise wissen wollen, dann empfehle ich die *China Study*®. Dreieinhalb Jahre haben wir an ihr geschrieben. Die letzten Monate vor der Veröffentlichung waren sehr anstrengend. Wir machten unzählige Überstunden, um das Manuskript pünktlich einreichen zu können. Danach nahm ich mir eine Auszeit und reiste durch die USA. An dem Tag, an dem ich zu Hause losfuhr, überkam mich eine mächtige Gefühlswelle. Ich hatte soeben ein sehr besonderes Projekt beendet. Es war für mich auf vielen Ebenen speziell gewesen. Am Ende unserer Zusammenarbeit wusste ich genau über die berufliche Laufbahn meines Vaters Bescheid. Ich wusste, warum er so geachtet wurde und warum man ihn gebeten hatte, Teil von staatspolitischen Komitees zu sein und das amerikanische Verständnis von Essen und Ernährung mitzuprägen. Ich wusste auch, dass ich das beneidenswerte Glück hatte, ein paar Jahre mit einem Riesen auf diesem Gebiet zusammenzuarbeiten. Dabei konnte ich die Lektionen lernen, die er während seines ganzen Berufslebens zusammengetragen hatte. Ich wusste, welch wichtige Rolle meine Mutter in seiner Arbeit gespielt hatte. Und ich wusste in jenem Moment auch, dass dieses Projekt mein Leben noch für Jahre beeinflussen würde.

Und so war es letztendlich auch. Die *China Study*® hat mich durch mein Medizinstudium und auf eine berufliche Laufbahn geführt, bei der außerordentliche menschliche Momente – schöne und tragische – an der Tagesordnung sind. Dank meiner Erfahrung in Ernährungsthemen kann ich heute als Arzt über die traditionelle westliche Medizin hinausgehen und meine Patienten ganzheitlich betreuen. Ich fand heraus, was der offensichtlichste Grund für die häufigsten Krankheiten ist. Auch wurde mir klar, dass eine Diagnose sowie die Behandlung mit Medikamenten und Eingriffen Künste sind, die Frustrationen mit sich bringen. Seither fühle ich mich verpflichtet, die Lektionen der *China Study*® mit allen zu teilen, die es interessiert.

Obwohl ich bereits nach dem Schreiben der *China Study*® wusste, dass es für mich persönlich ein sehr wichtiges Buch war, konnte ich von seinem kommerziellen Erfolg noch nichts ahnen. Wie sich herausgestellt hat, haben die Menschen einen regelrechten Hunger darauf, ihr Leben mit unserer Methode zu verändern. Trotzdem die *China Study*® tiefgründiger ist und viel mehr wissenschaftliche Informationen enthält als die meisten Bücher über das Essen, wurde es zum absoluten Bestseller mit über einer Million verkauften Exemplaren. Durch Mundpropaganda entwickelte es sich zu einem der bedeutendsten Ernährungsbücher der letzten zwanzig Jahre. Zu seinen unzähligen Fans zählen Profiathleten, einflussreiche Politiker und mächtige Konzernchefs. Als Pädagoge und verantwortlicher Direktor des T. Colin Campbell Centre for Nutrition Studies habe ich das Glück und die Möglichkeit, bedeutende Verbesserungen für Einzelpersonen und die ganze Gesellschaft zu erreichen. Bereits mehrere Tausend Studenten konnten von eCornells Onlinekursen profitieren, die unsere gemeinnützige Organisation zusammen mit der Cornell University ausgearbeitet hat.

Zu gut um wahr zu sein?

Beim Schreiben dieser Zeilen ist die *China Study*® schon neun Jahre alt. Wenn eine neue Idee in Fahrt kommt, sich großen Interesses erfreut und dabei traditionellere Sichtweisen infrage stellt, kommt es unweigerlich zu Gegenreaktionen. Ernährung ist ein überraschend persönliches, fast heikles Thema für viele Menschen. Die Behauptung also, dass fleischlose Kost gesünder ist, kann einige rasend machen vor Wut. Im Zeitalter des Internets gibt es selbsternannte, autodidaktische »Experten«, wo man nur hinschaut. Im World Wide Web findet man Vertreter von genau der Meinung, nach der man sucht. Leider ist die Motivation dieser Menschen oft wenig offensichtlich. Wer sponsert sie und woher kommen die Information eigentlich, die man online liest? Die Lebensmittelindustrie steckt voller riesiger finanzieller Interessen. Tatsächlich ist sie der wohl mächtigste Wirtschaftszweig der Welt. Und das aus gutem Grund: Jeder Erdenbürger muss sich von irgendetwas ernähren, also kauft und verbraucht jeder Mensch Lebensmittel. In manchen Ländern mehr, in anderen weniger. Leider gehören Viehzucht- und Lebensmittelverarbeitungsbetriebe zu den mit Abstand größten Konzernen dieser Industrie.

All das weist darauf hin, warum unser Weg zum Erfolg in diesem Sinne recht holprig und manchmal verwirrend war. All die gegensätzlichen Informationen, wenn es um Ernährung und Gesundheit geht, sind oft die Folge eines gravierenden Fehlers: Details werden aus dem Zusammenhang gerissen. Hier ein Beispiel: Während des Verfassens der *China Study*® besuchten wir einen renommierten Forscher, der an konjugierter Linolsäure (CLA) arbeitete. CLA ist eine Fettsäure, die in Rindfleisch und Milchprodukten vorkommt und der tumorhemmende Eigenschaften nachgewiesen wurden. Dieses Forschungsergebnis führte zu unzähligen Schlagzeilen über Rindfleisch und Milchprodukte als Krebshemmer. Wir besuchten also diesen Forscher, über den wir auch schon wussten, dass er fast sein ganzes Berufsleben lang ein Freund der Viehindustrie gewesen war. Er gab damals fast ironisch zu, dass die der CLA zugeschriebenen Nutzen für die Gesundheit eigentlich nur für pharmazeutischen Gebrauch relevant sind. Anders gesagt wusste er, dass die im Essen vorhandene Menge an CLA zu gering war, um bedeutende Auswirkungen auf die Gesundheit zu haben. Nur durch

Isolierung der Säure und der Einnahme großer Dosen kann es die Gesundheit schützen. Also gibt es inzwischen CLA-Tabletten. Die Medien jedoch machten weiter mit ihren Werbekampagnen für Rindfleisch und Milchprodukte. Sie rissen die Forschungsergebnisse über CLA aus dem Zusammenhang und verkündeten sie lauthals. Und was tat der renommierte Wissenschaftler? Er fütterte sie weiter mit unterstützenden Informationen.

Ganz ähnlich und sehr vehement ging auch eine kleine Gruppe von Menschen gegen die *China Study*® vor. Keiner von ihnen war Arzt oder Wissenschaftler. Details unserer Arbeit wurden einfach aus dem Zusammenhang genommen, um die Botschaft unseres Buches in Verruf zu bringen. Zum Beispiel wenn es um Zusammenhänge im China Project (der eigentlichen Studie) geht. Wo diese nicht mit den allgemeinen Erkenntnissen dieser Forscher übereinstimmen, verurteilen sie die ganze Studie als fehlerhaft. Ihrer Meinung nach folgt daraus, dass Dr. T. Colin Campbells gesamte Forschungsarbeit voller Fehler steckt und somit auch das Argument der *China Study*® vollends ungültig ist. Klingt das logisch? Ich glaube nicht. Nehmen wir einmal an, dass das China Project überhaupt nichts beweist (ironischerweise würden diese Forscher dem zustimmen). Es würde bedeuten, dass es immer noch Hunderte Studien von Hunderten Forschern gäbe, deren überzeugende Beweise den Argumenten für eine pflanzliche Ernährung Nachdruck verleihen. Alle Online-Kritiker der *China Study*® ignorieren diese Beweislage. Sie müssten sich nämlich durch Hunderte von Abhandlungen arbeiten und darin Fehler finden, um dann Hunderten von verschiedenen Wissenschaftlern zu widersprechen mit der Absicht, Berge von Beweisen zunichtezumachen. All das von ihren Heimcomputern aus und ohne jegliche medizinische oder wissenschaftliche Ausbildung. Wer ein paar aufsehenerregende Blogeinträge schreiben will, der kann versuchen, jemand anderen zu verleumden. Aber die Tiefe und Breite der Beweislage für eine pflanzlichere Ernährungsweise zu zerstören, das kann keiner. Nicht einmal das Internet.

Es ist tatsächlich vielmehr so, dass sich die Beweislage für eine vollwertige Ernährung auf Pflanzenbasis in den letzten neun Jahren weiter vergrößert und vertieft hat. Eine weitere randomisiert-kontrollierte Studie zeigte erneut, dass Diabetes damit erfolgreich behandelt werden kann.[16] Auch weisen vielversprechende Forschungsergebnisse darauf hin, dass Prostatakrebs ebenfalls mit einer Umstellung der Ess- und Lebensgewohnheiten bekämpft werden kann. Männer mit weniger stark ausgeprägtem Prostatakrebs können ihren PSA-Wert (Prostataspezifisches Antigen, der Biomarker, durch den die Entwicklung dieser Erkrankung nachverfolgt werden kann) allein durch solche Veränderungen senken.[17] Dieselbe Studie zeigte außerdem, dass eine vollwertige, pflanzliche Ernährung die Genexpression kontrollieren könnte: Bösartige Krebsgene könnten demnach zur Prostatakrebsbehandlung aus- und die guten eingeschaltet werden.[18] Die Kappen an den Enden unserer Chromosomen (die sogenannten Telomere), welche die Gene des Chromosoms schützen, bilden sich mit dem Alter durch Stress und Krankheiten zurück. Das wohl bemerkenswerteste jüngste Forschungsergebnis besagt, dass (im Vergleich zur US-amerikanischen Durchschnittsernährung) vollwertige, pflanzliche Kost in Kombination mit einer Änderung des Lebensstils diesen Rückbildungsprozess umkehren kann.[19]

Ein weiteres aktuelles Thema ist das extrem komplexe mikrobielle System in unseren Därmen. Wir wissen inzwischen, dass diese Bakterien höchst wahrscheinlich eine wichtige Rolle in unserer Gesundheit spielen. Die Ergebnisse einer Tierstudie beweisen, dass die Ernährung den größten Einfluss darauf hat, ob diese Bakterien gut oder schlecht für uns sind.[20,21] Fettarme, ballaststoffreiche und pflanzliche Kost wurde mit einer gesünderen Bakterienkolonie in Verbindung gebracht.[22,23] Besonders beeindruckend: Schon nach nur einem Tag ungesunden Essens verändert sich die Art der Darmbakterien dramatisch.[23] In wiederum einer anderen Serie von Studien, die Schlagzeilen machte, fanden die Forscher Folgendes heraus: Bestimmte Darmbakterien spielen eine Schlüsselrolle in der Umwandlung eines Nährstoffs in rotem Fleisch – dem L-Carnitin – in einen Stoff namens TMAO[24], der das Risiko einer Herzerkrankung erhöht. Das ist nur ein weiterer Beweis dafür, dass der Dauerkonsum von tierischen Lebensmitteln schlecht für das Herz ist. In Veganern und Vegetariern, die an der Studie teilnahmen, konnten Bakterien, die eben diese Umwandlung fördern, nicht nachgewiesen werden.[24]

Nach der Grundschule geht es weiter

Als Kind aß ich Wurst und Hackbraten, als Jugendlicher war ich zu einem etwas seltsamen Halbvegetarier geworden. Ich wusste, dass Essen wichtig war, machte mir aber nie viele Gedanken darüber. Ich nahm einfach das zu mir, was auf den Tisch kam. Als Erwachsener erfuhr ich dann mehr über die wissenschaftlichen Aspekte, die bewiesen, dass sich viele unserer dringlichsten persönlichen und gesellschaftlichen Probleme ums Essen drehen. Als Arzt ist es meine Pflicht, diese Erkenntnis mit anderen zu teilen. Wenn ich zurück an meine Grundschullehrerin denke, dann muss ich über meine erste Lektion in Sachen Ernährung lachen. Ich hatte keine Ahnung, auf was ich mich einließ, als ich behauptete, dass die Ratten mit der eiweißarmen Ernährung mehr Energie hatten. Jetzt weiß ich besser Bescheid. Anstatt mich von ihrem Widerspruch verwirren zu lassen, würde ich heute noch einen draufsetzen: Ratten oder Menschen, die weniger tierisches Eiweiß und mehr pflanzliche Kost zu sich nehmen, haben nicht nur mehr Energie, sondern eine geringere Wahrscheinlichkeit Fettleibigkeit, Diabetes, Bluthochdruck, Herz-, Nieren-, Leber- und Gehirnkrankheiten sowie Prostata-, Brust- und Darmkrebs zu entwickeln. Ihre Gene »sehen« außerdem jünger aus. Ja sogar ihr Stuhl und die darin enthaltenen Bakterien weisen auf eine bessere Gesundheit hin. Menschen und Ratten sind eigentlich gar nicht so verschieden. Obwohl ich nicht den ganzen Tag über mein Krankheitsrisiko oder die Qualität meiner Ausscheidungen nachdenke, gefällt mir die Idee, jeden Tag ein paar Runden mehr in meinem Laufrad drehen zu können. Die Folgen sind mehr Energie, mehr Vitalität, mehr Spaß, mehr Erfolg und mehr Gesundheit.

2.

Die Höhlenbewohner zählen Kohlenhydrate

---•---

Wo sitzt ein 400 Kilogramm schwerer Gorilla? Da, wo er will, natürlich. Gorillas gehören zu den mächtigsten Pflanzenfressern der Welt. Genau wie andere Primaten beziehen sie den Großteil ihrer Energie aus Pflanzen: grüne Blätter, Stängel, Früchte und Reben. In Wirklichkeit gibt es keine 400 Kilo schweren Gorillas, denn ausgewachsene Männchen bringen es gerade mal auf 150 bis 200 Kilo und die Weibchen sind noch viel leichter. Im Tierreich gehören sie zusammen mit Schimpansen und Bonobos zu unseren engsten Verwandten, genetisch gesehen.

In den Vereinigten Staaten und Europa sind Gorillas nur in Zoos zu bewundern. Leider könnten die meisten von ihnen gesünder sein, aber unerklärlicherweise werden sie häufig krank und sterben an Herzkrankheiten. Ihre Herzleiden entwickeln sich allerdings nicht auf die gleiche Weise wie die des Menschen.[1] Der Herzmuskel des Gorilla wird fibrotisch: lederartig mit verminderter Reaktionsfähigkeit, Koordination und Elastizität. Wenn das passiert, dann kann das Gorillaherz nicht mehr so gut Blut pumpen. Mögliche Folgen sind Herzversagen oder eine tödliche Arrhythmie. Letztere entsteht, wenn sich die elektrischen Signale, die das Herz zum Pumpen bringen, kreuzen und das Herz nicht mehr regelmäßig schlägt. Niemand weiß genau, warum gerade die Gorillas in US-amerikanischen Zoos reihenweise am Herzen erkranken. Inzwischen wird vermutet, dass es an ihrer Ernährung liegen könnte.

Zoos in meinem Heimatland füttern ihren Gorillas normalerweise eine ausgewogene, größtenteils pflanzliche Kost aus Obst und Gemüse zusammen mit herkömmlichem, industriell hergestelltem Gebäck und einer klei-

nen Menge tierischer Nahrung.[2] Leider ähnelt dieses Futter kaum ihrer
natürlichen Ernährung. Die Zoo-Kost und dabei besonders das Gebäck sowie die tierischen Nahrungsmittel enthalten viel weniger Ballaststoffe und
mehr Fett als die Nahrung der Tiere in freier Wildbahn.[2,3,4] In der Wildnis
nehmen Gorillas hingegen riesige Mengen an Ballaststoffen zu sich. Diese
gären im Darm und werden dadurch zu kurzkettigen Fettsäuren, die für er-
hebliche Wärmeenergie im Körper sorgen.[4]

Könnten die Herzerkrankungen von Gorillas also die Folge unnatürli-
cher Ernährung in Zoos sein? Wir wissen zum Beispiel, dass Gorillas in Ge-
fangenschaft einen bedeutend höheren Cholesterinspiegel haben als solche
in freier Wildbahn.[5] In einem der interessanteren neuen Experimente[3] fütterte ein Wissenschaftler einige Tiere mit erheblich mehr pflanzlichen Produkten und gab ihnen kein Gebäck. Ihre natürliche Kost war viel volumi-
nöser, bestand aus mehr Ballaststoffen sowie weniger verarbeiteter Stärke
und raffiniertem Zucker. Als Folge aßen die Gorillas öfter am Tag und ihre
Gesundheit schien sich zu verbessern. Ihre Cholesterin- und Insulinwerte
sanken und sie verloren 20 bis 35 Kilo an Gewicht. Damit näherten sie sich
ihren wildlebenden Artgenossen an.[3]

Die große Frage ist natürlich, ob das Ganze Auswirkungen auf die chronischen Leiden (wie zum Beispiel Herzkrankheiten) der Zoogorillas haben
wird. Das kann man jetzt noch nicht sagen, allerdings lassen diese Ergebnisse darauf hoffen.

Vom Gorilla zum Höhlenbewohner

Leider gab es bereits Menschen, die weit über 400 Kilogramm auf die Waage brachten. Natürlich spiegelte ihr Gewicht weder ihre Kraft noch ihre
Stärke wider. Vielmehr ist es ein Zeichen der Fettsuchtepidemie in unserer
Gesellschaft und der Leichtigkeit, fast ganz ohne Energieverbrauch Kalorien zu sich zu nehmen. Zur weitverbreiteten Fettsucht beziehungsweise
Adipositas kommen noch die ebenfalls grassierenden Herz-Kreislauf-Erkrankungen. Diese sind unsere Todesursache Nummer eins. Können wir es
genauso mit diesen Epidemien aufnehmen, wie es die Wissenschaftler im
Fall der Zoogorillas taten? Wir müssten dafür einfach unsere »natürliche«

Ernährungsweise finden, genau die Kost, die uns in der Wildnis am Leben gehalten hat. Dann könnten wir uns an sie halten und darauf hoffen, diesen teuflischen chronischen Krankheiten eins auszuwischen. Würde das funktionieren?

Diese Argumentation findet man gerade überall. Sie dient als Fundament einiger Ernährungstrends, die aktuell die Runde machen. Zu ihnen gehören eiweißreiche, Paleo- oder »Primal Eating«-Diäten und sogar die weizenfreie Ernährung. Indirekt mit ihnen verbunden sind die Diskussionen über Weiderindfleisch und die »Locavore«-Bewegung, bei der es um regionale Produkte geht. All diese Trenddiäten betrachten die Steinzeiternährung aus verschiedenen Perspektiven. Oft höre ich, dass jede Methode die richtige, natürlichste sein muss. Immerhin haben sich doch so unsere höhlenbewohnenden Vorfahren ernährt.

Solchen Diättrends liegt folgende Annahme zugrunde: Wenn wir einfach wieder zur natürlichen Ernährungsweise der Steinzeit zurückkehrten, von der wir uns vor 2,5 Millionen bis 10 000 Jahren weiterentwickelt haben, dann würden wir wieder so gesund sein wie damals. Moderne Jäger-und-Sammler-Gesellschaften erkranken kaum an üblichen westlichen chronischen Krankheiten wie Fettleibigkeit, Diabetes und frühzeitigem Herztod. Genauso wird also angenommen, dass Höhlenbewohner ebenfalls frei von solch chronischen Leiden waren.[6] In Wirklichkeit ist die »Steinzeitgesundheit« ein Widerspruch in sich. Während der gesamten Altsteinzeit hatten die Menschen nämlich Glück, wenn sie älter als dreißig Jahre wurden.[7] Sogar zum Ende des Paläolithikums, in den letzten 50 000 Jahren, lebten die Menschen oft nicht länger als vierzig Jahre.[8] Diese kurze Lebenszeit hatte natürlich nichts mit chronischen Erkrankungen zu tun, sondern viel mehr mit Infektionen, Traumen und den unzähligen Gefahren im täglichen Leben. Ein Beispiel: Sobald etwas geschah, das die Bewegung einschränkte, war man schon fast verloren. Erik Trinkaus schreibt dazu in *Proceedings of the National Academy of Sciences*: »Unter solchen Umständen ist es wahrscheinlicher, dass ältere Personen [älter als 30!] mit eingeschränkter Mobilität zum Sterben zurückgelassen und ihre Überreste von den allgegenwärtigen Fleischfressern verzehrt wurden.«[8]

Was für tolle Zeiten das gewesen sein müssen!

Nehmen wir einmal an, dass die Höhlenbewohner wirklich ohne die geringsten Anzeichen chronischer Erkrankungen lebten (bevor sie sich den Knöchel verstauchten und von den allgegenwärtigen Fleischfressern verzehrt wurden). Das ist eine unbewiesene Hypothese. Wahrscheinlich ist aber, dass sie dünn, stark und frei von Hinweisen auf Diabetes oder symptomatische Herzkrankheiten waren. Wie sah ihre Ernährung aus? Dr. Loren Cordains Ergebnisse auf diesem Gebiet wurden umfassend veröffentlicht. Sie ist Forscherin und Autorin des Buchs *Die Paleo-Ernährung*. Ihre Antwort auf die Frage ist, dass etwas mehr als die Hälfte der Kalorien unserer steinzeitlichen Vorfahren aus tierischen Quellen stammten. Dazu gehören alle Teile magerer Wildtiere sowie Fisch.[9] Der Rest der Nahrung bestand aus Essbarem, das man in den Büschen pflücken konnte: Früchte, Gemüse, Nüsse, Körner etc. Diese Schlussfolgerung stammt aus dem *Ethnographic Atlas*.[9,10] In ihm enthalten sind Informationen über die Subsistenzwirtschaften einer großen Anzahl von Jäger-und-Sammler-Gesellschaften, die in den letzten hundert Jahren untersucht wurden. Dr. Cordain gibt an, dass weder fettes Fleisch von landwirtschaftlichen Nutztieren noch Milchprodukte, jegliches Getreide, Salziges, Zucker (außer etwas Honig) oder Hülsenfrüchte zur Ernährung gehörten und deshalb vermieden werden sollten.[11] (Komischerweise ist Olivenöl eine häufige Zutat in den meisten modernen Paleo-Rezepten, obwohl zugesetztes Öl eindeutig nicht auf dem Speiseplan der Höhlenbewohner stand.[11]) Wenn wir uns daran halten, dann können auch wir schlank, stark und frei von Stoffwechselkrankheiten sein. So wird jedenfalls argumentiert.

Eigentlich gefallen mir einige Aspekte dieser Ernährungsweise und der Argumentation für die optimale Gesundheit. Sie ist ziemlich intuitiv und das macht sie attraktiv. Ich finde auch, dass sie wissenschaftlich besser gestützt wird als viele andere beliebte Diättrends. Leider erkenne ich aber auch enorme Schwachstellen in der Beweislage, und deshalb kann ich keine der Ernährungsweisen auf Paleo-Basis empfehlen. Stattdessen befürchte ich, dass diese eiweißreichen Methoden und ihre Vollkornphobie sogar richtig gefährlich werden könnten.

Die guten Seiten der Paleo-Diät …

Die richtig durchgeführten, eiweißreichen Paleo-Diäten sind eine dramatische Abwendung von der typisch amerikanischen und westeuropäischen
Ernährungsweise. Die Paleo-Ernährung verlangt nach richtigem Essen,
also nach Nahrung aus der Natur. Der Großteil der US-amerikanischen Bevölkerung zum Beispiel isst jedoch industriell hergestellte Nahrungsmittel,
die einer natürlichen Pflanze oder einem wilden Tier kaum ähneln. Die Tabelle auf Seite 45 ist eine traurige Liste der zwanzig am häufigsten verzehrten Lebensmittelgruppen und ihrem Anteil an der Gesamtenergiezufuhr
eines Durchschnittsamerikaners.[12]

Von diesen zwanzig Nahrungsmittelgruppen gehören nur mageres
Fleisch, Nüsse und Körner zu den von der wahren Paleo-Diät erlaubten
Lebensmitteln. Das bedeutet, dass fast alle Lebensmittel, die wir normalerweise verzehren, in den Mülleimer gehören: von den süßen Nachspeisen
über die weißen Brötchen bis hin zu den stark zuckerhaltigen Erfrischungs-
getränken und darüber hinaus. Schluss mit Keksen! Es ist eine wunderbar gesunde Entwicklung, denn diese ultraraffinierten Lebensmittel leisten
überhaupt keinen Beitrag zur Ernährung, sie sind nährstofffrei. Mehr dazu
steht im nächsten Kapitel. Der Großteil der von den US-Amerikanern so
gern verspeisten Lebensmittel fällt nun weg. Wie füllen nun Paleo-Diäten
die riesige Lücke? Im Wesentlichen ersetzen sie diesen Müll durch stärkeloses Obst und Gemüse. Sie haben richtig gehört: Die an der Theorie orien-
tierte Paleo-Diät umfasst riesige Mengen an Obst und Gemüse.

Was passiert also, wenn der Durchschnittsamerikaner die ganze ungesunde Fertigkost durch stärkeloses, vitaminreiches Obst und Gemüse ersetzt? Seine Ballaststoffzufuhr sollte in die Höhe schießen, genau wie die
Aufnahme vieler Vitamine und Mineralstoffe. Jetzt ist es vielleicht gar nicht
so überraschend, wenn Studien zeigen, dass Paleo-Diäten der Gesundheit
auf kurze Sicht guttun. Sie wirken sich schwach positiv auf Gewicht, Blutdruck und Blutzucker aus.[13,14,15,16]

Die 20 häufigsten Lebensmittelgruppen und ihr Anteil an der Gesamtenergiezufuhr des durchschnittlichen US-Bürgers

Lebensmittelgruppe	Anteil an der Gesamtenergiezufuhr in %
Desserts auf Getreidebasis	6,4
Hefegebäck	6,0
Geflügel und gemischte Geflügelgerichte	5,6
Erfrischungs- und Sportgetränke, Energy-Drinks	5,3
Pizza	4,6
Alkoholische Getränke	3,8
Nudeln und Nudelgerichte	3,8
Gemischte mexikanische Gerichte	3,7
Rindfleisch und gemischte Rindfleischgerichte	3,0
Milchspeisen	2,9
Kartoffel-, Mais- oder andere Chips	2,6
Burger	2,5
Magermilch	2,4
Käse	2,3
Fertige Zerealien-Mischungen	2,3
Wurst, Würstchen, Schinkenspeck und Rippchen	2,3
Frittierte weiße Kartoffeln	2,2
Süßigkeiten	2,2
Nüsse, Körner oder Gerichte mit Nüssen und Körnern	2,0
Eierspeisen oder gemischte Eierspeisen	1,8

Quelle: National Cancer Institute. Mean intake of energy and percentage contribution of various foods among US population, by age, NHANES 2005–06. Abgerufen am 18. Oktober 2013.
http://appliedresearch.cancer.gov/diet/foodsources/energy/table1a.html.]

... und die schlechten

Und trotzdem bin ich kein Fan der Steinzeitdiät. Aber warum? Meine erste große Sorge ist, dass wir doch gar nicht genau wissen, was vor 500 000 Jahren gegessen wurde. Wir können es nur vermuten. Aus den Essgewohnheiten relativ moderner Jäger-und-Sammler-Gesellschaften lässt sich einiges ableiten, vieles müssen wir aber einfach erraten. Die Ernährungsinformationen für Jäger und Sammler stammen größtenteils von Gesellschaften, die es Mitte des 20. Jahrhunderts schon gar nicht mehr gab. Eine Vielzahl von Ethnografen hatte diese zusammengetragen und zwar auf eine nicht genormte Art und Weise. Außerdem waren die meisten von ihnen nicht auf Ernährung spezialisiert.[17] Obwohl Dr. Cordain vermutete, dass die »natürliche« Ernährung zu 65 Prozent aus tierischer Nahrung besteht, sah Dr. S. Boyd Eaton das etwas anders. Der Vater des Paleo-Trends hatte fünfzehn Jahre zuvor gesagt, dass nachgewiesenermaßen etwa 35 Prozent der Nahrung des durchschnittlichen Jägers und Sammlers tierischen Ursprungs waren.[18]

Man kann versuchen, durch über hundert Jahre alte Berichte auf die Essgewohnheiten recht moderner Jäger und Sammler zu schließen, oder man schaut sich die Paleo-Diät von einem archäologischen Standpunkt aus an. Allerdings ist diese Herangehensweise auch nicht perfekt. Jagdwaffen aus Stein oder Knochen bleiben gut über die Jahrtausende erhalten, aber Pflanzenreste? Von denen bleibt natürlich nichts übrig.[17,19] Durch chemische Isotopenuntersuchungen von Menschenknochen versuchte man herauszufinden, an welcher Position in der Nahrungskette die Menschen von damals gestanden hatten. Die Ergebnisse sind kontrovers, denn sie hängen nicht nur von der Ernährung ab.[20,21,22]

Am interessantesten ist vielleicht die recht moderne Erkenntnis, dass Menschen schon viele Jahrtausende lang – noch vor der Agrarrevolution – Grassamen, Hülsenfrüchte und stärkereiche Pflanzen zu sich nahmen.[23,24] Man vermutet, dass dies sogar schon fast 100 000 Jahre vor der Entwicklung der Landwirtschaft so war.[25] Solche Nahrungsmittel sind in den Paleo-Diäten Tabu, obwohl die Beweise darauf schließen lassen, dass sie schon viel länger als angenommen Teil unserer Evolution sind. Neue chemische Untersuchungen weisen daraufhin, dass sich vor etwa drei Millionen Jahren die Essgewohnheiten auf Gräser als Energiespender verlagerten.[26] Ob unsere Urvorfahren allerdings die Gräser selbst aßen oder Tiere, die sich davon ernährt hatten, ist nicht bekannt.[26]

Was mich außerdem stört, ist die nur geringe Diskussion über eine mögliche Nahrungsknappheit in der Altsteinzeit. Waren die Steinzeitmenschen zeitweise Hungersnöten ausgesetzt, mussten fasten und nahmen nur wenige Kalorien zu sich? Und das unter Umständen, die ihnen tagtäglich größte körperliche Anstrengungen abverlangten? Möglich ist das durchaus. Wie beeinflusst diese Annahme unsere Interpretation der angeblich gesunden Paleo-Diät? Schon lange wissen wir, dass eine Zwangsreduzierung der Kalorien vor Krebs schützt. Das wurde in Tierversuchen nachgewiesen.[27] Ist es demnach möglich, dass der theoretische Schutz gegen chronische Krankheiten in der Altsteinzeit eher eine Folge einer zeitweise sehr geringen Kalorienaufnahme war als der Nahrungszusammensetzung selbst? Kann es sein, dass uns ursprüngliche Ernährungsweisen eigentlich nur lehren, dass kurz vor dem Hungertod jede Kalorie eine gute ist und dass vorübergehende Nahrungsknappheit vor chronischen Früherkrankungen schützt? Komischerweise fehlt diese Argumentation in vielen aktuellen Paleo-Diäten. Stattdessen sehe ich immer wieder die Empfehlung, dass wir jeden Tag Fleisch essen und öfter zusätzliche Öle zu uns nehmen sollten. Und das sogar in unserem modernen Leben ohne viel Bewegung und mit einem Überfluss an Kalorien.

Für unsere Suche nach der wahren Paleo-Diät und der dazugehörigen Lebensweise müssen wir uns auf ein paar Fakten einigen: Es gab nicht nur eine Paleo-Diät, das ist jedem klar. Die Ernährungsweise der Steinzeitmenschen unterschied sich je nach Region, Klima, Jahreszeit und Biozönose (die Gemeinschaft von Lebewesen verschiedener Arten auf einem bestimmten Gebiet). Während einige Menschen hauptsächlich Fleisch aßen, verzehrten andere größtenteils Pflanzen. Keine einzige Gattung Mensch entwickelte sich in den letzten paar Millionen Jahren durch rein vegetarische oder vegane Ernährung weiter. Dennoch stammen wir von einer Spezies ab, die sich vor Millionen von Jahren wahrscheinlich hauptsächlich von pflanzlicher Kost ernährte[28], ähnlich den meisten Primaten von heute. Menschen können sich von einer großen Vielfalt an Pflanzen und Tieren ernähren, und sind dabei extrem anpassungsfähig. Ich denke, dass die meisten von uns diesen Tatsachen zustimmen.

Hier kommt meine große Frage ins Spiel: Wen interessiert das? Die Behauptung, dass wir unsere »natürliche« Ernährungsweise finden müssen, ist zwar interessant, aber wenn es ernst wird, dann gibt es folgendes Problem: In den letzten hundert Jahren am modernen Menschen durchgeführte Ernährungsstudien kommen immer wieder zu dem Schluss, dass wir mehr Pflanzen und weniger Tiere essen sollten. Bevölkerungsgruppen, die traditionell mehr Kohlenhydrate zu sich nahmen, erkrankten weniger an Diabetes.[29] Veganer und Vegetarier sind in Beobachtungsstudien dünner.[30] Eine Untersuchung hat sogar gezeigt, dass das Gewicht proportional zum Fleischkonsum steigt, auch wenn dieselbe Anzahl an Kalorien aufgenommen wird.[31] Streng vegetarische Ernährungsweisen konnten Herzkrankheiten im fortgeschrittenen Stadium[32,33], Diabetes[34,35] sowie Prostatakrebs[36,37] heilen. Von der Paleo-Diät verbotene Hülsenfrüchte verbesserten in Studien bedeutend die Blutzuckerwerte bei Diabetes-Patienten.[38] Auch das ebenfalls nach der Paleo-Diät unzulässige Vollkorn senkt die Wahrscheinlichkeit, an Diabetes, Fettleibigkeit, Herz-Kreislauf-Krankheiten und einigen Krebsarten zu erkranken.[39,40]

Es wurde festgestellt, dass eine kohlenhydrat- und getreidereiche Ernährung Diabetes schnell und drastisch umkehrt.[41] In Tierversuchen fand man heraus, dass größere Mengen an tierischem Eiweiß das Risiko an Krebs[42], Nierenversagen[43,44,45] und Gallensteinen[46] zu erkranken erhöhten. Eine kohlenhydratarme, eiweißreiche Ernährung führte bei Mäusen zu einer häufigeren Erkrankung an Atherosklerose (Herzleiden)[47] und das sogar bei fast gleichbleibendem Blutcholesterinspiegel. Darmbakterien wandeln den Nährstoff L-Carnitin aus rotem Fleisch in TMAO um. Dieses erhöht das Herzrisiko.[48] Eine andere Studie bestätigte, dass erhöhter Fleischkonsum zu einem erhöhten Diabetes-Risiko führt.[49] Und zu guter Letzt noch folgendes Forschungsergebnis: Kohlenhydratarme und eiweißreiche Ernährungsmuster wurden in zwei verschiedenen menschlichen Untersuchungsgruppen mit einem größeren Todesrisiko in Verbindung gebracht.[50,51]

Verstehen Sie jetzt meine Vorbehalte gegen die Paleo-Diät? Dabei sind alle oben aufgeführten Studien nur ein winzig kleiner Teil aller Untersuchungen, die für einen höheren Verzehr von Pflanzen – darunter Vollkorn und Hülsenfrüchte – und einen geringeren von tierischen Lebensmitteln sprechen. Es ist also verständlich, dass ich bei einigen Empfehlungen der Paleo-Diät sehr nervös werde. Besonders wenn vorgegeben wird, dass 35 Prozent der Kalorienzufuhr bei jeder Mahlzeit von zumeist tierischem Eiweiß gedeckt werden sollten. Und das, obwohl der empfohlene Anteil normalerweise bei zehn Prozent liegt! Wenn dieselben Paleo-Verfechter dann auch noch vorschlagen, alle stärkehaltigen Pflanzen – wie zum Beispiel Vollkorn, Bohnen und Knollen – vom Speiseplan zu streichen, obwohl sie schon immer die Grundnahrungsmittel der gesündesten, langlebigsten Bevölkerungsgruppen der ganzen Welt waren, dann macht mich das sehr unruhig. Wer der Paleo-Diät folgt, der legt sein Leben in die Hände einer Theorie, die noch voller Ungewissheiten steckt. Sicher hat diese Ernährungsweise auf kurze Sicht ihr Gutes, besonders im Vergleich zur Standardkost des Durchschnittsamerikaners oder -europäers Es kann auch durchaus sein, dass sie in Zukunft unser Verständnis der optimalen Ernährung mitprägen wird. Zum jetzigen Zeitpunkt allerdings widersprechen Diäten auf Paleo-Basis allen Erkenntnissen der modernen Ernährungswissenschaft über die gesündesten langfristigen Ernährungsmuster. Das alles macht mich sehr nervös und sollte auch Sie unruhig werden lassen.

Vom Höhlenbewohner zu Kohlenhydraten

Ein allgegenwärtiger Diättrend, der sich oft mit der Paleo-Methode überlappt, ist die kohlenhydratarme Ernährung. Unter vielen ähnlichen Tendenzen ist sie eine der beständigsten und am meisten verbreiteten. Das Low-Carb-Prinzip hat eine lange Geschichte in der US-amerikanischen Medizin – besonders, wenn es ums Abnehmen geht. Während wir die *China Study*® verfassten, neigte sich gerade die Atkins-Diät dem Ende ihrer großen Beliebtheit zu. Andere Trends wie die South-Beach- und die Dukan-Diät traten an ihre Stelle – neue attraktive Gesichter für eine alte, verbrauchte Idee. Sowohl bei den Paleo- als auch bei den kohlenhydratarmen Diäten geht es um eiweißreiche Ernährung mit fast ausschließlich tierischen Lebensmitteln. Die Low-Carb-Diäten enthalten keine oder kaum Einschränkungen, was fetthaltiges Essen oder Milchprodukte betrifft. Sie sind auch nicht so reich an Obst und Gemüse wie die Paleo-Diäten, da ihr Ziel eine strengere Kontrolle der Kohlenhydratzufuhr ist.

Die Autoren dieser Diätbücher haben einen ganzen Berg an wissenschaftlichen Erkenntnissen einfach ignoriert. In einem der kohlenhydratfeindlichsten Ratgeber der letzten zehn Jahre heißt es: »Mir ging es nicht um das Aussehen meiner Patienten. Ich wollte eine Ernährungsweise finden, die den unzähligen durch Fettleibigkeit hervorgerufenen Herz- und Herz-Kreislauf-Problemen vorbeugen und sie sogar heilen kann. Die richtige Diät fand ich nie. Also entwickelte ich sie selbst.«[52] Daraus schließt der Leser leider, dass es keine wissenschaftlichen Beweise für eine Ernährung gegen Herzkrankheiten gibt. Zu der Zeit, als dieser beliebte Ratgeber geschrieben wurde, erschienen Artikel[32,33,53,54] in den Fachblättern *American Journal of Cardiology*, *Journal of Family Practice*, *The Lancet* und *JAMA: The Journal of the American Medical Association*. Sie berichteten ausführlich über die Umkehr von sogar fortgeschrittenen Herzleiden durch Ernährungsumstellung, und zwar auf Basis von Angiogrammen, die von Radiologen ausgewertet wurden. Diese Ergebnisse wurden nicht einfach von Cholesterinwerten oder anderen Blutuntersuchungen abgeleitet, sondern ihnen lag das Fachwissen von Spezialisten zugrunde. Diese überprüften die Verstopfung der Herzarterien auf ihren Umfang und kamen zu dem Schluss, dass dieser bei Patienten mit umgestellter Ernährung zurückgingen. Die dafür verantwortlichen Diäten waren natürlich die fast ausschließlich pflanzlichen: wenige oder gar keine Milchprodukte, kein Fleisch und keine zusätzlichen Fette. Es waren die Ernährungspläne von Dr. Dean Ornish und Dr. Caldwell Esselstyn. Und sie waren alle sehr reich an Kohlenhydraten.

Trotz der vielen irreführenden Aussagen in Diätbüchern und der Ignoranz der Autoren, was die aktuelle Forschung betrifft, konnten Studien den Low-Carb-Diäten in einigen Aspekten auch gute Ergebnisse nachweisen. Kohlenhydratarme Ernährung kann sich auf kurze Sicht positiv auf ein paar Risikofaktoren für Stoffwechselkrankheiten auswirken, wie zum Beispiel Fettleibigkeit und einige Arten Cholesterin.[55] Anders gesagt kann man mit der Low-Carb-Diät recht schnell Gewicht verlieren, den Blutzucker senken und den Cholesterinspiegel verbessern. Hier möchte ich gern hinzufügen, dass ich auch schon einen Patienten hatte, auf den schädliche Bestrahlungsdosen während der Krebsbehandlung einen ähnlichen kurzfristigen Effekt hatten. Leider konnten einer kohlenhydratarmen Ernährung jedoch noch nie *dauerhafte* positive Auswirkungen nachgewiesen werden. Es konnte bisher ebenso wenig wissenschaftlich bewiesen werden, dass solche Diäten Plaque-Ansammlungen in den Herzarterien auflösen, trotz der sensationellen Behauptungen in einigen bekannten Büchern.

Ich sorge mich wirklich um die langfristige Gesundheit der Herz-Kreislauf-Systeme bei Menschen, die sich kohlenhydratarm ernähren. Ich habe bereits ein paar Studien auf den vorhergehenden Seiten erwähnt, die ich hier noch einmal etwas genauer betrachten möchte. Im Jahr 2009 wurden die Ergebnisse einer Untersuchung veröffentlicht, die sich mit den unterschiedlichen Ernährungsweisen von Mäusen beschäftigte.[47,56] Das Experiment bestand darin, drei Gruppen von Nagern unterschiedlich zu ernähren. Die erste Gruppe erhielt herkömmliches Standardfutter (kohlenhydratreich, fettreduziert), die zweite typische »westliche Nahrung« (fett- und cholesterinreich) und die dritte eine kohlenhydratarme Ernährung (kohlenhydratarm, eiweißreich und ebenso reich an Fett und Cholesterin wie in der zweiten Gruppe). Die Mäuse, die sich kohlenhydratarm ernährten, nahmen viel weniger zu als die anderen zwei Gruppen. Der Blutcholesterinspiegel variierte nicht besonders zwischen den Mäusen mit der westlichen Nahrung und den Low-Carb-Nagern, allerdings hatten letztere einen niedrigeren Blutzuckerspiegel. Wenn wir hier die Diskussion beenden würden, dann könnten wir ein Diätbuch an die Mäusebevölkerung verkaufen, das Gewichtsabnahme, niedrigeren Blutzucker und (vermutlich) ein geringeres Diabetes-Risiko verspricht. Das kommt uns doch bekannt vor, oder? Wir denken einfach einmal weiter, denn die Diskussion ist hier noch lange nicht zu Ende.

Nach zwölf Wochen wurden die Mäuse getötet und die Forscher schauten sich genau ihre Aorten – die Hauptschlagader vom Herz in den Rest des Körpers – an. Was sie sahen, war bemerkenswert: In den Aorten der Low-Carb-Mäuse hatten sich doppelt so viele Ablagerungen angesammelt wie in den Mäusen mit westlicher Ernährung. Anders gesagt hatten sie ganze 200 Prozent mehr schmierige Plaque in ihren Blutgefäßen als die Mäuse mit der westlichen Nahrung! Beide Gruppen erkrankten öfter an Herzleiden als die Gruppe mit dem Standardfutter. Wie war das möglich? Die Messungen der intermediären Risikofaktoren waren in der kohlenhydratarmen Gruppe im Vergleich zur westlichen Ernährung doch so sicher und vielversprechend gewesen.

Die Forscher maßen in den Mäusen unter anderem die endothelialen Vorläuferzellen (EPC). Ohne uns zu lange an den Details aufzuhalten, sei so viel gesagt: EPCs entstehen im Knochenmark und reparieren beziehungsweise stärken die Endothelzellen, die unsere Blutgefäße auskleiden. Wie man sich vielleicht denken kann, haben sie eine ziemlich wichtige Aufgabe. Im Blut der Low-Carb-Mäuse wurde eine sehr geringe Anzahl von EPCs nachgewiesen. Die Forscher schauten sich außerdem das Knochenmark an und kamen zum gleichen Schluss: Die kohlenhydratarm ernährten Nager produzierten nicht genug dieser Zellen, um ihre Blutgefäße zu reparieren und zu kräftigen. Überdies fand man heraus, dass die Mäuse dieser Gruppe eine geringere Fähigkeit zur Aderneubildung besaßen, wenn ihr Blutfluss behindert war.

Es kann also mit Recht gesagt werden, dass die kohlenhydratarme Ernährung die Herz-Kreislauf-Systeme dieser Mäuse zerstört hatte. Und das, obwohl sie dünner und ihre Cholesterin-, Zucker- und Insulinwerte gleichgeblieben waren oder sich sogar verbessert hatten.

Es sollte deshalb kaum überraschen, dass die kleinen Arterien von Menschen mit Stoffwechselrisiko und einer kohlenhydratarmen Ernährung schlechter funktionieren.[57] Dann gab es da noch eine Studie[58] mit 40 000 Teilnehmern, die über einen Zeitraum von zwanzig Jahren beobachtet wurden. Diejenigen, die am wenigsten Kohlenhydrate zu sich nahmen, hatten das größte Diabetes-Risiko. In einer weiteren Untersuchung von 1000 älteren schwedischen Männern zeigte sich, dass die Probanden mit der geringsten Kohlenhydrat- und der höchsten Eiweißzufuhr einem höheren Todesrisiko ausgesetzt waren. Außerdem war es bei ihnen noch viel wahrscheinlicher, dass sie an Herz-Kreislauf-Erkrankungen starben.[59] Wiederum einer anderen großen Studie[60] zufolge gibt es ein erhöhtes Todesrisiko unter Menschen, die als Teil ihrer kohlenhydratarmen Ernährung die Kohlenhydrate durch tierische Lebensmittel ersetzen. Eine Untersuchung[50] von schwedischen Frauen stellte fest, dass eine geringe Kohlenhydrat- und eine erhöhte Eiweißzufuhr eine größere Todeswahrscheinlichkeit nach sich zogen, und zwar insbesondere durch Herz-Kreislauf-Erkrankungen. Eine griechische Studie[51] bestätigte das: Kohlenhydratarme und eiweißreiche Ernährungsmuster werden mit einem höheren Todesrisiko besonders aufgrund von Herz-Kreislauf-Leiden und Krebs in Verbindung gebracht.

Aber jetzt genug davon! Verstehen Sie, was ich sagen will? Eine Low-Carb-Diät zum Abnehmen kann durchaus funktionieren. Aber Gewicht können Sie auch durch Kokain, Amphetamine, Chemotherapie oder schädliche Strahlen verlieren. Allerdings mache ich mir Sorgen, dass Sie sich dadurch in Lebensgefahr begeben. Und das aus gutem Grund, schließlich gibt es Unmengen Beweise dafür. Ich bezweifle außerdem, dass Ihr Gewichtsverlust von Dauer sein wird. Ich kenne viele Patienten, die durch kohlenhydratarme Ernährung ab- und nach kurzer Zeit wieder zugenommen hatten. Übrigens habe ich noch nicht einmal im Ansatz die Gefahr eines hohen Eiweißverzehrs für die Nieren erklärt (Beweise dafür gibt es seit über 100 Jahren). Genauso wenig habe ich Ihnen bis jetzt von dem riesigen Berg an Belegen berichtet, die in Sachen Gesundheit eine bestimmte Ernährungsweise der Low-Carb-Diät vorziehen: nämlich eine vollwertige Ernährung auf Pflanzenbasis, die sehr kohlenhydratreich und fettarm ist.

Es befindet sich fast immer ein Körnchen Wahrheit in all den bekannten Ernährungstrends von heute, und auch die Low-Carb-Diät macht da keine Ausnahme. Wie ich bereits erwähnt habe, nehmen wir riesige Mengen an nährstoffarmen, extrem raffinierten Kohlenhydraten zu uns. Dazu gehören vor allem viel Zucker und Weißmehl. Diese zu vermeiden ist zweifellos eine gute Sache und fördert die Gesundheit. Wenn man diese leeren Kohlenhydrate allerdings jeden zweiten Tag durch Schinkenspeck und Eier in Kombination mit Würstchen, Grillhähnchen und Unmengen von Milchprodukten ersetzt, dann verspricht das kein langes Leben.

Noch eine letzte Bemerkung: Viele der bekannten Diätbuchautoren verkaufen zur Vervollständigung ihres Diätprogramms ganze Serien von teuren Nahrungsergänzungsmitteln, die ihren Namen tragen. Diese Vorgehensweise ist wissenschaftlich noch weniger gerechtfertigt als ihre Ernährungsempfehlungen. Bei mir klingeln dann sofort die Alarmglocken und auch Sie sollten in so einem Fall aufmerken. Der kommerzielle Erfolg einiger dieser Low-Carb-Diätbücher und die dazugehörige Vermarktung von Ergänzungsmitteln entlarvt eine Binsenweisheit in unserer Gesellschaft: Wir hören gern Gutes über unsere schlechten Gewohnheiten. Ja, es ist sogar extrem lukrativ, im Namen der Gesundheit für schlechte Gewohnheiten zu werben! Leider macht das die schlechten Gewohnheiten auch nicht besser.

Zählen Sie keine Kalorien, hassen Sie keine Kohlenhydrate und machen Sie sich bloß nicht auf in die Steinzeit. Essen Sie einfach richtiges, gesundes Essen und lieben Sie es für das Wohlbefinden, das es Ihnen beschert. Schnell wird daraus eine Gewohnheit fürs Leben. Jojo-Effekt ade!

3.

Die drei Lebensmittelgruppen

———————•———————

Erinnern Sie sich noch an die Lebensmittelgruppen aus dem Schulunterricht? Ich weiß noch, was ich als Kind darüber gelernt habe, und dass ich die dazugehörigen Empfehlungen sofort verstand – obwohl ich überhaupt kein Verständnis von Kalorien, Vitaminen oder Mineralstoffen hatte. So einfach war das Konzept. Man schaute sich nur das Poster an und wusste gleich, ob eine Mahlzeit ausgewogen war. Gab es etwas Fleisch, Milchprodukte, Obst oder Gemüse und Brot oder Zerealien? Ein Steak mit Reis, ein Glas Milch und grüne Bohnen bildeten die perfekte Mahlzeit und das begriff man sofort. Obwohl sich die staatlichen Ernährungsempfehlungen weiterentwickelten (Pyramiden, Teller etc.), war meiner Meinung nach nichts so gut verständlich wie die vier Gruppen der Grundnahrungsmittel.

Ich möchte in diesem Kapitel versuchen, Ernährung noch verständlicher zu gestalten – falls das denn möglich ist. Deshalb stelle ich Ihnen die drei Lebensmittelgruppen vor:

1. Tierische Produkte
2. Verarbeitete Pflanzenteile
3. Ganze Pflanzen

Fast alle Produkte des Lebensmittelmarkts sollten sich mithilfe der folgenden zwei Fragen den obigen drei Gruppen zuordnen lassen:

1. Ist ein Produkt tierischen oder pflanzlichen Ursprungs?

2. Wenn pflanzlich: Könnte ich es in gleicher oder ähnlicher Form auf Bäumen, an Sträuchern oder in der Erde wiederfinden?

Hier ein paar einfache Beispiele:

- **Mozzarella-Käse:** Wird aus Kuhmilch hergestellt, ist also tierisch.

- **Donut (Krapfen):** Er ist kein Tier und ähnelt auch keiner Pflanze, die man zum Beispiel auf einem Feld findet. Also ist er höchstwahrscheinlich ein Gemisch aus verarbeiteten Pflanzenteilen.

- **Spargel:** In der Gemüseabteilung liegt die ganze Pflanze. Man kann sich vorstellen, dass sie erst kurz vor dem Verkauf geerntet wurde.

Die erste und die dritte Gruppe sind recht einfach zu verstehen. Etwas komplizierter wird es bei der Gruppe der verarbeiteten Pflanzenteile. Was heißt eigentlich »verarbeitet«? Es bedeutet, dass bestimmte Bestandteile der Pflanze durch mechanische oder chemische Prozesse isoliert wurden. Ein Beispiel dafür: Die Zuckerrübe wird auf dem Feld geerntet und zum Verarbeitungsbetrieb gebracht. Dort wird sie in Scheiben geschnitten und in einen Extraktionsturm gegeben. Mithilfe von Wasser trennt sich darin der Zucker von der Pflanzenfaser. (Aus diesen Rübenschnitzeln wird später Tierfutter hergestellt.) Den entstandenen Rohsaft mischt man mit bestimmten Chemikalien, um Unreinheiten zu entfernen, auch Gase können dafür eingesetzt werden. Danach wird der Saft mehrmals gekocht, kristallisiert dabei und wird anschließend getrocknet. Das Endresultat ist der weiße Zucker, den wir alle kennen. Durch die Verarbeitung gehen alle Bestandteile und Inhaltsstoffe der Rübe verloren, bis nur noch der Zucker übrig bleibt – ein einziges Fragment der Originalpflanze. Der oben genannte Donut besteht aus Zucker, Öl, Weißmehl und anderen Zutaten. Jeder einzelne Bestandteil ist nur ein isoliertes Fragment der eigentlichen Pflanze.

Natürlich gibt es verschiedene Verarbeitungsgrade und das macht die Sache noch komplizierter. Öl und Zucker sind die Folgen totaler Verarbeitung, einzelne Komponenten einer ganzen Pflanze. Anders sieht es aber bei Lebensmitteln wie etwa Nudeln aus Vollkornreismehl aus: Die Pasta besteht aus Vollkorn-Naturreis, eventuell Reiskleie und ein paar anderen, weniger bedeutenden Zutaten. Diese Bestandteile, hauptsächlich ganze Pflanzen, werden zermahlen und zu Nudeln geformt. Sie lassen sich genauso kochen wie Weizennudeln. Nennt man das nun verarbeitet? Durch mechanische Prozesse wurde das natürliche Produkt in eine andere Form gebracht und auf der Zutatenliste stehen größtenteils die ganzen Pflanzen. Ich würde also sagen, dass die Ware fast der ganzen Pflanze entspricht. Auch bei Fertiggerichten kann die Einordnung schwer fallen, denn in ihnen findet man nicht selten alle drei Lebensmittelgruppen. Eine Tiefkühlpizza zum Beispiel besteht aus Weißmehl (verarbeitetes Pflanzenteil), viel Käse (tierisch) und vielleicht einem Belag aus Fleisch (tierisch) und/oder Gemüse (ganze Pflanzen). Dann ist da noch die Tomatensoße aus relativ unverarbeiteten Tomaten (ganze Pflanze), Öl (verarbeitetes Pflanzenteil), Salz und Gewürzen. Was den Energiegehalt dieser Pizza betrifft, so stammt der Großteil der Kalorien wie bei den meisten herkömmlichen Fertiggerichten aus verarbeiteten Pflanzenteilen (Weißmehl, Öle) und Tierprodukten (Käse, Fleischbelag) und nur ein kleiner Teil von ganzen, unverarbeiteten Pflanzen (Tomatensoße und gegebenenfalls der Gemüsebelag).

Es braucht etwas Übung, in Sachen Ernährung an diese drei Lebensmittelgruppen zu denken. Wenn man das Konzept aber einmal verstanden hat, dann fällt es einem ganz leicht zu entscheiden, welche Nahrungsmittel gut sind und von welchen man lieber die Finger lassen sollte. Das nachweislich gesündeste Essen für fast alle Organsysteme des Körpers sind ganze Pflanzen: Obst, Gemüse, Vollkorn, Stärkehaltiges und Hülsenfrüchte. Und was sollte man meiden? Tierprodukte und verarbeitete Pflanzenteile.

Auf die Nährstoffe kommt es an

Die Unterschiede zwischen den drei Gruppen lassen sich am besten mithilfe ihrer Nährwerte veranschaulichen. Ob ein Lebensmittel gesund ist oder nicht, entscheiden wir traditionell aufgrund seiner Nährstoffe. Warum soll Milch gut für uns sein? Weil sie Kalzium und Eiweiß enthält. Warum sind Bohnen gesund? Weil sie Ballaststoffe und Eiweiß aufweisen. Diese Herangehensweise an Ernährung ist recht vereinfacht, aber trotzdem kann sie uns beim Beurteilen von Lebensmitteln helfen. Viele Ernährungsstudien befassen sich nämlich genau mit diesen individuellen Nährstoffen. Vergleichen wir also unsere drei Lebensmittelgruppen und ihre Nährwerte. Die Tabelle zeigt den Nährstoffgehalt von ganzen Pflanzen gegenüber Tierprodukten und verarbeiteten Pflanzenteilen (raffinierten Pflanzen) basierend auf 500-Kalorien-Proben der jeweiligen Gruppe. Die enormen Unterschiede sind leicht zu erkennen.

Nährstoffgehalt der drei Lebensmittelgruppen in je 500 Kalorien

	Ganze Pflanzen	Tierprodukte	Raffinierte Pflanzen
Eiweiß (g)	29	51	6,5
Lipide/Fett (g)	6	34	21
Kohlenhydrate (g)	97	8,6	72
Ballaststoffe (g)	27	0	1,8
Kalzium (mg)	410	250	31
Eisen (mg)	8,4	3,5	0,9
Kalium (mg)	2600	1200	350
Vitamin C (mg)	440	0	4,3
Folsäure (µg)	640	64	15
Vitamin B$_{12}$ (µg)	0	5,2	0
Vitamin A (IE)	25 000	680	18
Cholesterin (mg)	0	410	0

Zusammensetzung ganze Pflanzen: je 100 Kalorien Mango, Erbsen, Brokkoli, Grünkohl, Haferflocken
Zusammensetzung Tierprodukte: je 100 Kalorien Vollmilch, Geflügel, Rindfleisch, Lachs, Ei
Zusammensetzung nicht angereicherte, raffinierte Pflanzen: je 100 Kalorien Kartoffelchips, Spaghetti, Cola, Donut, italienisches Salatdressing

Quelle: Berechnet nach der USDA National Nutrient Database for Standard Reference, Release 27.]

Makronährstoffe (Eiweiß, Fett, Kohlenhydrate)

Makronährstoffe sind die Hauptnährstoffe in Lebensmitteln, aus denen wir Energie gewinnen. Sie sind allseits als Eiweiß, Fett und Kohlenhydrate bekannt. Beginnen wir mit dem Eiweiß (Protein). Als Ergebnis jahrzehntelanger Forschungsarbeiten gilt als allgemeine Empfehlung die Aufnahme von mindestens 12,5 Gramm Eiweiß pro 500 Kalorien. Damit ist der menschliche Bedarf mehr als gedeckt. In der Tabelle ist zu erkennen, dass unsere Probe aus ganzen Pflanzen 29 Gramm Eiweiß enthält, mehr als doppelt so viel wie die Mindestempfehlung. Die erste Lektion unseres Nährstoffvergleichs lautet also, dass die meisten ganzen Pflanzen reichlich Proteine liefern.

Gorillas in freier Wildbahn beziehen all ihre Kalorien aus Pflanzen, besonders aus Früchten und Blättern. In Jahreszeiten mit wenig frischem Obst nehmen sie eine große Menge Blätter zu sich. Mit dieser Eiweißquelle decken sie 30 Prozent ihres Kalorienbedarfs.[1] Schon das zeigt, dass eine vollwertige Ernährung auf Pflanzenbasis durchaus eiweißreich sein kann.

Tierprodukte enthalten mehr Eiweiß in dichterer Konzentration. Im Gegenteil dazu sind verarbeitete Pflanzenteile sehr eiweißarm. Bei der Herstellung von raffiniertem Zucker und Ölprodukten werden die Teile der Originalpflanze mechanisch oder chemisch entfernt, die Eiweiß enthalten. Verarbeitetes Getreide, zum Beispiel verschiedene Mehlsorten, behalten ihren Proteingehalt bei, aber die meisten raffinierten pflanzlichen Produkte sind extrem eiweißarm.

Der zweite Makronährstoff Fett (verschiedene Arten von Lipiden) kommt in ganzen Pflanzen vor, aber in viel geringeren Mengen, als das bei verarbeiteten Pflanzenteilen und Tierprodukten der Fall ist. Bei einer Vollwerternährung ohne zusätzliche Fette stammen zehn Prozent der Kalorien aus Lipiden. In Gemüse, Bohnen und Getreide steckt von Natur aus Fett, nur eben relativ wenig. Dass eine vollwertige Ernährung auf Pflanzenbasis fettfrei ist, ist ein weitverbreiteter Trugschluss.

Tierische Lebensmittel enthalten hingegen von Natur aus in der Regel verhältnismäßig viel Fett. In unserem Beispiel in der Tabelle oben deckt Fett 60 Prozent der Kalorienzufuhr. Bei Menschen, die nur ganze Pflanzen und Tiere essen (wie zum Beispiel bei der Paleo-Diät), ist die Fettzufuhr di-

rekt proportional zur Menge der tierischen Produkte, die sie zu sich nehmen. Ausnahme: Ein Übermaß an Nüssen, Kokosnüssen oder anderen fettreichen Pflanzen lässt die Fettzufuhr ebenfalls kräftig ansteigen.

Verarbeiteten pflanzlichen Nahrungsmitteln wird oft reines Fett (Öl)
zugesetzt. In unserem Beispiel oben stammen 40 Prozent des Kalorienge-
halts dieser Lebensmittel aus Fetten.

Den dritten Makronährstoff verteufeln die Gurus der eiweißreichen Diäten unermüdlich: Kohlenhydrate sind reichlich in pflanzlichen Lebensmitteln vorhanden; am meisten davon steckt in ganzen Pflanzen. Kohlenhydrate gehören zu den wichtigsten Energielieferanten und sorgen für eine
optimale Gesundheit, wenn sie in Form von nährstoffreichen ganzen Pflanzen und zusammen mit vielen Ballaststoffen aufgenommen werden. Trotz
ihres negativen Images in der westlichen Welt (besonders in den USA und
in Westeuropa), können Wissenschaftler immer wieder eindeutig nachweisen: Die Menschengruppen mit der geringsten Wahrscheinlichkeit, an
Wohlstandsleiden (Fettleibigkeit, bestimmten Krebsarten, Herz-Kreislauf-
Erkrankungen etc.) zu erkranken, sind diejenigen, die am meisten Kohlenhydrate bei gleichzeitigem Verzehr von Ballaststoffen aufnehmen. Kohlenhydrate aus verarbeiteten Pflanzenteilen ohne Ballaststoffe (zum Beispiel
Zucker) nennt man raffinierte Kohlenhydrate – sie können der Gesundheit
tatsächlich schaden. Wie die Tabelle deutlich zeigt, enthalten verarbeitete
Pflanzenteile eine Menge Kohlenhydrate, davon fast alle aus Zucker oder
Weißmehl. Die typisch amerikanische und westeuropäische Standarder-
nährung steckt voller leerer Kohlenhydrate dieser Art. Leider wird bei dem
ganzen Hype um Low-Carb-Diäten der Unterschied zwischen »guten« und
»schlechten« Kohlenhydraten allzu oft vergessen.

Ein letzter Hinweis zu den Ballaststoffen. Diese haben ihren Ursprung
in den Zellwänden und anderen Strukturbestandteilen der Pflanze. Ballaststoffe kommen nur in Pflanzen vor und dabei generell nur in ganzen Pflanzen. Bei verarbeiteten Pflanzenteilen wurden während des Verarbeitungs-
prozesses oft alle Ballaststoffe entfernt. Ballaststoffe liefern keine Energie,
denn der Körper kann sie kaum verdauen, zersetzen oder absorbieren.
Trotzdem sind sie ein besonders wichtiger Bestandteil unserer Ernährung.
Die wertvollen Substanzen haben zahlreichen Nutzen für die Gesundheit
und wirken sich vor allem im Darm ausgesprochen positiv aus. Der Verzehr

von unverarbeitetem Obst, Gemüse, Getreide und Bohnen ist ein wichtiger Schlüssel zur Vorbeugung und Heilung von Erkrankungen wie Diabetes, Durchfall, Hämorrhoiden und etlichen anderen Leiden. Mich wundert es immer wieder, wie wenig die Menschen über die wunderbare Wirkung von Ballaststoffen wissen.

Mineralstoffe

In der Tabelle sind die Mineralstoffe mit Kalzium, Eisen und Kalium vertreten. Eigentlich gibt es noch viele mehr. Wie oft haben Sie schon gehört, dass man Milch wegen des Kalziums trinken soll? Und wie oft hat man Ihnen schon gesagt, dass Eisen nur in rotem Fleisch steckt? In Wirklichkeit ist es aber so, dass ganze Pflanzen als Lebensmittelgruppe eine viele reichere Quelle nützlicher Mineralstoffe darstellen als Tierprodukte. Natürlich gibt es ein paar einzelne Ausnahmen. Kuhmilch strotzt zum Beispiel wirklich vor Kalzium. Generell gilt aber, dass gemäß der Tabelle von Seite 57 acht von den zehn Mineralien in der Datenbank des US-amerikanischen Landwirtschaftsministeriums (http://ndb.nal.usda.gov, Quelle der Nährwerte) in größeren Mengen in ganzen Pflanzen vorkommen als in Tierprodukten. Das ist das Resultat eines Vergleichs auf Kalorienbasis. (Nur drei der Mineralien erscheinen in unserer Tabelle.) Eisen ist in ganzen Pflanzen in doppelter Menge vorhanden als in tierischen Lebensmitteln. Nur Natrium und Selen kommen öfter in Tierprodukten vor. Die minderwertigste Mineralstoffquelle schlechthin sind die verarbeiteten Pflanzenteile. Einige solcher Produkte, nämlich fertige Frühstückszerealien und veredeltes Mehl (nicht in der Tabelle), reichert man stark mit Mineralien an, um Mangelerscheinungen vorzubeugen, die bei überwiegendem Verzehr solcher Produkte normalerweise als Folge auftreten.

Vitamine

In Sachen Vitamine sind die Unterschiede zwischen den drei Nahrungsmittelgruppen noch dramatischer. In der Tabelle sehen Sie als wichtige Ver-

treter und Beispiel Vitamin C, Folsäure, Vitamin B$_{12}$ und Vitamin A. Ganze
Pflanzen sind die Vitaminfabrik der Natur – einige Vitamine kommen in
ganzen Pflanzen tausend Mal mehr vor als in den anderen Lebensmittelgruppen. Andere, wie zum Beispiel Riboflavin, Niacin und Pantothensäure
(nicht in der Tabelle), sind allerdings auch in einigen tierischen Nahrungsmitteln enthalten, auch wenn sie nicht von den Tieren selbst produziert
werden. Das einzige nicht in Pflanzen vorhandene Vitamin ist Vitamin B$_{12}$.
Es wird von Mikroorganismen erzeugt und sammelt sich im Fleisch der
Tiere an. Menschen brauchen Vitamin B$_{12}$ nur in mikroskopischen Mengen (zwei bis drei Mikrogramm pro Tag – 0,000003 Gramm!). Wegen dieses natürlichen Bedarfs empfehle ich allen ein B$_{12}$-Präparat, die sich streng
pflanzlich ernähren (mehr zu Nahrungsergänzungsmitteln in Kapitel 11).
Doch trotz dieser einen Ausnahme von Vitamin B$_{12}$ wird schon bei einem
kurzen Blick auf die Tabelle klar, dass nur der Verzehr von ganzen Pflanzen eine ausreichende Vitaminversorgung garantiert. Zwar kommen einige Vitamine in bescheidenen Mengen in Tierprodukten vor, aber viele
andere wiederum gar nicht. Noch schlechter sieht es bei den verarbeiteten Pflanzenteilen aus: Sie sind regelrecht vitaminlfrei. Auch hier reichert
die Lebensmittelindustrie daher einige verarbeitete Produkte wieder mit
Vitaminen an. Man sollte sich dadurch aber nicht beirren lassen, denn es
gilt: Die wertvollsten Vitamine gehen während des gewöhnlichen Verarbei-
tungsprozesses verloren. Die kleine Auswahl in unserer Tabelle umfasst übrigens nicht die vielen anderen gesundheitsfördernden Nährstoffe, wie zum
Beispiel die große Menge an Antioxidantien und Phytonährstoffen, denen
krankheitshemmende Wirkungen zugeschrieben werden. Erstere sind fast
nur in ganzen Pflanzen zu finden. Die einzigen Antioxidantien in Tierprodukten sind die kleinen Mengen, die das Tier beim Pflanzenverzehr zu sich
genommen und im Körper gespeichert hat. Im Vergleich zu Pflanzen sind
das verschwindend geringe Mengen. Verarbeitete Pflanzenteile sind ebenfalls arm an Antioxidantien.

Unser letzter »Nährstoff« ist das Cholesterin. Das müssen wir nicht
zu uns nehmen, denn die Leber selbst produziert ausreichend Cholesterin für alle wichtigen Funktionen im Körper. Tatsächlich sollte Cholesterin bekanntlich vermieden werden, denn es kann zu Krankheiten führen
beziehungsweise Erkrankungen verschlimmern. Cholesterin kommt aus-

schließlich in tierischen Lebensmitteln vor: Genau wie Ballaststoffe nur in Pflanzen enthalten sind, gibt es Cholesterin nur in Tierprodukten.

Wenn man die drei Lebensmittelgruppen angesichts ihres Gehalts an Makro- und Mikronährstoffen (Ballast- und Mineralstoffe, Vitamine) betrachtet, dann werden frappierende Unterschiede sichtbar. Die Gruppe der verarbeiteten Pflanzenteile ist die mangelhafteste Kategorie. Verarbeitete Pflanzenfragmente liefern größtenteils leere Energie ohne die wesentlichen Eiweiße, Mineralstoffe und Vitamine, die man für eine gute Gesundheit braucht. Tierische Produkte enthalten mittelmäßige Mengen an Mineralstoffen und Vitaminen, sind dafür aber auch viel fett- und cholesterinreicher. Die Gruppe der ganzen Pflanzen ist zweifellos das Komplettpaket an nützlichen Nährstoffen: Sie sind reich an Ballast- und Mineralstoffen, Eiweiß, Vitaminen sowie Antioxidantien und dabei arm an Fett sowie an Cholesterin. Nur bei Vitamin B_{12} gibt es bei dieser Gruppe einen Mangel.

Das typisch US-amerikanische und europäische Essverhalten basiert diesen Erkenntnisse zum Trotz auf tierischen Produkten und verarbeiteten Pflanzenteilen mit einem Minimum an ganzem Obst und Gemüse. Allerdings bewerten viele Amerikaner und Europäer dennoch ihre Standardkost als »ausgewogen«. Das geht auch vielen meiner Patienten so. Diejenigen, die sich größtenteils pflanzlich ernähren (inklusive Vegetarier und Veganer) werden oft mit Nachdruck gefragt, woher sie denn ihr Eiweiß (oder Eisen oder Kalzium etc.) bekommen. Die Fragesteller sehen solche Ernährungsweisen oft als unausgewogen und warnen vor möglichen Folgen: Es ist in Ordnung, nur von Pflanzen zu leben, aber Vorsicht mit dem Nährstoffmangel! Für alle, die sich von meiner empfohlenen pflanzlichen Vollwertkost ernähren, ist allerdings klar: Es sind diejenigen mit dem traditionellen Standardessen, die sich einem großen Mangelrisiko aussetzen. Genau das beobachte ich jeden Tag an meinen Patienten mit chronischen Krankheiten: Ballaststoffmangel, nur ein Minimum an Vitaminen und Antioxidantien, viel zu viel Cholesterin. Das sind die Menschen, die sich angeblich »ausgewogen« ernähren und am Ende an Mangelzuständen und den Folgen leiden. Es ist also an der Zeit, den Begriff »ausgewogen« neu zu definieren.

Die drei Gruppen in der Ernährung

Da wir jetzt wissen, wie man Lebensmittel in Gruppen einteilt und welche großen Nährstoffunterschiede es zwischen ihnen gibt, gehen wir ans Eingemachte. Wir kombinieren die drei Gruppen zur optimalen Ernährung. Meiner Meinung nach lassen sich die unterschiedlichen Ernährungsstrategien am besten bildlich darstellen. Die folgenden Kreisdiagramme basieren auf meinen eigenen Eindrücken, sie beziehen sich nicht auf tatsächlich erhobene Daten.

Die US-amerikanische Standardkost besteht aus großen Mengen Fleisch, Milchprodukten, Weißmehl, Zucker und Öl. Man stelle sich nur einmal das typische Fastfood-Menü aus Cheeseburger, Pommes und Milchshake vor. Die »gesündere« Variante wäre Ofenhähnchen, ein Salat mit cremigem Dressing und Reis mit Bohnen. Egal ob »gesunde« Alternative oder Fastfood: amerikanische Gerichte beinhalten große Mengen an tierischen Lebensmitteln und verarbeiteten Pflanzenteilen. Bei der gesunden Version werden normalerweise einfach ungesunde Zutaten oder Zubereitungsmethoden durch weniger ungesunde ersetzt: Ofenhähnchen statt frittiertes Hähnchen und Olivenöl anstelle von Schweineschmalz. Im Durchschnitt könnte die Kost eines Amerikaners mit solch einer Ernährungsweise aus Tierprodukten und verarbeiteten Pflanzenteilen so aussehen wie im ersten Diagramm unten.

Durchschnittliche Ernährung des US-Bürgers

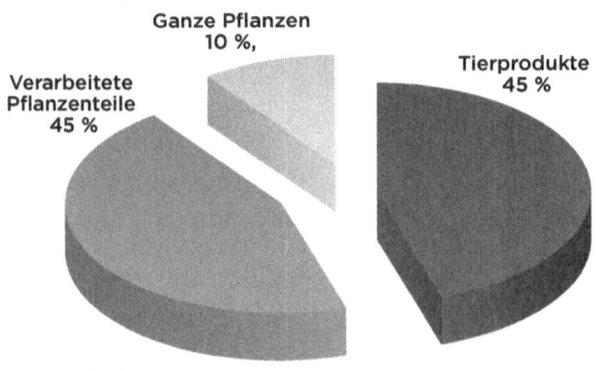

Ganze Pflanzen schleichen sich als Kartoffeln in Form von Pommes, Tomaten in Ketchup und Pizza- beziehungsweise Pastasoßen und vielleicht
als zwei bis drei Portionen Obst und Gemüse pro Tag in die amerikanische
Standardkost ein. Ansonsten gibt es größtenteils Fleisch, Milchprodukte
und Pflanzenfragmente. Man denke nur an so typisches Essen wie Hotdogs
mit weißen Brötchen, Pizza und Makkaroni mit Käse.

Weil diese Ernährung zusammen mit unserer bewegungsarmen Lebensweise zwei Drittel von uns übergewichtig oder fettleibig gemacht hat,
stürzen wir uns auf schnelle Wunderdiäten. Wie ich bereits im 2. Kapitel
erwähnt habe, ist eine davon die kohlenhydratarme, eiweißreiche Ernährung, wie sie die Atkins- oder South-Beach-Diäten verfechten. Solche Diäten könnten ungefähr so wie im zweiten Kreisdiagramm unten aussehen.

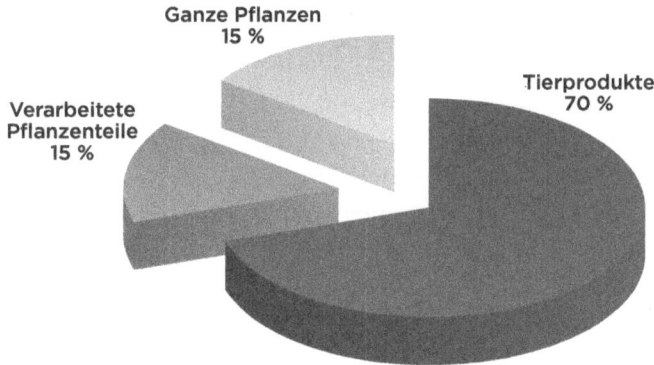

Kohlenhydratarme Ernährung

Ein typischer Speiseplan dieser Diäten könnte sich besonders in den strengen Anfangsphasen wie folgt gestalten: Rührei mit Sahne und gebratenem
Schinkenspeck zum Frühstück und ein Mittagessen aus Grillhühnchen mit
Käse, dunklem Blattsalat und cremigem Dressing. Der Anteil aus verarbeiteten Pflanzenfragmenten bei solch einer Ernährung würde aus hundertprozentigen Fetten wie zum Beispiel Pflanzenöl bestehen. Zucker oder
andere Kohlenhydrate sind nicht erlaubt.

Am anderen Ende des Spektrums befinden sich die Vegetarier, die überhaupt kein Fleisch essen. Allerdings nehmen viele von ihnen große Mengen

an Milchprodukten zu sich. Das weiß ich aus eigener Erfahrung. Tatsächlich essen einige Vegetarier überdurchschnittlich viel davon, da sie Fleisch durch milchhaltige vegetarische Lebensmittel ersetzen. Was den Nährwert betrifft, gibt es wenig Unterschied zwischen Milchprodukten und Fleisch. Milchprodukte bestehen größtenteils aus tierischem Eiweiß und Fett, Cholesterin, sehr geringen Mengen an Kohlenhydraten; sie liefern keinerlei Ballaststoffe. Die Mineralstoffe und Vitamine in Milchprodukten sind milchspezifisch (zum Beispiel ein hoher Kalziumgehalt), aber da ihre Nährstoffprofile mehr Gemeinsamkeiten als Unterschiede aufweisen, kann man Milchprodukte auch als flüssiges Fleisch bezeichnen. Eine Studie über die vegetarischen Siebenten-Tags-Adventisten[2] zeigte, dass fast 90 Prozent der Befragten, die weder Fisch noch Fleisch aßen, immer noch Milchprodukte zu sich nahmen. In einer anderen großen Untersuchung in England[3] stellte man bei Vegetariern nach Messung der Nährstoffzufuhr eine überraschende Ähnlichkeit zu der von Fleischessern fest. Die Fett-, Vitamin- und Mineralstoffaufnahme variierte kaum und auch die Eiweiß- und Kohlenhydratzufuhr unterschied sich nur geringfügig.[3] Daraus kann ich, was die Nährstoffe angeht, nur ableiten, dass die durchschnittliche Nährstoffzufuhr vieler Vegetarier gar nicht so anders ist als die eines gesundheitsbewussten Fleischessers. Anscheinend nehmen Vegetarier große Mengen an Milchprodukten, Öl, Zucker und raffiniertem Weißmehl zu sich. Im Angesicht dieser Fakten könnte eine vegetarische Ernährung so aussehen:

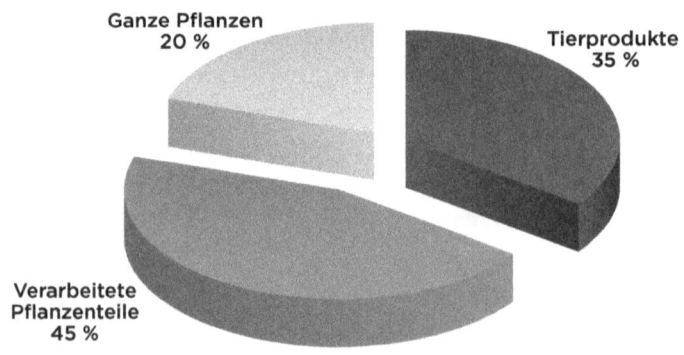

Vegetarische Ernährung

Ganze Pflanzen
20 %

Tierprodukte
35 %

Verarbeitete
Pflanzenteile
45 %

Dann sind da noch die Veganer. Sie essen vegetarisch und meiden außerdem Milchprodukte, Eier und natürlich Fisch, Geflügel und anderes Fleisch. Einige Menschen werden aufgrund ihres überzeugten Glaubens an die Rechte der Tiere zum Veganer, andere wegen ihrer Gesundheit. Viele geben auch beide Gründe an. Wie dem auch sei: Einige Studien brachten eine vegane Ernährung mit ausgezeichneter Gesundheit in Verbindung. Immer wieder zeigte sich, dass Veganer ein gesünderes Gewicht haben. Außerdem fand man heraus, dass sie zu 75 Prozent weniger an Bluthochdruck erkranken sowie bis zu 80 Prozent seltener an Diabetes leiden.[4]

Trotzdem kann ich den Veganismus nicht als die perfekte Ernährungsweise loben. Es gibt nämlich viele Ernährungsmuster, die sich an vegane Regeln halten. »Vegan« schließt einfach nur alle tierischen Produkte aus. Nichts in dieser Definition weist darauf hin, was genau eine solche Ernährung eigentlich umfasst. Der Knackpunkt ist hier die Frage, ob die tierischen Nahrungsmittel durch nährstoffarme verarbeitete Pflanzenteile oder durch ganze Pflanzen ersetzt werden. Das ist darum so wichtig, weil es tatsächlich möglich ist, vegan und dennoch extrem ungesund zu leben. Das passiert, wenn Tierprodukte durch hochverarbeitete Lebensmittel wie Fleisch- und Käse-Ersatz aus Getreide, Zucker und Ölen ausgetauscht werden. Durch die Magie der Lebensmittelwissenschaft kann es sogar vorkommen, dass man als Veganer weniger Obst und Gemüse zu sich nimmt als ein gesundheitsbewusster Fleischesser. Aufgrund der so variierenden Qualität dieser Ernährungsweise, habe ich die vegane Ernährung in zwei hypothetischen Diagrammen dargestellt.

Ungesunde vegane Ernährung

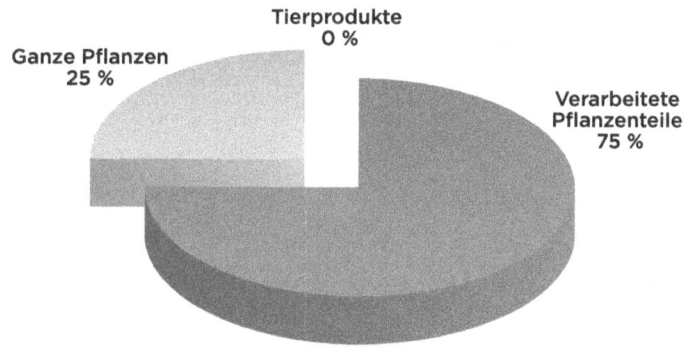

Tierprodukte
0 %

Ganze Pflanzen
25 %

Verarbeitete
Pflanzenteile
75 %

Gesunde vegane Ernährung

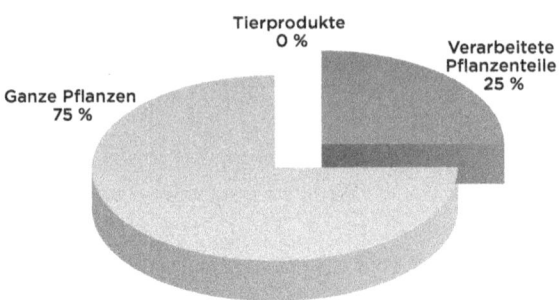

Ich nehme an, dass die meisten Veganer irgendwo in die Mitte der beiden Kategoien fallen und wahrscheinlich etwas näher an die ungesunde Version. Eine aktuelle Studie fand heraus, dass Veganer ähnliche Fettmengen zu sich nehmen wie Fleischesser. Das kann nur bedeuten, dass sie viele zusätzliche Öle verspeisen.[5] Jedes Jahr sehe ich in den Supermarktregalen mehr vegane Lebensmittel, die riesige Mengen an zugesetzten Ölen, verarbeitetem Getreide und Zucker enthalten.

Aus meiner Sicht ist die ideale Ernährung eine Vollwertkost auf Pflanzenbasis. Dieser auf Vollkorn, Obst, Gemüse und Hülsenfrüchten basierten Ernährung wurde nicht nur die Heilung von Herzkrankheiten und Diabetes nachgewiesen, sondern auch ihre positiven Effekte auf die Gewichtsabnahme. Die optimale Ernährung könnte so aussehen:

Die ideale Ernährung

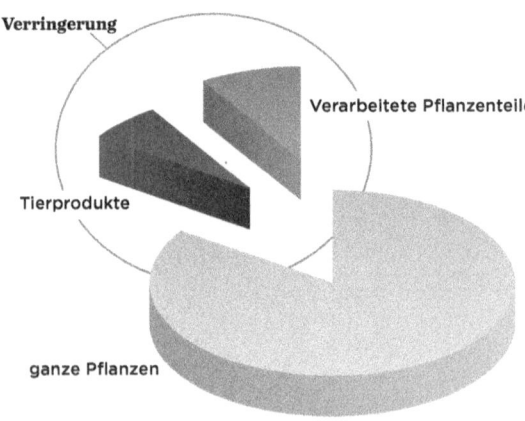

Die kleine Portion an Tierprodukten lässt unregelmäßigen Fisch- und Meeresfrüchteverzehr ebenso wie gelegentlich mageres Fleisch in sehr geringen Mengen als Geschmacksgeber für pflanzliche Lebensmittel zu. Der ebenfalls kleine Teil verarbeiteter Pflanzenteile erlaubt die Verwendung von praktischen Annehmlichkeiten, die eine solche Ernährung leichter machen sollen. Naturbelassener (nicht gewürzter oder eingelegter) Tofu, Milchalternativen wie Mandel- oder Hafermilch und gelegentlich auch Süßungsmittel (Ahornsirup, Zucker, Fruchtsaft etc.) sind also nicht tabu. Im nächsten Kapitel wird erklärt, um was es sich bei der »Verringerung« handelt.

Das klingt einfach, oder? Theoretisch ist es tatsächlich die einfachste Ernährungsweise, die ich kenne. In der Praxis aber gebe ich als Erster zu, dass schon etwas mehr dahintersteckt. Die Umstellung von traditioneller westlicher Kost auf die Idealernährung ist ein großer Schritt – im geistigen, praktischen und sozialen Sinne. Je nach Ihrer bisherigen Ernährungsweise verlangt sie eine unter Umständen große Veränderung in Gewohnheiten und Geschmack. Jetzt sollte Ihnen klar sein, was Ihr Ziel ist. Machen Sie sich an dieser Stelle noch keine Gedanken über die Einzelheiten. Sie werden sehen, dass die optimale Ernährung einfacher in die Praxis umzusetzen geht, als Sie vielleicht glauben. Sie werden über die neuen Geschmackserlebnisse und kulinarischen Genüsse staunen. Und das Beste: Sie werden so gesund sein wie nie.

4.

Übung macht den Meister

————————●————————

Was bedeutet nun diese »Verringerung« von tierischen Lebensmitteln und verarbeiteten Pflanzen als Teil einer gesunden Ernährung? Ist es denn wirklich so schlimm, ab und an ein kleines bisschen Käse (oder Geflügel, Süßigkeiten oder andere Leckereien) zu essen? Muss es denn tatsächlich gleich das volle Programm sein?

Das sind verständliche Fragen. Besonders das Aufgeben von Tierprodukten macht den meisten Menschen zu schaffen. Dabei muss ich zugeben, dass auch ich mir im Hinblick auf gesunde Ernährungsweisen bei dem Thema nicht ganz sicher bin. Wie ich bereits im 2. Kapitel erwähnt habe, bezweifle ich, dass wir von Natur aus Veganer sind. Traditionelle Kulturen weltweit nehmen ab und zu kleine Mengen an tierischen Nahrungsmitteln zu sich. Das ist sogar bei jenen der Fall, die sich sonst größtenteils pflanzlich ernähren, ein sehr geringes Krankheitsrisiko (für chronische Leiden) haben und Herzkrankheiten überhaupt nicht kennen. Wenn es möglich wäre, sich schon von Geburt an ideal zu ernähren, dann nehme ich an, dass sehr kleine Mengen Fisch, mageres Fleisch oder Eier als Geschmacksgeber Teil der Kost wären. Genauso wie Fleischgerichte zu besonderen Anlässen (circa einmal im Monat oder weniger). Das wäre natürlich nur ein kleiner Teil einer Ernährung, die mit wenig oder ganz ohne zusätzliche Öle, Zucker und Weißmehl auskäme, mäßig an Kalorien sowie sehr reich an Bewegung wäre und hauptsächlich aus ganzen Pflanzen bestünde.

Die Herausforderung für mich als Arzt sind Patienten, denen ich nach jahrzehntelanger schlechter Ernährung – viel zu viele Tierprodukte und Lebensmittel aus verarbeiteten Pflanzen – Diabetes, einen zu hohen Cholesterinspiegel, Bluthochdruck, Fettleibigkeit oder einen Verdacht auf Krebs oder Herzleiden diagnostizieren muss. Zur Erinnerung: Wenn jemand über viele Jahre hinweg von der typisch westlichen Ernährung lebt und so gewissermaßen seine Arterien zerstört, dann vermute ich immer eine Herzkrankheit als Folge. Ich weiß, dass die Vorstellung meiner Patienten von »kleinen Mengen« ganz anders ist als meine, wenn es um Tierprodukte, Zucker und Öl geht. Ich weiß auch, dass bedeutende Veränderungen im Lebensstil schwierig sind, wenn Mahlzeiten nicht richtig geplant werden. Wer nur etwas Zucker zum Frühstück, nur eine Scheibe Schinken zu Mittag, nur einen Löffel Salatdressing und nur eine kleine Hühnerbrust zum Abendessen gefolgt von einem kleinen Stück Kuchen nur zum Probieren zu sich nimmt, für den bilden diese »kleinen Mengen« mit der Zeit eine große Gefahr für die Gesundheit. Also ist es in mancher Hinsicht einfacher, Tierprodukte und Öl ganz vom Speiseplan zu streichen. Auch die Wissenschaft bestätigt das. Zum Beispiel lassen sich fortgeschrittene Herzleiden nur durch eine Diät heilen, die sehr arm an Fleisch, Milchprodukten, Eiern und zugesetzten Ölen ist.

Wenn Sie sich besonders guter Gesundheit erfreuen und wissen möchten, welchen kleinen Anteil tierische Nahrungsmittel und verarbeitete Pflanzen an Ihrer Ernährung haben dürfen, dann muss ich Sie enttäuschen. Das wissen wir nämlich (noch) nicht. Bis jetzt gibt es noch keine aussagekräftigen Studien, die zum Beispiel eine pflanzliche Ernährung in Kombination mit kleinen Mengen an Fisch mit einer rein pflanzlichen Ernährungsweise vergleichen. Ich weiß nicht, ob 80 Gramm Fisch oder Meeresfrüchte einmal pro Woche als Teil einer sonst beispielhaften pflanzlichen Ernährung Auswirkungen auf Ihre Gesundheit haben. In Bezug auf die meisten Krankheiten gibt es einfach noch nicht genügend Studien, die eine komplett tierlose mit einer tierarmen Ernährung vergleichen.

Man sollte auch daran denken, dass es bei der Qualität der Ernährungsweise nicht nur um Tierprodukte geht. Sie hängt auch von den Mengen an verarbeiteten Pflanzenteilen (Öle, Zucker, Weißmehl) ab, die man zu sich nimmt.

Stellen wir uns einmal vor, dass wir die Gesundheit zweier Patienten nur anhand ihrer Esstagebücher bewerten sollen. Ein Patient nimmt kleine Mengen an Fleisch zu sich (vielleicht 60 Gramm Hühnchen pro Woche, um eine Suppe oder ein Reisgericht zu verfeinern), aber isst sonst fast ausschließlich unverarbeitete Vollwertkost auf Pflanzenbasis. Der andere Patient lebt zu 100 Prozent vegan, verzehrt allerdings täglich Kokosmilch, Fleisch- und Käse-Ersatz, vegane Kekse und Cracker sowie süße Frühstückszerealien. Wenn ich diese zwei Patienten anhand ihrer Ernährung beurteilen müsste, dann würde ich schätzen, dass der Nicht-Veganer gesünder ist als der Veganer.

Obwohl es in der Wissenschaft noch Unsicherheiten gibt, schlage ich Ihnen – genau wie all meinen Patienten – Folgendes vor: Tierprodukte und verarbeitete Pflanzenteile sollten als Teil einer vollwertigen Pflanzenkost verringert oder vollständig gemieden werden. Das tue ich nicht nur aufgrund von einigen wissenschaftlichen Nachweisen, die dafür sprechen, sondern auch aus praktischen Gründen. Vielleicht werden Sie die wissenschaftlichen Hintergründe von Esssucht überraschen, genauso wie der große Einfluss, den sie auf unsere Erfolgschancen bei der Ernährungsumstellung haben.

Die Wissenschaft und die 100 Prozent-Methode

Man weiß also nicht genau, ob eine zu 100 Prozent pflanzliche Ernährung besser ist als eine 95-prozentige. Trotzdem gibt es Hinweise dafür, dass es viel mehr nützt, wenn man sich gleich ganz umstellt. Das *China Project* aus den frühen 1980er-Jahren fand heraus, dass Chinesen auf dem Land zu jener Zeit ganz anders aßen als etwa die Durchschnittsamerikaner. Die befragten Asiaten ernährten sich größtenteils von Pflanzen und nur sehr wenigen Tierprodukten. Portionen von tierischen Nahrungsmitteln waren klein bis sehr klein.[1] Fleisch wurde eher als Geschmacksgeber benutzt oder zu speziellen Anlässen verzehrt. In den meisten Gebieten gab es nur wenige oder gar keine Milchprodukte. Interessant war der Zusammenhang zwischen Blutcholesterin/Wohlstandskrankheiten und zunehmendem Fleischkonsum. Diese Wechselbeziehung konnte sogar in Gegenden beobachtet werden, wo sowieso schon sehr wenig Fleisch gegessen wurde.[1,2] Wer auch nur etwas mehr tierische Nahrungsmittel zu sich nahm, der hatte einen höheren Cholesterinspiegel. Dieser wurde wiederum mit einem höheren Vorkommen von typisch westlichen Krankheiten in Verbindung gebracht.[1]

In anderen Forschungsergebnissen geht es um das Herz. Die wohl beliebteste der »Mäßigungsdiäten« ist die mediterrane Diät. Sie besteht aus reichlich Brot und Zerealien, Obst und Gemüse, weniger rotem Fleisch, mehr Fisch, weniger gesättigten Fettsäuren und dafür mehr »gesunden« Fetten wie Oliven- und Rapsöl.[3] Die wohl bekannteste Studie (und seitdem viele mehr) über die mediterrane Diät zeigte, dass sie tatsächlich das Todes- und Infarktrisiko von herzkranken Menschen senkte[4]. Allerdings schritt die Krankheit trotzdem weiter fort. In der Diätgruppe befanden sich genauso viele Patienten mit geplanten Herzoperationen wie in der Standardgruppe.[4]

Auch andere Untersuchungen bestätigten dieses Ergebnis. In einem Experiment[5] wurden mehrere Hundert Herzinfarktüberlebende in zwei diätische Behandlungsgruppen eingeteilt. Beide Gruppen nahmen hauptsächlich vegetarische Kost zu sich, die bei einer Gruppe allerdings aus viel mehr Obst und Gemüse bestand. Diese Gruppe hatte ein geringeres Todesrisiko und litt an weniger Brustschmerzen. Trotzdem erlebten ganze 25 Prozent (oder einer von vier Patienten) von ihnen innerhalb eines Jahres sogenannte kardiale Ereignisse (Herzinfarkt, Herztod). Diese Gruppe nahm Fleisch »nur« ein paar Mal und Eier vier- bis fünfmal die Woche zu sich, achtete auf »gesündere« Öle und aß viel Obst und Gemüse. Die Vertreter der Mäßigung würden das jetzt als die ideale Ernährung bezeichnen! Mithilfe dieser eingeschränkten Diät auf Pflanzenbasis verlangsamte sich zwar die Herzerkrankung, schritt aber trotzdem unaufhaltsam weiter bis hin zum Tod.

Ganz anders sieht es da bei Ernährungsweisen aus, die Tierprodukte und zusätzliche Öle ganz und gar meiden. Zwei Ärzte beschrieben einen Rückgang in der Arterienverstopfung: Dean Ornish und Caldwell Esselstyn. Beide haben Untersuchungen veröffentlicht, die sich mit einer vollwertigen Kost auf Pflanzenbasis fast ganz ohne Tierprodukte und zugesetzte Öle beschäftigten. Die von Dr. Esselstyn mit einer Kombination aus dieser Optimal-Diät und den Cholesterinspiegel senkenden Mitteln behandelten Patienten erlebten die größte Umkehrung von Gefäßverstopfung, die je in der Literatur beschrieben wurde.[6] Dr. Ornish belegte die Heilung von Herzkrankheiten durch bloße Umstellung der Lebensweise. Ein wichtiger Aspekt dabei war die vollwertige Ernährung auf Pflanzenbasis.[7] Noch wichtiger als das Ausmaß von ein paar Verstopfungen war für Dr. Esselstyns Patienten, dass die Krankheit nicht weiter fortschritt: Ihre Symptome verschlechterten sich nicht, sie brauchten keine weiteren Operationen und starben nicht an ihren Herzkrankheiten.[8]

Die Probanden dieser Studien, die sich hundertprozentig nach der neuen Diät ernährten, hielten ihre Herzkrankheiten auf.

Meine Argumentation für diese Ernährung geht aber noch über ihre so günstige Wirkung bei Herz-Kreislauf-Erkrankungen hinaus. Hinsichtlich anderer Krankheiten, wie zum Beispiel Krebs, schlage ich vor, sich ebenfalls ganz und gar an diese Diät zu halten. Möglicherweise hat nur das strenge Einhalten dieser optimalen Ernährungsweise einen wirklichen Einfluss auf das Endergebnis. Es gibt stichhaltige Beweise dafür, dass die Ernährung ein Schlüsselfaktor in der Entstehung und Entwicklung von Tumoren ist. Allerdings waren die Ergebnisse einiger Studie über mäßige Nahrungsumstellung enttäuschend. Zum Beispiel: Eine fettärmere Ernährung durch den Verzehr von mehr Ofenhühnchen statt Steak und sechs Portionen Gemüse statt vier hatten nicht viel Einfluss auf die Krebserkrankung.[9,10,11,12,13,14] Kleine, mäßige Veränderungen bringen wenig bis nichts.

Weg mit der Sucht

Wie sähe wohl die Erfolgsquote eines Nichtraucher-Programms aus, wenn ich den Patienten sagen würde, dass samstags geraucht werden darf als Belohnung für das Nichtrauchen von Montag bis Freitag? Vom Gesundheitsstandpunkt aus wäre das vielleicht in Ordnung. Zwei Zigaretten pro Woche hätten auf die Gesundheit der meisten Menschen wohl kaum gravierende Auswirkungen, oder? Ich bin mir dabei nicht sicher. Auf jeden Fall wären zwei Zigaretten in der Woche viel gesünder als ein Päckchen pro Tag. Ich wäre allerdings der schlechteste Arzt aller Zeiten, wenn ich so etwas empfehlen würde. Auf Dauer würde niemand weniger rauchen oder ganz aufhören, wenn er oder sie sich jedes Wochenende mit ein paar Zigaretten belohnt.

Tatsächlich ist es mit einigen Nahrungsmitteln gar nicht so anders. Es wird immer öfter nachgewiesen, dass bestimmte Lebensmittel genauso süchtig machen können wie Drogen. Theoretisch war es in der Evolution des Menschen von Vorteil, eine Vorliebe für Süßes und Fettiges zu entwickeln. So aßen unsere Vorfahren reife Früchte (die süßesten) und die Nahrungsmittel mit dem meisten Energiegehalt (die fettesten), denn schließlich kostete die Nahrungsbeschaffung viel Kraft. Unser Körper belohnt uns für süßes und fettiges Essen. Und womit? Mit der Stimulation der Opioid- und Dopamin-Signalwege in unserem Gehirn.[15,16] Diese sind für die Freude und den Genuss zuständig und belohnen Taten, die unser Überleben und den Fortbestand unserer Spezies sichern. Es sind genau dieselben Belohnungsmechanismen, die sich auch Drogen wie Morphium, Heroin, Kokain, Nikotin und Alkohol zunutze machen. Zu dieser Gruppe von Bösewichten können sich jetzt auch noch hochverarbeiteter, reiner Zucker und Fett gesellen.

Eine Studie trug dazu ein breites Spektrum an Untersuchungen zusammen, die Zucker als suchterzeugendes Mittel bestätigten. Die meisten Experimente wurden an Ratten durchgeführt. Einige Verhaltensmerkmale, die mit anderen hoch süchtig machenden Substanzen einhergehen, wurden auch in Verbindung mit Zucker beobachtet. Wenn die Möglichkeit besteht an Zucker zu kommen, dann nehmen Ratten davon mit der Zeit immer mehr zu sich (sie werden also immer zuckertoleranter und brauchen einen immer stärkeren Reiz). Sie berauschen sich regelrecht daran. Der Zucker stimuliert die für Belohnung zuständigen Opioid-Signalwege. Die Forscher bestätigten dies durch das Geben eines Mittels, welches das Opioidsystem blockierte. Die armen Ratten erlebten einen Entzug: Sie litten an »Zähneklappern, Vorderlaufzucken, Kopfrütteln sowie an den Verhaltensmerkmalen von Angstzuständen.«[15] Ratten wurden nervös, als die Zuckerzufuhr eingeschränkt wurde und aggressiv, wenn ihnen die süßen Leckereien entzogen wurden. Noch lange nachdem man ihnen den Zucker ganz entzogen hatte, suchten sie weiter danach. Dass Zucker Teil eines mächtigen Suchtapparats ist, sah man daran, dass zur Abstinenz gezwungene, zuckersüchtige Nager mehr Alkohol zu sich nahmen.

Alkoholabhängige Ratten! Was wie ein Witz klingt, ist ein wissenschaftlicher Fakt. Zu noch dramatischeren Ergebnissen kam eine Studie, bei der die Ratten sich zwischen Kokain (direkt in die Vene gespritzt) und Zuckerwasser entscheiden konnten: 94 Prozent der Tiere bevorzugten die süße Flüssigkeit.[17] Die Forscher schrieben darüber:

»Generell knüpfen diese Ergebnisse an vorhergehende Studien an … indem sie zeigen, dass ein intensiv süßer Geschmack die Wirkung des Kokains übersteigt und das sogar bei bereits sensibilisierten und abhängigen Drogenkonsumenten. Diese absolute Bevorzugung des süßen Geschmacks könnte zu einer Neuordnung der Rangfolge in der Liste der potenziell abhängig machenden Substanzen führen, wobei auf Süßem basierende Ernährungsweisen (d. h. solche, die natürlichen Zucker oder künstlichen Süßstoff enthalten) Vorrang hätten vor Kokain und eventuell anderen Drogen.«

Andere Untersuchungen haben gezeigt, dass auch Fett zu den süchtig machenden Substanzen gehören könnte. Allerdings gibt es einige Unterschiede zwischen Fett- und Zuckersucht.[15] Leider ist Fett in diesem Sinne ein doppelter Schlag, denn es führte in den entsprechenden Studien eher zu Gewichtszunahme.[15,18]

Im Hinblick auf diese Ergebnisse sollte Ihnen klar werden, dass Sie diese Nahrungsmittel ernsthaft einschränken oder gar ganz absetzen müssen, um den Teufelskreis der Sucht zu durchbrechen. Eben genauso, als ob Sie mit dem Rauchen aufhören wollten.

Los geht's!

Na, wie fühlen Sie sich jetzt? Sie denken vielleicht, dass es mir sehr um Perfektion geht. Aber ich will Ihnen einfach nichts Falsches einreden. Sie sollten wissen, dass die ideale Ernährung höchstwahrscheinlich strenger sein wird als Ihre bisherige Ernährungsweise. Die westliche Standardkost basiert auf unseren Süchten und diese Teufelskreise soll die optimale Ernährung unterbrechen. Andererseits denke ich nicht, dass Sie vom ersten Tag an perfekt sein müssen und ich möchte auch nicht, dass Sie sich durch ein mögliches Perfektionsdenken unter Druck setzen.

Ich zeige Ihnen einfach, wie die ideale Ernährung funktionieren könnte. Dabei schlage ich Ihnen vor, dass Sie sich Ihren eigenen Spielraum schaffen und unter Ihren eigenen Bedingungen ans Ziel kommen.

Niemand ist perfekt. Wenn Sie sich schon Ihr ganzes Leben lang von der westlichen Durchschnittskost ernährt haben, dann ahnen Sie, wie groß die Umstellung ist, zu der ich Sie animieren möchte. Ärgern Sie sich nicht, wenn nicht alles vom ersten Tag an klappt. Wenn ich Patienten berate, dann schlage ich Folgendes vor: Betrachten Sie Ernährungs- und Lebensumstellungen als Experimente. Behalten Sie ein bestimmtes, kurzfristiges Ziel im Auge. Versuchen Sie sich zum Beispiel an der 14-tägigen Probezeit mithilfe dieses Buchs und nehmen Sie sich die Freiheit, für danach noch alles offen zu lassen. Nach zwei Wochen können Sie eine neue Entscheidung treffen. Sie können sich dann an der Paleo-Diät versuchen oder der Fastfood-Diät, wenn Sie möchten. Allerdings hoffe ich, dass ich bessere Arbeit geleistet habe!

Meiner Meinung nach wirkt eine Veränderung gleich weniger beängstigend, wenn wir sie als kurzfristiges Experiment sehen. Dabei liegt es an mir, Sie in nur ein paar Wochen davon zu überzeugen, dass sich Ihr Leben zum Besseren wenden wird. Sie sind keinem Druck ausgesetzt, Ihr Leben für immer schlagartig zu verändern oder sich einer Perfektion zu verpflichten, die schon in der ersten Sekunde beginnt.

Die Bausteine des Erfolgs

Ich möchte, dass Ihre Erfolgschancen so gut wie möglich stehen. In der Verhaltensänderung gibt es die sogenannte Selbstbestimmungstheorie. Diese besagt, dass wir grundlegende psychologische Bedürfnisse haben, die über Motivation und persönliches Wohlbefinden entscheiden. Wenn diese erfüllt sind, dann werden wir erfolgreich sein. Sie bestimmen also über Sieg oder Niederlage. Und dies sind die drei grundlegenden Bedürfnisse:

1. Unabhängigkeit: Die Notwendigkeit, die Kontrolle über die eigenen Entscheidungen zu haben – Sie sind der Boss!

2. Kompetenz: Das Bedürfnis, für das Erreichen Ihrer Ziele über die nötigen Fähigkeiten und das nötige Geschick zu verfügen.

3. Verbundenheit: Der Wunsch, sich den wichtigen Menschen in Ihrem Leben nahe und von ihnen verstanden zu fühlen.

Diese Voraussetzungen ähneln den Faktoren für eine erfolgreiche Verhaltensänderung in der Einleitung. Schauen wir sie uns genauer an.

Unabhängigkeit ist das Bedürfnis, die Kontrolle über die eigenen Taten zu haben, zu wissen, dass unsere Entscheidungen allein von uns selbst ausgehen. Wie oft haben Sie versucht, jemanden zu verändern, und es ist schiefgegangen? Wie oft hat jemand versucht, Sie zu ändern? Das funktioniert nicht so gut, stimmt's? Sie werden Veränderungen nur erfolgreich umsetzen können, wenn Sie wissen, dass diese Veränderungen von Ihnen selbst kommen. Sich an aufgezwungene Regeln zu halten, ist kaum eine gute Motivation. Oft funktioniert es so nicht.

Bevor Sie sich also auf diese Reise zur Ernährungsumstellung begeben, halten Sie sich Ihr Motiv vor Augen. Warum wollen Sie etwas ändern? Klare persönliche Gründe, die motivieren, sowie eine positive Haltung gegenüber der bevorstehenden Veränderung sind die besten Voraussetzungen für gutes Gelingen. Positive Gedanken sind mächtiger und anregender als negative Gedanken oder solche, die sich auf Angst oder Trübsal gründen. Ein Beispiel: Sie entscheiden sich für diese Diät, weil Sie Ihren Körper hassen und sich für faul halten (Ihr immer wiederkehrender Gedanke: »Warum gelingt mir keine Diät?«). Das ist eine schwache Motivation und alle Veränderungen, die Sie erreichen, werden höchstwahrscheinlich von kurzer Dauer sein. Demgegenüber steht ein positiver Ansporn: Sie lieben Ihre Familie, andere Menschen und Ihre Aktivitäten. Sie stellen auf die neue Ernährung um, weil sie Sie unterstützen soll bei allem, was Sie in Ihrem Leben tun. Solch eine Motivation ist stärker und hält länger an. Das Beste an dieser Ernährungsweise ist, dass Ihnen schon bald klar wird, dass Sie sich in die richtige Richtung bewegen. Je weiter Sie hineingehen, je mehr Herausforderungen Sie meistern und je mehr Nutzen Sie aus ihr ziehen, umso überzeugter werden Sie sein. Unzählige Menschen haben mir bestätigt, dass sich die Ernährungsweise mit der Zeit verselbständigt. Wenn der erste Schritt erst einmal getan ist, dann werden Sie immer mehr Vorteile an der Umstellung entdecken.

Egal was Ihre Gründe für eine Veränderung sind: Das Wichtigste ist, dass der Impuls vor allem aus Ihnen selbst kommt. Wenn Sie von Ihrem Ehepartner, Ihrem Kind oder sonst jemandem zum Lesen dieses Buches gezwungen wurden, dann halten Sie inne: Wollen Sie überhaupt Ihr Leben mithilfe einer Ernährungsumstellung verbessern? Wenn ja, können Sie Ihre persönlichen Gründe dafür aufzählen?

Im Endeffekt gilt Folgendes: Es sollte Ihre Entscheidung sein, ganz allein Ihre. Wenn Sie Ihre Ernährung nicht wirklich ändern wollen, dann legen Sie das Buch beiseite. Sie können es wieder zur Hand nehmen, wenn Sie bereit zur Veränderung sind.

Das Bedürfnis nach **Kompetenz** entspricht dem Verlangen, sich in der Lage zu fühlen, etwas zu verändern. Man will sich sicher sein, dass man das nötige Können besitzt. Eine Ernährungsumstellung ist nicht einfach und verlangt nach Fähigkeiten, an die Sie vielleicht überhaupt nicht gewöhnt sind. Wie kocht man Gemüse, damit es appetitlich aussieht? Wie kocht man überhaupt irgendetwas? Wie liest man Etiketten? Was kauft man ein? Wie isst man auswärts?

Dieses Buch und besonders sein letzter Teil sind als Einführung in dieses Know-how gedacht. Mit etwas Geduld und Zeit sind Sie schnell auf dem Weg zu der Selbstsicherheit, die Sie für den Erfolg Ihrer Ernährungsumstellung brauchen. Die Rezepte in diesem Buch stammen aus meinen Lieblingskochbüchern. Sie sind Anleitungen für einfache, schnelle und leckere Gerichte, die jedem gelingen. Nach der zweiwöchigen Probephase mit diesen Rezepten und den Tipps, die ich Ihnen mit auf Ihren Weg durch den Tag gebe, sind Sie bereit. Sie werden über die nötigen Fähigkeiten und auch über das unersetzliche Selbstvertrauen verfügen.

Hier stelle ich Ihnen die Grundfähigkeiten vor, damit Sie schon jetzt mit der Veränderung beginnen können. Sie schaffen das. Jeder kann es schaffen.

Etiketten lesen

Das Lesen von Etiketten kann ziemlich kompliziert und verwirrend sein, besonders wenn Sie Ihre Einkaufsgewohnheiten gerade völlig umstellen. Sie könnten sich die Nährwerttabelle auf der Rückseite des Produktes ansehen und schnell verzweifeln. Der Einfachheit halber deshalb mein erster Tipp: Ignorieren Sie den kleinen bunten Kasten voller Namen und Zahlen.

Stattdessen schauen Sie lieber auf die Zutatenliste, die befindet sich meist irgendwo in der Nähe. Dort stehen dem Gewicht nach geordnet die

Zutaten des Produkts. Wenn ein Produkt 25 Gramm Mehl enthält und 15 Gramm Zucker, dann steht das Mehl an erster Stelle, gefolgt von Zucker. Irgendwann kommt man am Ende der Liste bei den Zutaten an, die nur in sehr kleinen Mengen vorhanden sind.

Beim Studieren der Zutatenliste stellen Sie sich diese zwei Fragen:

1. Ist die Zutat vollwertig?

2. Ist sie eine Pflanze?

Wenn die Mehrzahl der Zutaten in die Kategorie der Vollwertkost fällt, dann ist der erste Schritt getan. Falls das Produkt Mehl enthält, sollten Sie darauf achten, dass es zu 100 Prozent Vollkornmehl ist. Zucker, Süßungsmittel und Öle sind keine Vollwertkost. Das Produkt ist mehr oder weniger vollwertig je nachdem, wie viel solch verarbeitete Pflanzenfragmente es enthält.

Bei der zweiten Frage geht es darum, ob die Zutat eine Pflanze ist. Das lässt sich normalerweise leicht beantworten. Wenn die Zutaten Pflanzen sind, ist der zweite Schritt getan. Sollte das Produkt beide Prüfungen bestehen, dann ist es mit großer Wahrscheinlichkeit recht gesund. Erfüllt es die Kriterien nicht, sollte man es besser zurück ins Regal stellen und ein anderes zur Hand nehmen.

Und das ist es auch schon. Diese Herangehensweise hilft Ihnen beim Lebensmitteleinkauf. Später gebe ich Ihnen noch weitere Tipps, was das Entziffern von Etiketten betrifft, besonders wenn es um Salz, Zucker und Fett geht. Jetzt konzentrieren Sie sich aber erst einmal auf die Zutatenliste und den Kauf von Produkten, die die zwei Prüfungen bestehen: Vollwertkost und Pflanzen. Wenn Sie das tun, dann ist das schon die halbe Miete.

Genau wie das Einkaufen im Supermarkt ist das Essen im Restaurant nicht ganz ohne. Wir alle lieben leckeres und bequemes Essen. Da es jetzt aber auch um die Gesundheit geht, müssen wir unsere Restaurantbestellung überdenken.

Es gibt Möglichkeiten, auch beim Auswärtsessen Gesundes zu sich zu nehmen. Allerdings muss ich zugeben, dass es ziemlich schwer ist, auch im Restaurant der recht strengen idealen Ernährung zu folgen. Für Menschen, die ihre Herzleiden durch das Meiden jeglichen Öls behandeln, kann so ein

Gaststättenbesuch schon mal zu einem heimtückischen, ja fast giftigen Erlebnis werden. Auch wenn man zuhause »brav« sein will, auswärts ist das manchmal unmöglich.

Ich habe hier eine Liste zusammengestellt mit Speisen, die »gesünder« sind als andere. Diese Liste spiegelt bei Weitem nicht die optimale Ernährung wider. Ich empfehle, alle verarbeiteten Lebensmittel zu streichen, wenn sich gesündere Alternativen auftun. Für den Anfang kann es aber schon einen großen Unterschied für Ihre Gesundheit machen, wenn Sie im Restaurant einfach anders bestellen.

Auswärts gesünder essen

Fastfood-Ketten

Auch in Europa sind Fastfood-Restaurants weit verbreitet. Da sich ihr Angebot oft an der US-amerikanischen Küche orientiert und dementsprechend ungesund ist, sollten nur ausgewählte Speisen verzehrt werden.

Subway: Veggie Delite ohne Käse. Man lässt sich alle Gemüsesorten geben (und fragt am besten nach einer Extraportion!). Statt Mayonnaise nimmt man lieber etwas Senf mit Essig und Oregano. Keine der Brotsorten ist ideal, aber das Vollkornbrot und die Sorte Honey Oat sind ein klein wenig gesünder als die anderen.

Burger King: Wenn man keine andere Wahl hat und hier essen muss, dann sollte es nur der Country Burger und/oder der Delight Salad sein. Ohne Mayonnaise natürlich, und der Burger wenn möglich ohne Käse sowie mit extra Salatblättern und Tomate.

McDonald's: Auch hier gilt: Nur wenn es sein muss! Option 1: Der Veggieburger ohne Käse und Soße. Option 2: der Greek Salad ohne Käse und Zaziki. Eine andere Alternative ist der kleine Snack Salad.

Pizzarestaurant: Pizza ohne Käse, mit extra Tomatensoße und allem Gemüsebelag, den man kriegen kann.

Kebab-Imbiss: Vegetarischer Döner oder Dürum ohne Käse und Soße, oder ein Salatteller ohne öliges Dressing.

Frühstück beim Bäcker: Vollkornbrötchen mit Gemüsebelag, ohne Butter, Käse oder Mayonnaise.

Restaurants

Wer sich vollwertig und überwiegend pflanzlich ernährt, hat es nicht leicht in traditionellen Restaurants, wo sich vieles um Fleisch dreht. Salate sind wunderbare Optionen, wenn man das Personal darauf hinweist, dass man gerne eine vegane Variante hätte. Normalerweise gibt es auf jeder Speisekarte mehrere vegetarische Speisen, die man auf Milchprodukte überprüfen und gegebenenfalls der idealen Ernährung anpassen kann. Leider sind Gemüsebratlinge, Blumenkohlschnitzel etc. oft nicht hausgemacht, sondern Fertiggerichte und sehr fetthaltig. Bei Suppen sollte man aufpassen, dass sie keine Sahne enthalten. Es lohnt sich immer, nachzufragen. Wer Glück hat, der findet vegetarische beziehungsweise vegane Restaurants. Das ist oft in größeren Städten der Fall und ein echter Segen. Auch internationale Restaurants sind fast immer Fundgruben für außergewöhnliche Speisen, die zu Ihrer neuen Ernährung passen.

Chinesisch: Viele Chinarestaurants bieten inzwischen kalorienärmere, fleischlose Alternativen wie zum Beispiel gedünstetes Gemüse und Tofu mit verschiedenen Soßen an. Diese können sehr gesund (und sehr lecker!) sein.

Thai: Am besten bleibt man bei vegetarischen Gerichten und versucht, so viel gedünstetes Gemüse wie möglich zu bestellen. Thailändisches Essen schmeckt ausgezeichnet, aber Vorsicht bei den Currys: Sie stecken voller Fett!

Indisch: Genau wie in anderen asiatischen Restaurants gibt es eine große Auswahl an Gemüse. Allerdings wird ihm in der indischen Küche oft Fett, wie zum Beispiel Öl oder Ghee zugesetzt. Trotzdem sind sie besser als Gerichte ganz ohne Gemüse.

Griechisch: Hummus, Auberginen, gegrilltes Gemüse. Wenn möglich ölige Speisen vermeiden.

Mexikanisch: Vegetarische Fajitas und Burritos. Wenn möglich ölige Speisen vermeiden, indem man gedämpftes Gemüse bestellt. Käse und saure Sahne sollte man weglassen.

Afrikanisch: Hier kann man aus vielen aromatischen Gerichten mit Gemüse und Bohnen wählen.

Italienisch: Ich habe die italienische Küche immer geliebt, aber inzwischen langweilt mich das Angebot in Restaurants ein wenig. Die vegetarischen Gerichte sind oft fad und stecken voller Weißmehl, Tomaten, Öl und Salz. Fast immer stehen allerdings Pasta Primavera und Spaghetti Marinara auf der Karte, die sich als gute Alternative anbieten.

Zu guter Letzt braucht man auch eine gewisse Verbundenheit, um eine Ernährungsumstellung erfolgreich zu bewältigen. Es ist die soziale Unterstützung von lieben Menschen, die so wichtig ist. Immer wieder sehe ich, dass sie der entscheidende Faktor für Erfolg oder Misserfolg ist. So ist es extrem schwierig für jemanden, in einer Ehe oder Partnerschaft seine Ernährungsweise zu ändern, wenn der Partner ihm nicht voll unterstützend zur Seite steht. Am besten erzählen Sie Ihren Liebsten, warum Sie Ihre Ernährung umstellen und weshalb dieser Prozess wichtig für Sie ist. Fragen Sie sie, ob sie Sie dabei unterstützen oder sogar mitmachen möchten. Wenn Sie gemeinsam mit einem Freund oder Partner auf diese Reise gehen, dann bringt das viele Vorteile. Sie bekommen nicht nur emotionale Bestätigung in schweren Momenten oder wenn etwas besonders gut geklappt hat. Ein Mitstreiter hilft Ihnen auch dabei, Ihre Fähigkeiten weiterzuentwickeln, sich neues Wissen anzueignen und neue Dinge auszuprobieren.

Wenn Sie sich zu Beginn Ihrer Umstellung allein fühlen, dann lege ich Ihnen ans Herz, sich etwas soziale Unterstützung zu suchen. In den meisten Städten gibt es Gruppen (zum Beispiel über soziale Netzwerke), die sich mit Ernährung beschäftigen. So kann man sich vielleicht mit Vegetariern oder Veganern aus der Umgebung treffen. Sicher gibt es in Ihrer Nähe auch Fitnessgruppen, Yogaschulen oder Sportkreise, mit deren Mitgliedern Sie sich über Ernährung austauschen können. Oder Sie eröffnen Ihre eigene Gruppe! Zur Not gibt es auch noch Apps und rein virtuelle Communities, in denen Sie Unterstützung finden. In der heutigen Zeit der Blogs, Apps und Rezeptsammlungen braucht es nur einen Klick und es eröffnet sich eine neue Welt voller Informationen von Menschen, die den gleichen Weg eingeschlagen haben wie Sie.

Auf ins Abenteuer

Ob Sie es glauben oder nicht: Sie haben jetzt genug gelesen, um Ihre Gesundheit souverän in die eigene Hand zu nehmen. Sie verfügen bereits über wichtiges, fundamentales Wissen. Dazu gehört auch ein Verständnis für die bisherige Forschung auf dem Gebiet Ernährung und Gesundheit. Anhand der drei Lebensmittelgruppen haben Sie eine ganz neue Herangehensweise an Nahrungsmittel kennengelernt. Sie haben Ihr Ziel vor Augen: die ideale Ernährung. Darüber hinaus kennen Sie die Bausteine des Erfolgs. Sie wissen um Ihre eigene Motivation, meistern bereits einige grundsätzliche Fähigkeiten, wie zum Beispiel das Lesen von Etiketten und Sie haben gelernt, wie das Essen in Restaurants auch mit der neuen Ernährung Spaß machen kann. Ihnen ist klar, dass nichts wichtiger ist als soziale Unterstützung.

Insgesamt wissen Sie mehr über Ernährung und Gesundheit als die meisten Menschen. Und Sie wissen, wie Sie dieses Know-how in Ihrem eigenen Leben anwenden können. Aber keine Sorge, noch schicke ich Sie nicht in die Wildnis. Im nächsten Teil des Buches geht es um bestimmte Aspekte unserer Ernährung und Themen, die für Verwirrung sorgen. Im letzten Teil beschäftigen wir uns tiefgründiger mit den praktischen Seiten der Ernährungsweise und schauen uns den 2-Wochen-Plan an. Dieser kann Ihnen als Verweis auf verschiedene andere Kochbücher dienen oder Wort für Wort befolgt werden. Dabei machen Sie sich auf in Ihr zweiwöchiges Experiment, begleitet von Schritt-für-Schritt-Anleitungen zur Verbesserung Ihrer Gesundheit. Am Ende werden Sie Experte darin sein, wie Sie Ihre Gesundheit und Ihr Leben durch Ernährung umkrempeln. Eine der größten Veränderungen Ihres Lebens steht Ihnen bevor.

TEIL 2

Aktuelle Themen

5.

Verarbeitete Pflanzen: Zucker und Soja

———————•———————

In einem meiner Lieblingswerbespots im Radio unterhalten sich zwei Lkw-Fahrer, die für verschiedene Getränkehersteller arbeiten. Sie treffen sich auf einem Rastplatz und einer fragt den anderen, ob er denn nicht mal das Getränk der Konkurrenz probieren dürfte. Dabei klingt er wie ein Junkie, der verzweifelt nach dem nächsten Schuss Cola lechzt. Sie führen ein amüsantes Gespräch, und am Ende darf der Verzweifelte das Getränk seines Kollegen versuchen. Gierig trinkt er die ganze Flasche aus, was dem anderen Fahrer gewaltig missfällt. Ich muss jedes Mal lachen, wenn ich höre, wie dringend der eine Fahrer dieses Getränk braucht.

Wenn man bei Lebensmittelmarketing einmal genau hinschaut, dann wird man dieses Motiv der Sucht immer wieder erkennen. Egal ob in der Werbung, auf Verpackungen oder Etiketten – die Hersteller werben ganz schamlos damit, dass ihr Produkt süchtig macht. »Einmal gepoppt, nie mehr gestoppt!« war einmal der Slogan einer bekannten Kartoffelchips-Marke. Es gibt unzählige weitere Beispiele für diese Marketingstrategie. Das Schlimme daran ist, dass die Hersteller leider sogar Recht haben: Diese Produkte machen tatsächlich süchtig! Es sind lebensmitteltechnisch höchst ausgeklügelte Mischungen aus Fragmenten von Nahrungsmitteln und Chemikalien, die sich das Belohnungssystem unseres Gehirns zunutze machen. Sie tricksen unsere eigentlich überlegenen Urgehirne aus und lassen uns glauben, dass wir genau das Richtige essen, um zu überleben und uns fortzupflanzen. Manchmal werden solche Lebensmittel als »hyperpalatable« – »über-schmackhaft« – bezeichnet. Sie stammen aus der Gruppe der verarbeiteten Pflanzenteile (siehe 3. Kapitel) und bilden den Großteil der in der westlichen Welt verzehrten Pflanzen.

Man sollte solche Nahrungsmittel unbedingt meiden. Sie bestehen größtenteils aus Zucker, Ölen und Weißmehl, aber inzwischen findet man auch zunehmend Soja und Eiweiß-Isolat in ihnen.

Zucker

Wir beginnen mit einer berühmt-berüchtigten Substanz, die nachweislich zu Sucht führt und die wir in zwei verschiedenen Formen kennen – Kristalle und Pulver: Es geht natürlich um den Zucker. Einmal wurde ich interviewt und die Journalistin bemerkte, dass alle Diäten eines gemeinsam haben: sie meiden Zucker. Beim Thema Zucker sind Veganer und Low-Carb-Befürworter einer Meinung. Das kommt nicht oft vor und ist schon etwas Besonderes. Zuckerzusätze und Süßungsmittel gibt es in vielen verschiedenen Formen. Auf Zutatenlisten sind sie unter einer Vielzahl von Namen zu finden:

- Glukose, Galaktose, Laktose, Fruktose, Dextrose, Saccharose
- Maissirup, Glucose-Fructose-Sirup, Reissirup, Ahornsirup, Agavendicksaft
- Zucker (aus Zuckerrohr oder der Zuckerrübe)
- Honig
- Entwässerter Zuckerrohrsaft
- Fruchtsaftkonzentrat

Verschiedene Arten von künstlichen Süßstoffen:

- Aspartam
- Sucralose
- Saccharin
- Neotam
- Acesulfamkalium
- Zyklamat

Genau wie die Laborratten sind auch wir süchtig nach Zucker. Mithilfe von staatlichen Befragungen berechnete zum Beispiel in den USA das National Cancer Institute, dass amerikanische Kinder ab einem Jahr im Durchschnitt 22 Teelöffel[1] Zuckerzusatz pro Tag zu sich nehmen, das sind circa 345 Kalorien.[2] Bei männlichen Jugendlichen zwischen 14 und 18 Jahren steigert sich das Ganze noch einmal, und zwar auf 34 Teelöffel[1] oder 530 Kalorien[2]. 34 Teelöffel sind fast 150 Gramm! Dieselbe Gruppe männlicher Jugendlicher – genau wie viele andere Bevölkerungsgruppen auch – verzehrt pro Tag gerade mal 0,75 Gramm dunkelgrünes Gemüse (zum Beispiel Spinat, grüner Salat, Brokkoli etc.).[3] Anders gesagt nehmen sie vom Volumen her mehr als siebzig Mal mehr zugesetzten Zucker zu sich als dunkelgrünes Gemüse.

Unser Zuckerverzehr hat sich in den letzten dreißig Jahren bedeutend erhöht.[4] Elf bis zwanzig Prozent unserer Kalorienzufuhr stammen aus Zuckerzusatz. Jüngere Menschen befinden sich dabei am oberen Ende des Spektrums, ältere am unteren.[5] Die folgende Tabelle zeigt, wo unser Zucker herkommt:

Anteil von Zuckerzusatz am Gesamtverzehr von Süßungsmitteln nach Lebensmittelgruppe in Prozent

Erfrischungsgetränke	33 %
Fester Zucker/Süßigkeiten (Tafelzucker, Honig, Sirup, Süßigkeiten, Marmelade, Gelee, Desserts)	16 %
Gesüßtes Getreide (Kekse/Kuchen)	13 %
Fruchtsaftgetränke (Fruchtnektar etc.)	10 %
Milch/Milchprodukte (Schokomilch, Eiscreme, gesüßter Joghurt etc.)	9 %
Anderes Getreide (Waffeln mit süßem Belag, süßer Toast)	6 %

Quelle: Guthrie, J. F. und Morton, J. F. Food sources of added sweeteners in the diets of Americans.

Journal of the American Dietetic Association, 2000, 100:43–51.]

Warum ist Zucker wichtig? Meiner Meinung nach ist er nicht wegen seiner Eigenschaften eine Gefahr für unsere Gesundheit, sondern wegen seiner Unzulänglichkeiten. Zucker ist stark gebündelte Energie, Kalorien ohne Nährstoffe. Ihm fehlt all das, was Vollwertkost so gesund macht: Vitamine, Mineralstoffe, Ballaststoffe, essenzielle Fettsäuren und Eiweiß. Wie ich bereits im letzten Kapitel erwähnt habe, macht Zucker hochgradig süchtig. Laborratten, die wie verrückt Zucker und Fett verschlingen, nehmen an Kalorien und Gewicht zu.[6] Es ist wissenschaftlich bewiesen, dass in Menschen genau dasselbe passiert. Eine gesteigerte Zuckerzufuhr steht in Zusammenhang mit einer höheren Kalorienzufuhr, Fettleibigkeit, Diabetes, Nierensteinen, Gallensteinen, Karies, Bluthochdruck sowie einem gestörten Cholesteringleichgewicht und kann zu Mangel an Eiweiß, Ballaststoffen, Vitaminen und Mineralstoffen führen.[4,7,8,9,10,11,12] Es gibt nicht genügend Hinweise darauf, dass Zucker und Süßstoffe um jeden Preis vermieden werden sollten. Allerdings sollte man hauptsächlich auf Lebensmittel mit Zuckerzusatz verzichten: Limonaden und Erfrischungsgetränke, Süßigkeiten, Kuchen und Gebäck, viele der Frühstückszerealien, Fruchtsäfte, Sportgetränke und Energy-Drinks etc. Auf Dauer werden Sie so gesünder. So wie es auch bei meinen anderen Empfehlungen der Fall ist, müssen Menschen mit Gewichtsproblemen, Esssüchten und Diabetes beim Thema Zucker viel strenger mit sich selbst sein.

Viele Menschen tauschen Zucker gegen künstliche Süßstoffe aus. Davon gibt es viele Sorten, siehe die Tabelle auf Seite 88. Diese Chemikalien sind sehr süß im Geschmack, aber sehr arm an Kalorien. So werden sie zum Beispiel zum Süßen von kalorienarmen Getränken (»light« oder »zero«) benutzt. Das klingt toll, aber leider muss ich auch von künstlichen Süßstoffen abraten. Eine aktuelle Betrachtung[13] verschiedener Studien fand heraus, dass der Verzehr von künstlichen Süßungsmitteln auf Dauer zu Gewichtszunahme führt. Interessant ist auch, dass solche Stoffe den Appetit auf und das Verlangen nach süßer Nahrung verstärken. Sie aktivieren nämlich das Belohnungssystem im Gehirn, aber ohne dieselbe Befriedigung zu bewirken wie der kalorienreiche echte Zucker. Das führt möglicherweise zu einer erhöhten Kalorienaufnahme.[13] Wir stellen uns das einmal so vor: Am Nachmittag trinken Sie ein kalorienarmes, süßes Erfrischungsgetränk. Am Abend haben Sie dann etwas mehr Lust auf Nachtisch, als wenn Sie vorher nur Wasser getrunken hätten. Darüber hinaus werden Menschen, die ihren Durst mit solchen kalorienarmen Light-Getränken stillen, nie von ihrem Drang nach Süßem loskommen. Ihr Konsum von künstlichen, extrem süßen Süßungsmitteln lässt sie nach immer mehr verlangen. Verzichten Sie darum unbedingt auf süße Erfrischungsgetränke und auch auf kalorienarme Versionen. Light-Getränke sind keine gesunde Alternative.

Sojaprodukte

Eine weitere Pflanze, die sich gut zum Verarbeiten eignet, ist die Sojabohne. Aus ihr entstehen so verschiedene Produkte wie Öl und Tofu. An sich hat sie nichts mit Zucker gemein, ist aber genauso allgegenwärtig. Immer wieder werde ich nach Sojaprodukten und ihren Auswirkungen auf die Gesundheit gefragt, besonders von Menschen, die weniger oder gar keine tierischen Lebensmittel mehr zu sich nehmen wollen. Vor zwanzig Jahren gab es in den meisten Läden noch wenig Fleisch- oder Milchersatz auf Sojabasis. Da sich aber immer mehr Menschen auf Pflanzenbasis ernähren, ist das Angebot an Sojaprodukten in die Höhe geschossen. Es gibt inzwischen viele verschiedene Sorten Milch, Käse, Desserts und sogar Fleischersatz aus Sojabohnen. Auch in Fertiggerichten wie Pizza und Pasta kann man Soja schon finden. Obwohl Soja der Hauptbestandteil dieser Lebensmittel ist, enthalten viele von ihnen dazu noch Weißmehl, Öle und Weizenprotein.

Durch Sojaprodukte kann man sich ganz ohne tierische Lebensmittel ernähren, ohne seine Geschmacksvorlieben zu ändern. Das ist sehr nützlich für Menschen, die gerade mit ihrer Umstellung auf pflanzliche Kost beginnen. Die Soja-»Doppelgänger« ermöglichen das Ausprobieren von tierfreien Nahrungsmitteln, ohne die Geschmacksnerven gleich radikal umgewöhnen zu müssen. Auch Langzeitvegetarier beziehungsweise -veganer finden diese Sojaprodukte praktisch und lecker, was ihre Beliebtheit erklärt.

Was mich an Fertigprodukten auf Sojabasis allerdings beunruhigt, ist ihre Ähnlichkeit zu anderen Nahrungsmitteln aus raffinierten Pflanzen: Viele von ihnen sind hochgradig verarbeitet und enthalten zugesetztes Öl oder Zucker. Ich rege Sie dazu an, sich einmal mit der Zutatenliste auf den

Produkten zu beschäftigen, die Fleisch oder Milchprodukte ersetzen sollen. Sie bestehen oft hauptsächlich aus Öl und anderen hochverarbeiteten Zutaten. Kein Wunder also, dass sie häufig viel reicher an Fett und ärmer an gesunden Mikronährstoffen sind als Kost aus ganzen Pflanzen. Es gibt beispielsweise vegane Ersatzprodukte, bei denen Fett mehr als fünfzig Prozent der Gesamtkalorien ausmacht. Seine vier Hauptzutaten sind Wasser, Mehl und verschiedene Sorten Öl. Das macht ihn zu einem kalorienreichen Nahrungsmittel, dem obendrein viele der gesunden Mikronährstoffe und Eiweiße fehlen, die in der ganzen Pflanze (Soja) vorhanden sind.

Phytoöstrogene

Im Zusammenhang mit Soja werde ich oft gefragt, ob die darin enthaltenen Phytoöstrogene gut oder schlecht sind. Phytoöstrogene sind Stofffamilien in Lebensmitteln, die sich ein wenig wie das Hormon Östrogen verhalten. Sojaprodukte sind hoch an Isoflavonen, die zu den Familien der Phytoöstrogene gehören. Wenn man also Tofu oder andere Sojaprodukte verspeist, dann nimmt man mehr Phytoöstrogene auf als beim Verzehr der meisten anderen Lebensmittel. Die Verwirrung um das Thema begann mit dem Befund, dass asiatische Frauen mit einem höheren Sojakonsum viel seltener als US-Amerikanerinnen oder Europäerinnen an Brustkrebs erkrankten. Natürlich gab es zwischen den einzelnen Gruppen ernährungstechnisch große Unterschiede. Allerdings hatten Wissenschaftler herausgefunden, dass die Phytoöstrogene in der Sojabohne mit den Östrogen-Rezeptoren im Körper zusammen agieren, und so konzentrierte sich die Forschung auf eben diesen Stoff als möglichen Grund für die Unterschiede in der Brustkrebsrate.[14] In gewisser Weise war es ein Fall der typisch naiven biologischen Engführung in unserem System, wenn es um die Aussicht auf die Entwicklung eines gewinnbringenden Produkts (Tablette oder Ergänzungsmittel) geht. Phytoöstrogene und ihre Reaktionen im Körper sind extrem komplex und nach wie vor größtenteils unerforscht. Was sie im Körper anstellen, hängt unter anderem davon ab, womit sie verzehrt werden und in welchem Zustand sich die Darmflora befindet (welche Bakterien an- oder abwesend sind) sowie von der Genetik und Größe des Körpers.[15]

Einige Phytoöstrogene arbeiten gegen, andere wiederum im Einklang mit der Östrogen-Aktivität des Körpers.

Im Endeffekt sind Phytoöstrogene für die Ernährung unwichtig. Es wird so viel Aufhebens um diese dem Östrogen ähnlichen Substanzen im Essen gemacht, doch letzten Endes sind sie nur ein paar von mehreren Tausend solcher Substanzen, die wir jeden Tag zu uns nehmen. Viel wichtiger sind die Gesamternährung und der Lebensstil an sich. Die Ernährung als Ganzes hat nämlich einen sehr viel höheren Einfluss auf die Östrogenproduktion des Körpers. Diese Hormone sind viel aktiver und biologisch wichtiger als jegliche Phytoöstrogene, die man durch die Nahrung aufnimmt. Studien fanden heraus, dass die Körper von Frauen vor sowie nach den Wechseljahren mit einer fettarmen Ernährung bedeutend weniger Östrogene produzieren.[16] Resultate wie diese sind im am Ende viel bedeutungsvoller als die möglichen Auswirkungen von Phytoöstrogenen. Schlussendlich ist es wahrscheinlicher, dass die untersuchten asiatischen Bevölkerungsgruppen nicht aufgrund ihres Verzehrs von Phytoöstrogenen aus Soja weniger an Brustkrebs erkrankten, sondern weil sie sich fettarm sowie pflanzenreich ernährten und dadurch ein gesundes Gewicht beibehielten.

Sogar wenn sie konzentriert – als Ergänzungsmittel oder in Sojaprodukten – verabreicht wurden, konnten keine zuverlässigen Aussagen über die Auswirkung von Phytoöstrogenen auf die Symptome der Wechseljahre getroffen werden.[17] Statistisch gesehen erhöhen sie die Wahrscheinlichkeit von hormonell bedingten Nebenwirkungen wie Brust- oder Gebärmutterkrebs sowie vaginale Blutungen nicht.[18] Auch männliche Hormone haben übrigens keinen solchen Einfluss;[19] für Auswirkungen auf die männliche Fortpflanzungsfähigkeit gibt es ebenfalls keine überzeugenden Beweise.[20]

Ich denke also, dass wir das Thema Phytoöstrogene mit gutem Gewissen hinter uns lassen können. Wir wissen jetzt, dass sie mit hoher Wahrscheinlichkeit keinen oder nur sehr geringfügig negativen Einfluss auf unsere Gesundheit haben. Im Gegenteil: Tatsächlich haben neuere Studien einen Zusammenhang zwischen hoher Sojazufuhr und *geringerer* Brustkrebswahrscheinlichkeit bestätigt.

Im Großen und Ganzen rate ich allerdings trotzdem von einem regelmäßigen Verzehr von Sojaprodukten ab, weil er zu einseitig ist. Ich möchte einfach, dass Sie eine ausgewogene Ernährung reich an Ballaststoffen, ohne zusätzliche Fette und mit einer Fülle von Mikronährstoffen zu sich nehmen. Ganze Sojabohnen können Sie so viel und so oft essen, wie Sie möchten. Daraus hergestellte Produkte wie Tofu ein paar Mal die Woche als Zusatz zu Gemüsegerichten bringt Abwechslung und Geschmack.

Fazit

- Die typisch westliche Ernährung steckt voller Zuckerzusatz.

- Zuckerzusatz, der unter etlichen Namen erscheint, besteht aus vielen wenig nahrhaften, leeren Kalorien. Man muss nicht zwanghaft alle Süßstoffe meiden, sollte aber definitiv auf alle Lebensmittel mit extra Zucker verzichten (Süßigkeiten, Gebäck, Erfrischungsgetränke, Frucht- und Sportgetränke sowie Säfte).

- Meiden Sie künstliche Süßstoffe.

- Als Teil einer idealen Ernährung sollten Sojaprodukte eingeschränkt werden. Für die erste Zeit der Umstellung auf pflanzliche Kost können sie allerdings nützlich sein.

- Phytoöstrogene in Lebensmitteln sind höchstwahrscheinlich von geringerer Bedeutung als vom Körper selbst produzierte Östrogene.

6.

Öle und Fette

———————•———————

Kaum ein anderes aktuelles Thema erhitzt die Gemüter von Medizinern so sehr wie die Auswirkungen von Ölen und Fetten auf die Gesundheit. Die Öffentlichkeit wird dabei mit vielen widersprüchlichen Informationen geradezu bombardiert. In den letzten Jahrzehnten entstand eine Art Übereinkunft, dass alles Fett schlecht und gesättigte Fettsäuren besonders gefährlich seien. Diese Annahme wurde in jüngster Zeit allerdings teilweise revidiert. Gesundheitsexperten stellten fettarme Ernährungsweisen infrage und deuteten an, dass es nicht auf die Menge, sondern auf die Art des Fetts ankommt.[1] Wir hören oft, dass ungesättigte Fettsäuren gesünder sind, besonders mehrfach ungesättigte. Diese werden nicht nur als weniger gefährlich erklärt, sondern sogar als gesundheitsfördernd angepriesen.

Auch die mediterrane Diät und ihre Vorzüge für die Gesundheit gehören in diese Diskussion. Je beliebter die Mittelmeerdiät wurde, umso mehr verbesserte sich der Ruf von Olivenöl, Rapsöl und Co. Schließlich kommen diese in der mediterranen Ernährung vor, also müssen sie auch gut für die Gesundheit sein. Als »herzgesund« werden sie heute gern beschrieben, denn angeblich kann man mit ihrer Hilfe das Krankheitsrisiko senken. Überschwänglich wird für »gutes« und »gesundes« Öl geworben. Oft bekommt man den Eindruck, dass man geradezu zum großzügigen Trinken dieser gesundheitsfördernden Öle animiert werden soll. Die Harvard University hat gesunde Fette und Öle zusammen mit Obst, Gemüse und Vollkorn sogar auf die unterste Stufe – die Basis – ihrer aktuellen Lebensmittelpyramide gestellt.[2] Ich sehe diese Entwicklung mit großer Skepsis. Was bitte ist aus der Empfehlung einer fettarmen Ernährung geworden? Und den gesättigten Fettsäuren? Vor Kurzem wurde uns sogar gesagt, dass gesättigte Fettsäuren gar nicht so schädlich sind wie bisher angenommen,[3] und Kokosöl ist auf einmal schwer im Trend.

Als ob wir noch nicht verwirrt genug wären, haben wir auch von Transfetten und deren extremer Schädlichkeit für das Herz-Kreislauf-System gehört. Die großen Lebensmittelkonzerne stören sich wenig an solchen Nachrichten. Mithilfe der Zauberei der Lebensmitteltechnik lassen sie Transfette einfach aus ihren Nahrungsmitteln verschwinden. Die so manipulierten Produkte werden dann in Werbekampagnen als besonders gesund vermarktet. Die Konzerne selbst stehen letztendlich als Retter unserer Gesundheit da. All das, ohne die Lebensmittel selbst besonders zu verändern. Vielleicht haben Sie bereits gehört, dass einige der großen Fastfoodketten ihr Essen frei von Transfetten machen wollen.[4] Na endlich. Endlich können wir ganz entspannt unser frittiertes Hähnchen, unsere Pommes und die extrem fettreichen, hochverarbeiteten Desserts zu uns nehmen. Sie sind ja jetzt wieder ungefährlich. Spüren Sie meinen Sarkasmus?

In dieses ganze Durcheinander platzte dann noch die Diskussion über die Vorteile (oder Nachteile?) von Margarine und Butter. Falls Sie am Puls der Zeit sind, dann sorgen Sie sich vielleicht auch um die »Rauchpunkte« von den Ölen, die Sie in der Küche verwenden.[5] Ist natives Olivenöl extra besser als natives Olivenöl? Und was bedeutet das überhaupt? Hinzu kommt noch das damit verwandte Thema des Fisches und der Fischöle. Die Wassertiere sind nämlich reich an Omega-3-Fettsäuren und deshalb so gesund. (In den Kapiteln 7 und 11 gehe ich weiter auf Fisch und Omega-3-Fettsäuren ein.) Was ist eigentlich Omega 3?

Diese ganze Verwirrung findet in unglaublich vielen verschiedenen Trenddiäten ihren Ausdruck. Die Atkins- sowie andere eiweißreiche Diäten ermuntern zu unbegrenztem Fettkonsum. Andere Ernährungsbücher, wie zum Beispiel dieses, empfehlen eine Ernährung ohne Zusatz von Fetten. Beide Herangehensweisen führen nachweislich auf kurze Sicht zu Gewichtsabnahme.

Das Chaos um Fette und Öl beschränkt sich aber keinesfalls auf die breite Öffentlichkeit. Auch in der Wissenschaft gibt es viele verwirrende

Studien mit widersprüchlichen und uneindeutigen Ergebnissen. Es hat wohl noch kein anderer Nährstoff und keine andere Nährstoffgruppe so viel wissenschaftliche Aufmerksamkeit bekommen wie die verschiedenen Fettarten.

Kein Wunder also, dass Fett eins der kompliziertesten aller Ernährungsthemen ist!

Was ist Öl?

Angesichts dieses ganzen Wirrwarrs an Informationen möchte ich es Ihnen so einfach wie möglich machen. Deshalb beginne ich mit der folgenden Feststellung: Alle Öle und Produkte aus Reinfett sind unnatürlich. In der Natur findet man keine größeren Ölmengen oder feste Reinfette. Es gibt zwar fettreiche Lebensmittel wie verschiedene Samen und Körner, fette Teile von Tieren und Vollmilch, aber alle von ihnen bestehen aus mehr als Fett. Reine, in Flaschen abgefüllte Öle und verpackte feste Fette sind von Menschenhand geschaffen. Sie sind auf chemische oder mechanische Weise verarbeitete Fragmente ganzer Pflanzen (oder Tiere), die so in der Natur nicht vorkommen. Wer an die Evolution glaubt, der versteht schnell, dass unsere Vorfahren zu keinem Zeitpunkt in der Entwicklung unseres biologischen Systems aus Pfützen voller Oliven-, Raps- oder Erdnussöl tranken und so die Fettsäuren zu sich nahmen, die heute als gesund gelten. Und trotzdem sind wir auch ohne diese Öle irgendwie in der Gegenwart angekommen und das ausschließlich mit Vollwertkost.

Warum ist das wichtig? Wenn wir gesunde Nährstoffe auch nur ein bisschen wertschätzen, dann wissen wir, dass unnatürliche Reinfettprodukte nur sehr wenig davon enthalten. Trotzdem sind diese Fettspeisen die größten Energielieferanten. Das ist genauso wie beim Zucker. Die nächste Tabelle vergleicht die Nährwerte von ganzen Sojabohnen mit Sojaöl, ganzen Maiskörnern mit Maisöl und ganzen Oliven mit Olivenöl.

Nährwerte von je 100 Kalorien Sojabohnen, Mais und Oliven* und ihren Ölen

	Soja-bohnen, roh	Sojaöl	Süßer Mais, roh	Maisöl	Oliven, reif, aus der Dose*	Olivenöl
Eiweiß (g)	8,8	0	3,8	0	0,7	0
Fett absolut (g)	4,6	11,3	1,6	11,3	9,3	11,13
Kohlenhydrate (g)	7,5	0	21,8	0	5,4	0
Ballaststoffe (g)	2,9	0	2,3	0	2,8	0
Kalzium (mg)	134	0	2	0	76	0
Eisen (mg)	2,4	0	0,6	0	2,9	0,1
Natrium (mg)	10	0	17	0	639	0
Vitamin C (mg)	19,7	0	7,9	0	0,8	0
Vitamin A (IE)	122	0	217	0	350	0
Gesättigte Fettsäuren (g)	0,5	1,8	0,4	1,5	1,2	1,6
Einfach gesättigte Fettsäuren (g)	0,8	2,6	0,5	3,1	6,9	8,2
Mehrfach gesättigte Fettsäuren (g)	2,2	6,5	0,6	6,2	0,8	1,2

*Nährstoffangaben für rohe Oliven waren nicht erhältlich, deshalb wurden die Werte für Oliven aus der Dose benutzt.

Quelle: USDA National Nutrient Database for Standard Reference, Release 24.]

Sojabohnen sind unglaublich nährstoffreich. Hundert Kalorien rohe Sojabohnen bestehen aus reichlich Eiweiß und Ballaststoffen sowie einer großen Anzahl an Vitaminen und Mineralstoffen und genau der richtigen Menge an Fetten. Eine viertel Tasse rohe grüne Sojabohnen enthält so viel Kalzium wie eine halbe Tasse fettarme Milch (2 % Fettgehalt). Im Gegensatz enthält Sojaöl fast keine Nährstoffe mehr. Was übrig bleibt, sind reines Fett und hochkonzentrierte Kalorien. Mais ist eigentlich eine niedere Gräser-Art, die aber überraschenderweise voller Nährstoffe steckt. Er enthält mehr als genug Eiweiß, Ballaststoffe sowie mehrere Mineralstoffe und Vitamine. All das geht verloren, wenn Maisöl aus ihm gemacht wird. Sogar die öligen, salzigen Dosenoliven enthalten wertvolle Nährstoffe wie zum Beispiel Ballaststoffe, Kalzium, Eisen und Vitamin A. Man müsste mehr als 200 Gramm Putenfleisch verzehren, um die gleiche Menge Eisen wie in nur 87 Gramm Oliven zu erhalten. Oder man schlürft ein ganzes Glas Olivenöl und hätte trotzdem Eisenmangel.

Die einfache Nährstofftabelle auf Seite 98 zeigt ganz klar, dass die unnatürlichen, künstlich hergestellten Produkte, die wir als reines Fett in Gläsern, Flaschen und Dosen kaufen, eigentlich extrem nährstoffarme, isolierte Bruchteile richtiger Nahrungsmittel sind.

Es lohnt sich in diesem Zusammenhang, den Begriff »Kaloriendichte« etwas genauer zu erklären. Er beschreibt die Anzahl der Kalorien in einer bestimmten Menge eines Nahrungsmittels. Die meisten von uns wissen nicht, wie energiereiche Öl- und Fettprodukte mit richtigen Lebensmitteln zu vergleichen sind. Ein klassisches Beispiel für dieses Missverständnis sind Menschen, die glauben, dass sie sich gesund ernähren, wenn sie Salat essen. Dieser besteht dann vielleicht aus ein paar Salatblättern, zwei bis drei Stücken Gemüse, Croutons, Käse, eventuell Schinken oder Hühnerfleisch und einem Dressing auf Ölbasis. Das ist kein gesundes Essen, sondern eine Mahlzeit aus Fett und Tierprodukten. Nur ein kleiner Teil der Kalorien kommt aus unverarbeiteten Pflanzen. Die meisten dieser ganzen Pflanzen verfügen über eine geringe Kaloriendichte. Fleisch und Fett haben eine viel höhere. Die Tabelle auf der gegenüberliegenden Seite zeigt, welche Mengen an ganzen Pflanzen man essen muss, um auf die gleichen Kalorien wie in einem einzigen Esslöffel Olivenöl zu kommen.

**Die Kaloriendichte verschiedener Lebensmittel
im Vergleich zu Olivenöl**

Um genau so viele Kalorien wie in einem Esslöffel Olivenöl (119 Kalorien) zu sich zu nehmen, muss man eines der folgenden Lebensmittel in den genannten Mengen verzehren:

4 ½ Tassen Kirschtomaten
12 Tassen zerkleinerter Eisbergsalat
17 Tassen roher Spinat
3 Tassen gekochter Spinat (gekocht und abgetropft)
Fast 4 Tassen roher Brokkoli
Mehr als 2 Tassen gekochter Brokkoli (gekocht und abgetropft)
2/3 Tasse Ofensüßkartoffel
Etwas mehr als 1/3 Tasse Haferflocken
2/3 Tasse Vollkornspaghetti

Quelle: USDA National Nutrient Database for Standard Reference, Release 26.]

Wie in der Tabelle zu erkennen ist, ist rohes Gemüse aufgrund seines hohen Wassergehalts von Natur aus kalorienarm. Gekochtes Gemüse hat eine höhere Energiedichte, da ihm das Wasser entzogen wurde. Es gehört aber trotzdem noch nicht zu den kalorienreichen Lebensmitteln. Pflanzen mit hohem Stärkegehalt (zum Beispiel Kartoffeln und verschiedenes Getreide) haben von Natur aus mehr Energie, reichen aber bei Weitem noch nicht an die Kaloriendichte von Öl heran. Sie können einen riesigen Salat zubereiten, aber sobald sie ein paar Esslöffel Dressing auf Ölbasis dazugeben, stammen die meisten Kalorien der Mahlzeit aus reinem, verarbeitetem Fett. Das Ende vom Lied ist: Sie können eine große Vielfalt von kalorienarmen Speisen aus ganzen Pflanzen zaubern – sobald Sie aber Öl dazugeben, schießt der Kaloriengehalt in die Höhe und die ganze Energie der Mahlzeit stammt aus den extrem nährstoffarmen Bruchteilen richtiger Nahrung.

Die Wissenschaft hinter dem Wirrwarr

Mit meiner Definition von Reinfettprodukten habe ich ein vereinfachtes, düsteres Bild gemalt. Es stimmt, dass es Ölen an den guten Nährstoffen mangelt, die in der eigentlichen Pflanze vorhanden sind. Auch ist richtig, dass Öle eine enorm hohe Kaloriendichte besitzen. Warum werden einige Öle trotz diesen, bei Experten wohl bekannten Fakten so vehement angepriesen? Warum werden wir zu ihrem Gebrauch aufgerufen? Was verschweige ich Ihnen? Welche Wissenschaft steckt hinter diesem Thema und warum empfehlen die Spezialisten bestimmte Fette?

Die Geschichte beginnt vor 50 oder 60 Jahren. Damals kam man zu dem Schluss, dass die Fettzufuhr durch Lebensmittel ein Auslöser von Brustkrebs sein müsse. Zwei Beweislinien führten zu dieser Erkenntnis: Tierversuche und Untersuchungen an Menschen. Beide zeigten ähnliche Ergebnisse. Beobachtungsstudien offenbarten, dass Bevölkerungsgruppen mit höherer Fettzufuhr ein höheres Brustkrebsrisiko hatten. Bei Tierversuchen fand man heraus, dass Ratten, denen ein krebserregendes Mittel verabreicht wurde, bei höherem Fettkonsum eher Tumore entwickelten.[6] Die Ergebnisse der menschlichen Studien bestätigten die Resultate des Laborversuchs. (Interessant dabei: Die Ergebnisse zeigten, dass mehrfach ungesättigte Fettsäuren – genau die »guten« Fette, die heute so in Mode sind – das Tumorwachstum in den Labortieren mehr begünstigten als gesättigte Fettsäuren.[6,7]) Auf genau dieselbe Weise stimmten die Forschungsresultate auch im Hinblick auf Darmkrebs überein.[7] Darüber hinaus stellte man fest, dass Prostata-, Hoden-, Eierstock-, Gebärmutterhals- und Bauchspeicheldrüsenkrebs öfter in Bevölkerungsgruppen auftreten, die viel Fett zu sich nehmen.[7] Zusammen mit diesen Krebswerten gab es auch ansteigende Beweise dafür, dass eine fettreiche Ernährung zur Entstehung von Herzkrankheiten beiträgt.[8,9]

All das führte dazu, dass Fett immer öfter als der Bösewicht in der westlichen Ernährung gesehen wurde. Die Krönung dieser ganzen Forschungsarbeit gegen Fett war ein bahnbrechender Bericht aus dem Jahr 1982 mit dem Titel *Diet, Nutrition and Cancer* vom US National Research Council. Darin empfahl man, die Fettzufuhr von den durchschnittlichen vierzig auf dreißig Prozent der Gesamtkalorien zu senken.[7] Das Komitee, welches den

Bericht verfasst hatte, fügte hinzu, dass es genug Beweise gebe, um die Fettzufuhr noch weiter zu verringern. Sie wollten der Bevölkerung allerdings ein erreichbares Ziel setzen und legten den Anteil deshalb etwas willkürlich auf maximal dreißig Prozent fest.

Von Beginn der 80-er Jahre an wurde das Wort »fettarm« zu einer Art Mantra. Jeder wusste, dass fettarme Kost zu den Standardempfehlungen in Sachen Ernährung gehörte. Wie es allerdings so oft der Fall ist, gelang nur ein Bruchteil der Ergebnisse wissenschaftlicher Studien ans Licht der Öffentlichkeit. In Wirklichkeit wurde ausführlicher geforscht, und die Resultate betreffs Fett und Krebs beziehungsweise Herzleiden waren keineswegs alle übereinstimmend. Es schien, als könne man nicht alle Arten von Fett über denselben Kamm scheren.

Fettsäuren: Eine kleine Einführung

Abhängig von der chemischen Struktur des Fettsäuremoleküls gibt es im Allgemeinen zwei Arten von natürlich auftretenden Fettsäuren: gesättigte und ungesättigte (siehe Schemen gegenüber). Die ungesättigten Fettsäuren bestehen aus einfach und mehrfach ungesättigten Fetten, die sich wiederum durch ihren chemischen Aufbau voneinander unterscheiden. In der Gruppe der mehrfach ungesättigten Fettsäuren gibt es zwei essenzielle (lebenswichtige) Fettsäuren, die der Mensch durch seine Ernährung aufnehmen muss. Alle anderen Arten von Fettsäuren kann der Körper selbst produzieren, diese zwei aber nicht. Also müssen wir sie aufnehmen. Bei ihnen handelt es sich um die Omega-3- und Omega-6-Fettsäuren. Von ihnen lassen sich einige weitere Fettsäurearten ableiten, darunter die Docosahexaensäure (DHA), Eicosapentaensäure (EPA) und Arachidonsäure. Vielleicht haben Sie schon einmal von ihnen gehört. Die Omega-3- und Omega-6-Fettsäuren sind unverzichtbare Bestandteile der Zellstrukturen und Zellprozesse. Sie machen viele der wichtigsten Körperfunktionen überhaupt erst möglich.

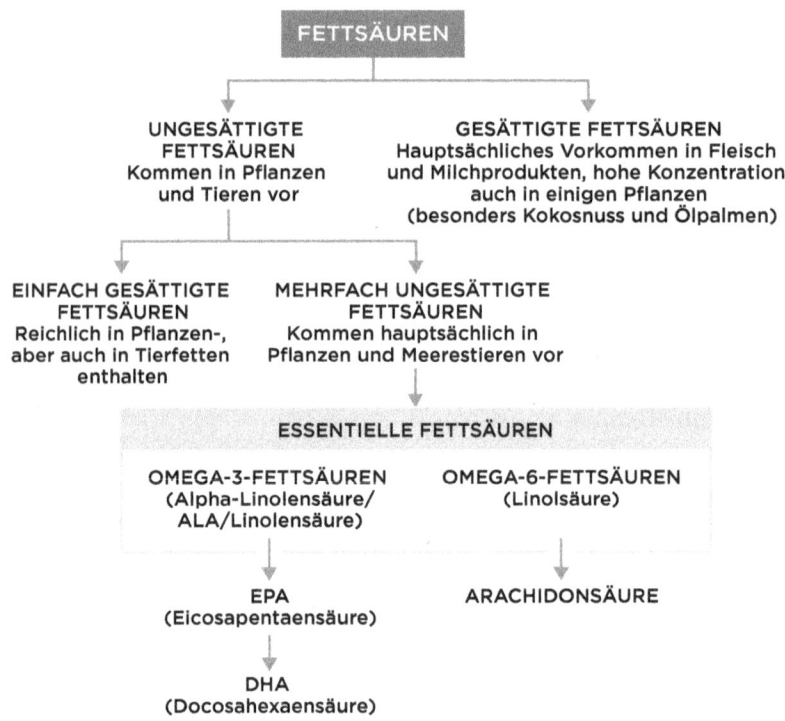

Fett ist nicht gleich Fett

Vor ein paar Jahrzehnten debattierten Wissenschaftler darüber, ob die verschiedenen Fettarten auch unterschiedlich behandelt werden sollten. Um die Zeit, als gerade immer mehr Belege für die negative Rolle von Fett bei Herzkrankheiten erschienen, bemerkte man etwas Sonderbares. Die Volksgruppe der Inuit in Nordgrönland nahm mehreren Berichten[10] zufolge große Mengen an Eiweiß und Fett zu sich. Ihre traditionelle Ernährung bestand aus Meeresfleisch: Fisch, Seevögel und Meeressäugetiere. Und trotzdem schien es (schwachen Beweisen[11] zufolge), dass die Inuit weniger an Herz-Kreislaufsowie Herzkrankheiten litten als die Europäer.[12] Wie war das möglich?

Es wurde angenommen, dass dies an dem großen Anteil an ungesättigten Fettsäuren und dabei besonders den essenziellen Omega-3-Fettsäuren liegen müsse.[13] Man erforschte die Inuit und ihre Ernährung allerdings recht wenig, und die vorhandenen Studien gaben keine Antworten auf Fragen über Fett. Sie gaben höchstens mehr Rätsel auf. (Interessehalber: Die frühe Behauptung, dass die Inuit weniger an Herzleiden erkrankten, wurde später angezweifelt. Eine tiefgründige Untersuchung der Studien fand heraus, dass sie in Wirklichkeit nicht weniger an Herz-Kreislauf-Erkrankungen litten als andere Bevölkerungsgruppen.[11])

Ungefähr zur gleichen Zeit, als man die Inuit und ihre Ernährung erforschte, beendete Dr. Ancel Keys gerade seine monumentale Forschungsarbeit *Seven Countries Study*. Er hatte herausgefunden, dass Bevölkerungsgruppen mit einer erhöhten Zufuhr von gesättigten und einer geringeren von ungesättigten Fettsäuren eine höhere Sterberate sowie eine größere Wahrscheinlichkeit besaßen, an koronaren Herzkrankheiten zu erkranken.[14] Anders gesagt: Bei Menschen, die Landtiere sowie Milchprodukte aßen, stellte Keys eine höhere Wahrscheinlichkeit zu sterben und an Herzleiden zu erkranken fest als bei solchen, die überwiegend Fisch, pflanzliche Lebensmittel und Pflanzenöle zu sich nahmen.

Ergebnisse wie diese ließen Wissenschaftler in den folgenden dreißig Jahren fieberhaft über verschiedene ungesättigte Fettsäuren forschen. Das geschah besonders in Hinblick auf Herzkrankheiten, aber auch auf Krebserkrankungen. Es gibt wenige Nährstoffe, denen so viel wissenschaftliche Beachtung geschenkt wurde, wie die verschiedenen Arten ungesättigter Fettsäuren.

Dabei kristallisierten sich zwei Thematiken heraus:

1. Einige (aber nicht alle) Studien zeigten, dass Menschen mit höherem Konsum von ungesättigten Fettsäuren – und dabei besonders von Omega-3-Fettsäuren aus öligem Fisch – weniger häufig an Herz-Kreislauf-Krankheiten leiden und eine geringere Sterberate haben als Menschen, die von der westlichen Standard-Ernährung leben.[15,16,17,18]

2. Die Mittelmeerdiät, reich an ungesättigten Fettsäuren sowie Pflanzen und ärmer an rotem Fleisch und Milchprodukten, führt im Vergleich zur westlichen Standard-Ernährung zur besseren Entwicklung von Herz-Kreislauf-Krankheiten, Krebs und neurodegenerativen Erkrankungen wie zum Beispiel Alzheimer sowie von leichten kognitiven Leiden.[19,20]

Wenn man sich die Entwicklung der ganzen Diskussion über Fett von den Inuit bis zur modernen Mittelmeerdiät anschaut, dann sieht man ein vermeintlich schönes, einheitliches Bild: Ungesättigte Fettsäuren scheinen gesünder zu sein als gesättigte Fettsäuren. Tatsächlich hat ein regelrechter Enthusiasmus für ungesättigte Fettsäuren immer wieder Schlagzeilen gemacht. Wenn man von den Vorteilen der mediterranen Ernährungsweise hört, dann geht es oft um den erhöhten Verzehr von Oliven- und Rapsöl. Das ist kein Zufall. Von staatlicher Seite her kann der Bevölkerung nun weisgemacht werden, dass jeder so viel Fett zu sich nehmen kann, wie er will, solange es die richtige Art von Fett ist. Das ist eine frohe Botschaft für alle. Die meisten Ernährungsempfehlungen berücksichtigen heutzutage verschiedene Pflanzenöle, die reich an ungesättigten Fettsäuren sind. Außerdem regen sie den Verzehr von Lebensmitteln an, die diese essenziellen Fettsäuren in großen Mengen enthalten, wie zum Beispiel Fisch. Oliven-, Raps- und andere Pflanzenöle werden als »herzgesund« dargestellt und als solche weit und breit vermarktet.

Ich habe jedoch ein Problem damit. Denn es gibt zwar einige Beweise dafür, dass ungesättigte Fettsäuren, wie zum Beispiel die mehrfach ungesättigten Omega-3- und Omega-6-Fette, gesünder sind als gesättigte. Belege für die mediterrane Ernährung – relativ reich an Pflanzenölen – als bessere Alternative für die Gesundheit im Gegensatz zur westlichen Standardkost sind überzeugend und im Anstieg. Aber all diese Fakten führen in meinen Augen nicht zu dem Schluss, dass reines, verarbeitetes Pflanzenöl (wie zum Beispiel Olivenöl) gut fürs Herz ist:

Beweise dafür, dass eine Ernährung reich an ungesättigten
Fettsäuren gesünder sein könnte als eine reich an gesättigten Fetten

Beweise dafür, dass die Mittelmeerdiät (reicher an Obst und Gemüse, Ballaststoffen sowie ungesättigten Fettsäuren und ärmer an Milchprodukten und rotem Fleisch) gesünder ist als die typisch westliche Ernährung

Essbare Pflanzenöle sind gesund.

Die Mittelmeerdiät: eine andere Perspektive

Was normalerweise in solchen Diskussionen nicht erwähnt wird: Die mediterrane Ernährung hat wesentlich mehr Gemeinsamkeiten mit einer vegetarischen Ernährung als mit westlicher Standardkost. Immerhin enthält sie ja weniger Fleisch und viel weniger Milchprodukte. Menschen, die mehr Fisch und mehr mehrfach ungesättigte Fettsäuren (bestimmte Pflanzenöle) zu sich nehmen, essen oftmals auch mehr Obst und Gemüse sowie weniger Fleisch und Milchprodukte.[21,22] In einigen Untersuchungen über Fette werden diese Aspekte der Mittelmeerdiät überhaupt nicht berücksichtigt.[16] Wenn uns also jemand von der mediterranen Ernährung überzeugen möchte, dann wissen wir eigentlich gar nicht, warum sie gesund ist: Liegt es am Verzehr von Olivenöl und Fisch oder an der erhöhten Zufuhr von pflanzlichen Lebensmitteln und dem geringeren Verzehr von Fleisch und Milchprodukten? Könnte einer dieser anderen Aspekte wichtiger sein als Öl?

In einer aktuellen Studie bat man eine Gruppe von Probanden, mehr Olivenöl zu verzehren, während eine zweite Gruppe andere fettreiche Nahrung zu sich nahm. Tatsächlich wiesen die Olivenöl-Konsumenten ein etwas geringeres Schlaganfallrisiko auf.[23] Die Ergebnisse anderer Studien über bestimmte ungesättigte Fettsäuren fielen allerdings nicht so eindeutig aus. Ein Beispiel: Es wurde vorerst angenommen, dass Fischöl die Sterbewahrscheinlichkeit nach einem Herzinfarkt senkt.[24] Tatsächlich ergab jedoch eine Langzeitstudie[25] mit Männern, die einen Herzinfarkt gehabt hatten, dass ein erhöhter Verzehr von Fisch oder Fischöl auf Dauer sogar zu einem höheren Herztod-Risiko geführt hatte. Eine weitere Untersuchung von Patienten mit hohem Cholesterinspiegel, die das Omega-3-Fett EPA zu sich nahmen, zeigte einen positiven Einfluss auf den Verlauf von Herzkrankheiten. Allerdings zeigte sich bei der Gesamtsterblichkeitsrate und dem Herztod-Risiko keine positive Entwicklung.[26] Andere aktuelle Studien fassten die Ergebnisse vieler Versuche zusammen und kamen zu dem Schluss, dass Fischöl weder für herzkranke noch gesunde Menschen von großem Nutzen ist.[27,28]

Schließlich und endlich glaube ich nicht, dass man mit uneingeschränkten Mengen an Pflanzenöl oder Fett-Ergänzungsmitteln seine Gesundheit besonders verbessern kann. Und das trotz des ausgesprochenen Eifers, mit dem von ungesättigten Fettsäuren geschwärmt wird. In Wirklichkeit mache ich mir nämlich eher Sorgen darum, dass die Aufnahme von verarbeitetem Fett nicht nur unnötig ist, sondern sogar schädlich sein kann. Ich halte es für möglich, dass die mediterrane Ernährung trotz und nicht wegen des zugesetzten Olivenöls gesund ist. Denn sie legt besonderen Wert auf unverarbeitete Pflanzen und einen geringeren Konsum von Tierprodukten, und das ist höchstwahrscheinlich wichtiger. Eine Studie[29] mit Angaben von 1977 aus über vierzig Ländern zeigte immerhin, dass die Sterberate durch koronare Herzkrankheit bei Männern zwischen 55 und 64 Jahren proportional zum Konsum von Tierprodukten anstieg.

Interessanterweise gibt es übrigens andere Regionen der Welt, in denen das Herztod-Risiko noch geringer liegt als in den Mittelmeerländern. Im ländlichen China beispielsweise verzehrte man Mitte der 1970er-Jahre hauptsächlich pflanzliche Lebensmittel ohne zusätzliche Öle. Es gab ganze Bezirke mit über hunderttausend Einwohnern, in denen kein einziger Mensch unter 65 Jahren an koronarer Arterienkrankheit starb.[30] In Frankreich erlagen zur selben Zeit jährlich rund 200 von 100 000 Männern zwischen 55 und 64 Jahren einem koronaren Herztod.[29] Die Menschen aus jenen chinesischen Bezirken in den 1970er-Jahren fragten sich bei solchen Nachrichten vielleicht, warum so viele Franzosen an fatalen Herzkrankheiten litten. Konnte es an dem hohen Fettverzehr liegen? Das klingt plausibel. Wir wissen zum Beispiel, dass in Griechenland und Italien Menschen mit gesteigertem Verzehr von ungesättigten Fetten mehr Gewicht auf die Waage bringen.[31,32]

Uns ist auch bekannt, dass die Aufnahme von Fett einen sofortigen negativen Einfluss auf die Blutgefäße des Körpers hat. Als Teil einer kleinen Studie wurde fettleibigen Patienten Fett per Infusion (im Krankenhaus) verabreicht oder zu essen gegeben.[33] Diese Fette waren hauptsächlich »gesunde« ungesättigte Fettsäuren. Innerhalb von Stunden hatten die Probanden höheren Blutdruck, einen schnelleren Herzschlag und eine schlechtere Blutgefäßfunktion. Ihre Arterien konnten sich nicht so gut wie vor der Fettgabe dehnen. Die Dehnbarkeit der Arterien ist jedoch entscheidend für eine korrekte Blutgefäßfunktion und für die Gesundheit an sich. Eine behinderte Arterienelastizität wird daher als ein wichtiger Risikofaktor für

Herz-Kreislauf-Erkrankungen gesehen.[34,35,36,37] Eine Studie bestand aus einem 90-tägigen Vergleich: Eine Ernährung reich an »gesunden Fetten« (reichlich mehrfach ungesättigte Fettsäuren) wurde einer mäßig fettarmen (und gemüsereicheren) Ernährung gegenübergestellt. Die Blutgefäße der Teilnehmer mit der fettarmen Diät konnten sich viel besser dehnen.[38] Mehrere Untersuchungen zeigten eine relative Blutgefäßfehlfunktion nach einer einzigen fettreichen Mahlzeit![39,40,41,42]

Zu guter Letzt eine weitere interessante Studie. In den 1990-Jahren untersuchten Forscher die Herzarterien von Männern mit diagnostizierten Herzkrankheiten. Ihr Ergebnis: Über zwei Jahre hinweg entwickelten die Männer mit dem höchsten Fettgesamtverzehr – besonders von mehrfach ungesättigten Fettsäuren – neue Verstopfungen in ihren Blutgefäßen.[43]

Zusammenfassend schlage ich folgenden Weg durch den komplizierten Informationsdschungel vor: Betrachten Sie die ganze Diskussion über Fette ganz einfach als Frage der Perspektive. Wenn wir die Mittelmeerdiät mit der typisch westlichen Kost aus vorwiegend gesättigten Fettsäuren, Fleisch und Milchprodukten vergleichen, dann ist sie für eine ganze Reihe von Gesundheitsaspekten wirklich gesünder. Was aber, wenn wir eine ölfreie Vollwerternährung auf Pflanzenbasis mit der fett-, öl- und pflanzenreichen mediterranen Ernährung vergleichen?

Dafür gibt es weniger Studien. Meiner Meinung nach stammen die überzeugendsten wissenschaftlichen Erkenntnisse allerdings aus Untersuchungen, bei denen herzkranke Patienten komplett auf alles zusätzliche Öl, Fisch, Fleisch und Milchprodukte verzichteten. Diese Studien zeigten die bis jetzt bedeutendste Umkehr von Herzkrankheiten, die es je gab.[44,45,46,47]

Wenn man sich solche Resultate zusammen mit anderen Beweisen für die Herz-Kreislauf-Schädlichkeit von zugesetzten Ölen – ja sogar Pflanzenölen – anschaut, dann kommt einem die ganze Begeisterung für Oliven- und Rapsöl in den Medien recht irreführend vor.

Meinen Patienten schlage ich vor, dass sie das ganze Tohuwabohu hinter sich lassen und zu den Wurzeln zurückkehren. Essbare Öle und Fette sind hochverarbeitete, nährstoffarme Lebensmittelfragmente; sie sind die Nahrungsmittel mit der höchsten Kaloriendichte. Halten Sie sich an Vollwertkost. Diese Empfehlung ist besonders wichtig für Herzpatienten. Ich kann gar nicht umhin das zu verfechten, was Herzkrankheiten dramatisch aufhält oder sogar heilt: eine streng ölfreie Ernährung. Wie könnte ich etwas anderes empfehlen?

Fazit

- Öle und feste Fette sind die Lebensmittel mit der höchsten Kalorien-dichte. In ein paar Esslöffeln Öl im Salat sind mehr Kalorien enthalten als in einer riesigen Portion Rohkost.

- Öle und feste Fette sind hochverarbeitete Lebensmittelfragmente ohne den guten Nährstoffgehalt der eigentlichen Pflanze.

- Schon seit längerer Zeit (und bis vor Kurzem) wurden ungesättigte Fettsäuren – und davon besonders die essenziellen Fettsäuren wie Omega-3 – als gesündere Alternative zu gesättigten Fettsäuren an-gepriesen. Ich teile diese Sichtweise jedoch nicht.

- Die mediterrane Ernährung ist im Bezug auf verschiedene Gesund-heitsfaktoren besser als die westliche Standardkost, aber möglicher-weise ungesünder als hauptsächlich pflanzliche Ernährungsweisen ohne zusätzliche Öle.

- Streng ölfreie Diäten können Herzkrankheiten heilen.

- In Anbetracht aller Fakten empfehle ich, zugesetzte Öle und feste Fette jeglicher Art zu meiden.

7.

Fisch

———————•———————

Ich stamme aus einer Familie von Landwirten, die schon immer alle gern geangelt haben. Zusammen mit meinen Geschwistern unternahmen wir viel im Freien. Was beim Zelten oder Kanufahren nie fehlen durfte, war die Angelrute. Meine Oma, Granny Campbell, war wohl eine der besten Anglerinnen der ganzen Ostküste. Bei Familienferien am Strand brachten wir sie an einen Pier oder einen See, und dort saß sie dann den ganzen Tag mit der Rute in der Hand. Sie liebte nichts mehr als das Fischen, und das bis ins hohe Alter. (Nicht selten bekam sie dabei übrigens einen Sonnenstich.)

Von ihren Fähigkeiten habe ich nicht einmal die Hälfte geerbt. Als Kind fing ich zwar gern Fische in Teichen oder Flüssen. Allerdings mochte ich sie nie wirklich, diese stinkenden, schleimig-schuppigen Tiere mit ihren ekligen Innereien und den Knopfaugen, die wie aufgeklebt aussahen. Abscheulich! Ich muss auch zugeben, dass sie mir leidtaten. Anstatt eines leckeren, saftigen Wurms bekamen sie einen riesigen, spitzen Metallhaken, der sich durch ihr Gesicht und manchmal durch die Augen bohrte.

Aber nicht nur ihr Anblick begeisterte mich wenig, auch ihr Geschmack riss mich nicht vom Hocker. Obwohl ich in kulinarischen Dingen erfahren bin – von Hackbraten, Würstchen, Rührei und Käsebrötchen mit Mayonnaise in meiner Kindheit bis zu meiner pflanzlichen Ernährung von heute – habe ich mich nie richtig auf eine Fischmahlzeit gefreut. Die einzige, die ich ganz gern aß, das waren diese Backfischbrötchen einer gewissen Fastfoodkette (sie heißt wie ein schottischer Clan, der einst ein Erzfeind des Campbell-Clans war). Wahrscheinlich lag das aber eher an der dicken Panade und der Remouladensoße. Gut schmeckten mir auch Thunfischbrötchen, vermutlich wegen der Mayonnaise.

Wenn man vielen Gesundheitsorganisationen Glauben schenkt, dann hätte ich es besser wissen sollen. Genau wie meine Oma lieben sie Fisch. Folglich wurde er aus Ernährungssicht immer beliebter; die American Heart Association empfiehlt zwei Portionen Fisch pro Woche.[1] Wie bereits im letzten Kapitel erwähnt, wird Fisch meist wegen seines Fettgehalts so geschätzt. Besonders einige ölige Fischarten sind gute Quellen für Omega-3-Fettsäuren, darunter EPA und DHA. Über die letzten paar Jahrzehnte gab es immer wieder Studien, die bestätigten, dass Bevölkerungsgruppen mit fischreicher Ernährung seltener an Herz-Kreislauf-Leiden erkranken.[2,3,4,5,6,7,8,9] Doch die Untersuchung eines bestimmten Lebensmittels oder einer Lebensmittelgruppe in Zusammenhang mit der menschlichen Ernährungs- und Lebensweise ist eine verzwickte Angelegenheit. Wir Menschen sind kompliziert und nehmen durch unsere Nahrung Tausende von Stoffen zu uns, die unsere Gesundheit synergistisch beeinflussen. Ernährungsstudien sind deshalb so schwer durchzuführen, weil es unglaublich schwierig und kostspielig ist, die durchschnittliche Nahrungsaufnahme des Menschen akkurat zu messen. Bestenfalls können wir einigermaßen genau die Menge bestimmter Lebensmittel berechnen. Dazu gehören alle Sorten Fleisch, Milchprodukte, verarbeitete Lebensmittel (inklusive Zucker und Öl) sowie Obst und Gemüse. Dann müssen wir abwarten: Es dauert zehn, zwanzig oder fünfzig Jahre, bis die Menschen chronisch erkranken und daran sterben. Wenn man zu jenem Zeitpunkt Thesen aufstellt und sagt, dass diese oder jene chronische Krankheit durch einen bestimmten Nährstoff oder ein spezifisches Lebensmittel entstanden ist, dann wäre das naiv und kaum seriös vertretbar. Es ist also nicht einfach, genau zu wissen, welche Auswirkungen welches Lebensmittel oder welcher Stoff über Jahrzehnte auf chronische Leiden hat. Das trifft auch auf Fisch zu, ebenso auf Nüsse und andere kleine Nahrungsmittelgruppen. Deshalb lesen wir so oft ganz widersprüchliche Schlagzeilen über einzelne Lebensmittel. Wir alle haben bestimmt schon öfter gehört, dass Kaffee schlecht für uns ist und dann plötzlich wieder gut. Auch bei Schokolade ist das so: einmal wird sie verschrien, dann wieder gepriesen.

Was die Ernährungswissenschaft allerdings gut kann, das ist das Auswerten von größeren Ernährungsmustern. So können wir bestimmte Muster aufgrund ihres Gehalts an pflanzlicher und tierischer Nahrung beurteilen und somit ihren Einfluss auf chronische Krankheiten akkurater schätzen. Wir versuchen nicht, einen aus tausend Faktoren herauszupicken. Vielmehr vereinen wir Tausende von individuellen Faktoren zu einem großen Muster. Somit können wir uns sicherer sein, dass die ermittelten Zusammenhänge stimmen.

Diese Hintergrundinformationen sollen erklären, warum es so viele widersprüchliche Studien über Fisch gibt.

Interessanterweise ist es oft so, dass Menschen, die mehr Fisch essen, auch mehr Obst und Gemüse zu sich nehmen und sich mehr bewegen. In Gesellschaften wie der unseren macht das durchaus Sinn. Oft ersetzen wir Fleisch durch Fisch. Wohl kaum tauschen wir Gemüse gegen Fisch aus. Ein erhöhter Fischverzehr wurde mit einem erhöhtem Obst- und Gemüseverzehr, geringerem Fleischkonsum oder mehr Bewegung in Verbindung gebracht. Das bestätigen Studien aus den USA[5,10,11], Dänemark (mehr Bewegung)[12], Finnland, Italien, den Niederlanden[13], Japan und Brasilien[14]. Viele der Untersuchungen[3], die beobachteten, dass ein gesteigerter Fischverzehr zu weniger Herzerkrankungen führte, bezogen diese Faktoren nicht einmal in ihre Messungen ein. Ja, sie zogen sie bei ihren Hypothesen über den Fischverzehr nicht einmal in Betracht. Es wäre also möglich, dass die Vorteile des Fischkonsums aus einigen dieser frühen Studien von einer Kombination aus verschiedenen guten Lebensweisen herrühren, und nicht vom Fischverzehr allein.

Omega-3: Mehr Schein als Sein?

Noch dazu kommt, dass die gerühmten Omega-3-Fettsäuren, die reichlich in einigen Fischarten vorkommen, gar nicht so ein Wundermittel für gute Gesundheit sind wie bisher angenommen. Eine große aktuelle Untersuchung[15] fasste die Ergebnisse aller Interventionsstudien zu Omega-3-Fetten zusammen. Die Forscher fanden heraus: Eine erhöhte Omega-3-Aufnahme durch einen gesteigerten Verzehr von Omega-3-haltigen Nahrungsmitteln beziehungsweise die tägliche Gabe von Omega-3-Ergänzungsmitteln beeinflusste unabhängig von der Dosis die Sterberate (aus egal welchen Gründen) nicht auffällig. Auch auf die Zahl der Herzinfarkte oder Schlaganfälle hatte die erhöhte Zufuhr keine Auswirkung.[15] Wenn man von Nahrungsergänzungsmitteln allein ausgeht, dann ist es möglich, dass Omega-3-Fettsäuren zu einem besseren Verlauf von Herzkrankheiten, aber möglicherweise zu einem schlechteren für Schlaganfälle beitragen. Eine weitere aktuelle Studie[16] sammelte die Informationen aus drei großen US-amerikanischen Untersuchungen der Omega-3-Aufnahme durch Fisch in Zusammenhang mit Typ-2-Diabetes. Überraschenderweise entdeckten sie eine klare Beziehung zwischen der Omega-3-Zufuhr und dem Diabetes-Risiko: Die Menschen mit der größten Omega-3-Aufnahme hatten ein um 25 Prozent erhöhtes Diabetes-Risiko.[16]

Auch die entzündungshemmenden Eigenschaften von Omega-3-Fettsäuren wurden hoch gepriesen.[17,18] Viele Studien zeigten, dass Omega-3-besonders im Vergleich zu Omega-6-Fetten bestimmte biochemische Marker von Entzündungen verbessern kann.[18] Es gibt geringe Hinweise[17] darauf, dass Omega-3-Nahrungsergänzungsmittel einen milden Einfluss auf Gelenkrheumatismus haben. Bei dieser Krankheit sind die Entzündungsprozesse aus dem Gleichgewicht geraten. In einer aktuellen Studie untersuchten Forscher schwerkranke Patienten mit akutem Lungenversagen, die auf der Intensivstation betreut wurden. Ihre Beobachtungen waren nicht so positiv.[19]

Akutes Lungenversagen, auch Schocklunge genannt, ist eine schwere, lebensbedrohliche Kette von Entzündungsprozessen in der Lunge. Oft ist sie die Folge einer schwerwiegenden Infektion. Um zu überleben, müssen die Patienten künstlich beatmet (das heißt an ein Beatmungsgerät angeschlossen) werden. Die Forscher verabreichten den künstlich beatmeten Patienten mit akutem Lungenversagen einen Cocktail aus Omega-3-Fetten, einer anderen Fettsäure und Antioxidantien als Ergänzungsmittel. Anschließend beobachteten sie die Folgen. Der Versuch[19] musste frühzeitig abgebrochen werden, da die Patienten mit dem »entzündungshemmenden« Cocktail länger an den Beatmungsapparat angeschlossen bleiben und mehr Zeit auf der Intensivstation verbringen mussten. Sie litten außerdem länger an Durchfall und starben häufiger. Alle Bestandteile der »entzündungshemmenden« Mischung hatten vorher in Laborversuchen Entzündungen in mittelschweren Entzündungsprozessen eingedämmt. So hatten sie zum Beispiel Einfluss auf Immunzellen gehabt. Und trotzdem gab es unter den behandelten Menschen häufiger Todesfälle! Im Bezug auf Lungenversagen war dies ein wichtiger Versuch. Vorhergehende Studien über Omega-3-Fettsäuren hatten vor allem deren Einfluss auf ein oder zwei bestimmte Biomarker untersucht. Im Gegensatz dazu konzentrierte sich dieses Experiment auf für Patienten wichtige Aspekte: Lebensqualität und Lebensdauer. Das eindeutige Ergebnis: Der Cocktail aus Ergänzungsmitteln erwies sich als schädlich.

Omega-3 ist nicht alles

Und was ist mit den anderen Nährstoffen in Fisch? Fisch besteht hauptsächlich aus viel Eiweiß, relativ wenig Fett, einigen Mineralstoffen (in kleineren Mengen als in den meisten Gemüsesorten) und ein paar Vitaminen in hoher Konzentration. Sein Gesamtvitamingehalt ist allerdings gering. Außerdem enthält Fisch Cholesterin und Umweltgifte – je fetter, desto mehr.

Und Fischeiweiß? Fischprotein hat möglicherweise dieselben Vorteile für die Gesundheit wie anderes tierisches Eiweiß. Als Ganzes gesehen gleichen sich Tierproteine untereinander mehr als Pflanzenproteine. Auch andersherum stimmt das: Pflanzeneiweiße als Gruppe verhalten sich anders als Tiereiweiße. Das zeigte sich besonders gut in Experimenten[20] mit Kaninchen. Diese wurden mit fett- und cholesterinarmer Nahrung gefüttert, die verschiedene Proteine enthielt. Nach 28 Tagen maß man ihr Cholesterin. Die Grafik auf Seite 116/117 illustriert die Ergebnisse: Obwohl es zwischen den verschiedenen pflanzlichen und tierischen Eiweißen große Unterschiede gab, gruppierten sie sich auf dramatische Weise zusammen.

Wenn Fischeiweiß also wirklich anderen tierischen Eiweißen gleicht und wir wissen, dass zu viel der Letzteren Schäden (erhöhtes Blutcholesterin, größere Nierenschäden, schlechtere Knochengesundheit, um nur ein paar zu nennen) anrichten kann, wie beurteilen wir dann letztendlich Fischeiweiß? Mir vergeht jedenfalls die Lust auf Fisch. Außer den Auswirkungen von Fischprotein auf den Körper ist da ja auch noch das Choleste-

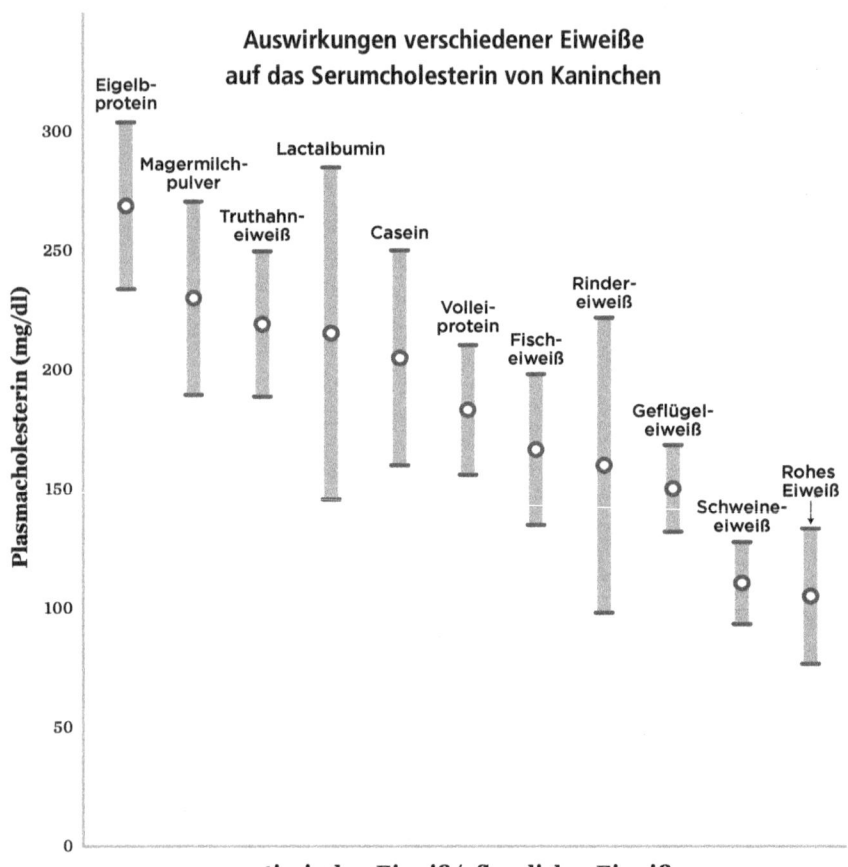

Quelle: Carroll, K. K. Dietary proteins and amino acids—Their effects on cholesterol metabolism. In: Gibney, M. J. und Kritchevsky, D. (Hrsgb.). Current topics in nutrition and disease, volume 8: Animal and vegetable protein in lipid metabolism and atherosclerosis. New York: Alan R. Liss, 1983.]

rin. Schon lange ist bekannt, dass ein niedrigerer Cholesterinspiegel unser aller Ziel sein sollte. Durch Fischverzehr ist das kaum möglich.

Noch ein Problem mit Fisch, das oft durch die Presse geht: Umweltgifte wie vor allem Quecksilber. Die Quecksilberbelastung in der Umwelt schlägt sich in Fisch nieder, und zwar konzentriert. Besonders bei langlebi-

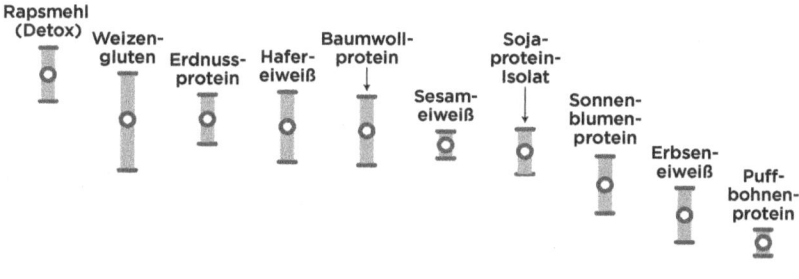

Pflanzliche Proteine

gen Tieren wie zum Beispiel Haien, die andere Fische verzehren, ist das der Fall. Eine erhöhte Quecksilberaufnahme wurde mit einem erhöhten Herzinfarktrisiko in Verbindung gebracht.[21,22] Außerdem wurde festgestellt, dass Quecksilber bei Erwachsenen neurologische Symptome hervorrufen kann. Auch Kinder können von bedeutenden neurologischen Entwicklungsstörungen betroffen sein, wenn sie schon im Mutterleib durch die Ernährung der Mutter hohen Quecksilbermengen ausgesetzt waren. Allerdings gibt es viel weniger Belege dafür, dass die kleinen Mengen in Lebensmitteln dieselben Probleme auslösen können.[23] Genau diese negativen Folgen für die Gesundheit im Gegensatz zum positiven Einfluss von Omega-3-Fetten bilden die Wurzel der ganzen Diskussionen um Fisch und Verzehrmenge. Da Kinder im Mutterleib besonders sensibel auf Umweltgifte durch Belastung der Mutter reagieren, erhalten Schwangere spezielle Ernährungsempfehlungen, die Fisch betreffen.[24] Am Ende ist doch alles sehr verwirrend und das offenbar aufgrund ungenügender Forschungsergebnisse. Zu Beginn des Kapitels habe ich bereits erwähnt, dass die Ernährungswissenschaft riesigen Herausforderungen gegenübersteht: Es ist einfach sehr schwer, einen bestimmten chemischen Stoff oder ein spezielles Lebensmittel unter Tausenden von Ernährungs- und Lebensweisen zu untersuchen und mit gesundheitlichen Problemen in Verbindung zu bringen, die sich über Jahrzehnte entwickeln. Das kann manchmal ganz schön frustrieren.

Angesichts des riesigen Bergs an Forschungsergebnissen glaube ich jedenfalls kaum, dass jemand hieb- und stichfeste Schlüsse ziehen kann. Es gibt viele Beweise dafür – wenn auch nicht immer eindeutig – dass Menschen, die mehr Fisch essen, ein geringeres Herzrisiko haben.[1,3,23,25,26] Des Weiteren haben frühe Studien gezeigt, dass die Omega-3-Fettsäuren in Fisch Risikofaktoren für Herz-Kreislauf-Erkrankungen eindämmen können.[1] Dennoch wurden viele der Beobachtungsstudien (die sich einfach nur Fischverzehr und Krankheitsverlauf anschauten und deren Resultate weniger eindeutig waren) ernsthaft dadurch beeinträchtigt, dass die Forscher andere Ernährungsfaktoren ganz außer Acht ließen. Hinzu kommt außerdem, dass die ursprüngliche Begeisterung über die guten Eigenschaften von Omega-3-Fettsäuren allmählich nachlässt. Aktuelle Studien zeigen nämlich, dass ihre Einnahme keinen großen Nutzen bringt.[15] Den größten Widerspruch zum allseits empfohlenen erhöhten Fischkonsum bildet wahrscheinlich die gleiche Studie, die auch zugesetzten Ölen den Wind aus den Segeln nimmt: Die dramatischste Umkehr von Herzerkrankungen aller Zeiten wurde durch eine Diät erreicht, die weder Fisch noch Fischöl umfasst (aber dafür Omega-3-reiche Pflanzen wie zum Beispiel gemahlene Leinsamen).[27]

Die frustrierende Wahrheit ist, dass ich nicht genau weiß, ob Sie durch kleine Mengen Fisch (80 bis 170 Gramm pro Woche) gesünder oder kränker werden, oder einfach gar keinen Unterschied spüren. Über Folgendes bin ich mir aber hundertprozentig sicher: Zum guten Gedeihen brauchen Sie keinen Fisch. Auf der anderen Seite weist bedeutendes Datenmaterial allerdings auf einen Zusammenhang zwischen Fischverzehr und besserer Gesundheit hin. So wissen wir zum Beispiel, dass einige der gesündesten Bevölkerungsgruppen der Welt regelmäßig kleinere Mengen Fisch zu sich nehmen.[28]

Für alle, die Fisch in Maßen (80 bis 170 Gramm pro Woche) genießen möchten, empfehle ich eine sorgfältige Wahl des Fisches und der Garmethode. Die Tabelle unten hilft Ihnen bei der Auswahl von Fischsorten, die reich an Omega-3-Fettsäuren und arm an Quecksilber sind. Fisch sollte ohne zusätzliches Öl zubereitet werden. Am besten man dämpft oder gart ihn, eingewickelt in Backpapier, im Ofen. Bitte essen Sie keinen gebratenen oder in Fett ausgebackenen Fisch, und nehmen Sie nicht mehr als 170 Gramm pro Woche zu sich. Besonders für Schwangere sind diese Empfehlungen wichtig. Übrigens: Abgesehen von allen gesundheitlichen Bedenken hat die moderne, industrielle Fischerei wirklich sehr negative Auswirkungen auf die Ökosysteme der Meere. Es gäbe noch viel zum Thema Umweltschutz zu sagen, aber das würde den Rahmen dieses Buches sprengen. Für alle, die Herz-Kreislauf-Erkrankungen zu Leibe rücken wollen, sei so viel gesagt: Die bis jetzt besten Ergebnisse erzielte ein Ernährungsprogramm, das Fisch ausdrücklich verbietet.[27] Und genau das empfehle ich meinen Patienten.

Omega-3-Fettsäuren- (EPA + DHA) und Quecksilbergehalt von verschiedenen Fischsorten

	Fisch	EPA + DHA, mg/100 g	Quecksilber µg*/g
Bevorzugt	Lachs, gezüchtet	2648	<0,05
	Anchovis	2055	<0,05
	Hering, Atlantik	2014	<0,05
	Lachs, wild	1043	<0,05
	Sardinen	982	<0,05
	Forelle	935	0,07
	Thunfisch, Weißer	862	0,35
	Hai	689	0,99
	Heilbutt	465	0,25
	Schnapper	321	0,19
	Dorsch, Atlantik	158	0,10
Weniger bevorzugt	Große Goldmakrele	139	0,15

*Mikrogramm

Quelle: Basierend auf Mozaffarian, D. und Rimm, E. B. Fish intake, contaminants, and human health:

Evaluating the risks and the benefits. JAMA: The Journal of the American Medical Association, 2006, 296:1885–1899, eine Zusammenfassung von Daten aus verschiedenen Quellen.]

Eine gute Nachricht habe ich übrigens für alle, die überhaupt keinen Fisch essen: Die Omega-3-Fettsäure (Alpha-Linolensäure oder ALA), aus welcher der Körper EPA und DHA produzieren kann, kommt auch in vielen verschiedenen pflanzlichen Nahrungsmitteln vor. So ist sie zum Beispiel in Bohnen, Hülsenfrüchten (besonders Sojabohnen), grünem Blattgemüse (besonders Spinat) und Walnüssen enthalten. Auch durch den Verzehr von einem Esslöffel gemahlenen Lein- oder ganzen Chiasamen pro Tag ist man ausreichend mit ALA versorgt.

Dabei gibt es allerdings einen Haken. Es wird angenommen[29], dass der Stoff, der ALA in DHA umwandelt auch auf Omega-6-Fettsäuren – oder Linolsäure – wirkt. Wenn also viel Omega-6-Linolsäure vorhanden ist (durch Öle und fettiges Essen), dann kann das den Umwandlungsprozess von ALA in DHA stören. Das ist ein weiterer Grund für die Verminderung von zugesetzten Ölen, denn diese enthalten im Allgemeinen riesige Mengen Omega-6-Fettsäuren.

Bei Veganern ist der DHA-Spiegel niedriger (die vegane Ernährung ist DHA-frei). Allerdings gibt es noch keine Beweise dafür, dass das bei vegan lebenden Erwachsenen oder Kindern zu Problemen führt.[29] Wenn Sie ganz auf Tierprodukte verzichten wollen, dann empfehle ich Ihnen einen Esslöffel geschrotete Leinsamen (ganze Leinsamen kann der Darm nicht verdauen) pro Tag, dazu den Verzehr von reichlich Hülsenfrüchten und grünem Blattgemüse sowie das Vermeiden von Öl. Wie oben erwähnt, enthalten auch Chiasamen und Walnüsse recht große Mengen an Omega-3-Fettsäuren.

Fazit

- Die Schwierigkeiten bei Untersuchungen von Langzeitfolgen, die eine bestimmte Lebensmittelgruppe für chronische Leiden haben könnte, hat zu großer Verwirrung beim Thema Fisch und Gesundheit geführt.

- Viele Studien wiesen eine bessere Herz-Kreislauf-Gesundheit in Bevölkerungsgruppen nach, die mehr Fisch verzehren.

- Die einst so gepriesenen Omega-3-Fettsäuren in Fisch sind letztendlich doch kein Wundermittel für die Gesundheit wie früher angenommen. Trotzdem sind sie lebenswichtig.

- Andere Nährstoffe und Umweltgifte in Fisch können der Gesundheit schaden.

- Wenn Sie Fisch essen, dann besser in Maßen (80 bis 170 Gramm pro Woche). Bereiten Sie ihn ohne zusätzliche Öle oder Fette zu und verzehren Sie nicht mehr als 170 Gramm pro Woche.

- Wenn Sie auf Fisch verzichten, dann decken Sie Ihren Omega-3-Bedarf mit gemahlenen Lein- oder ganzen Chiasamen sowie reichlich grünem Blattgemüse und Hülsenfrüchten. Vermeiden Sie Speiseöle; sie können die Umwandlung von Omega-3-Fettsäuren in EPA und DHA behindern.

8.

Finger weg von Weizen?

———————————•———————————

Meine erste Begegnung mit Frau Alport (nicht ihr richtiger Name), eine Dame in den Mittfünfzigern, hatte ich auf dem Bildschirm. Ich erhielt ihre Laborwerte von einem Kollegen, der sie nach der Sprechstunde zur Blutuntersuchung geschickt hatte. Die Ergebnisse waren einfach furchtbar und zeigten einen erschreckend niedrigen Hämoglobinwert. Hämoglobin ist ein entscheidendes Molekül in unseren roten Blutkörperchen, es trägt nämlich den Sauerstoff. Die Hämoglobinwerte können sinken, wenn Blut aus den Gefäßen austritt (wie zum Beispiel bei großen Wunden) oder wenn das Molekül in den Blutgefäßen zerstört wird (wie bei einigen Autoimmunkrankheiten). Manchmal ist es aber auch so, dass der Körper einfach nicht genügend hämoglobinhaltige Blutkörperchen produziert. Ihm muss es schon sehr schlecht gehen, wenn er solch lebenswichtige Funktionen nicht mehr ausführen kann. Und genau das war der Fall bei Frau Alport. Ihr Hämoglobinwert lag bei 7, das untere Ende eines normalen Werts liegt bei 11,2. Kurz: Sie litt unter starker Blutarmut. Menschen mit solch niedrigen Werten, die dazu auch noch Symptome wie Ohnmachtsanfälle, Brustschmerzen und/oder Blutungen aufweisen, bekommen normalerweise sofort Bluttransfusionen. Das Seltsame an Frau Alport war aber, dass sie keine bestimmten Symptome hatte! Sie war wegen schwacher, aber anhaltender Muskel- und Gelenkschmerzen in die Klinik gekommen und weil sie noch ein paar Papiere brauchte.

Ich schickte sie sofort zu einer Darmspiegelung, um sicherzugehen, dass sie keine versteckten oder winzig kleinen Blutungen im Darm hatte. Die Ergebnisse waren tadellos. Weitere Blutuntersuchungen zeigten, dass sie an einem schweren Eisenmangel litt (Eisen wird zum Produzieren von hämo-globinhaltigen roten Blutkörperchen gebraucht), hinzu kam ein Mangel an Folsäure. Ihr fast unglaublich extremer Eisenmangel war wahrscheinlich der Grund ihrer schweren Anämie. Ich fragte mich, was genau im Körper dieser Frau vor sich ging, die herumlief, als ob nichts wäre.

Nach ein paar weiteren Untersuchungen fanden wir schließlich die Ur-sache des Problems: Frau Alport litt an Zöliakie. Diese verheerende Reakti-on auf Gluten, das Klebereiweiß in Getreide, hatte sich katastrophal auf ihre Darmfunktionen ausgewirkt. Ich stellte außerdem Osteoporose (Knochen-brüchigkeit) und schwere Hüftosteopenie (verringerte Knochendichte) fest. Erstere erhöhte ihr Bruchrisiko an der Wirbelsäule, letztere ihr Verletzungs-risiko an der Hüfte. Ihre Zöliakie war so ausgeprägt, dass sie zwar sehr viel aß, aber keine Nährstoffe wie Eisen, Folsäure und Kalzium aus der Nahrung aufnahm. Ihr Darm war extrem von der Krankheit angegriffen.

Und all das aufgrund von … Gluten!

Nach so einem Patienten macht man sich natürlich schnell Sorgen um die potenzielle Schädlichkeit von Getreide. Eine solche Situation wirft vie-le Fragen auf, speziell zum Thema Weizen. Die Weizenallergie ist in al-ler Munde, und die Mainstream-Presse macht Panik, dass Weizen an ei-ner Vielzahl von Krankheiten schuld sein könnte. Nach dem Lesen von ein paar Bestseller-Ratgebern könnte man denken, dass wir ohne Gluten alle dünn und gesund sein und wie die Steinzeitmenschen fröhlich durch die Prärie springen würden.

Ich erkläre gleich, warum auch ich meine ernsten Vorbehalte gegen Wei-zen habe. Allerdings glaube ich, dass er momentan in übertriebener Weise zum allgemeinen Sündenbock gemacht wird. Wir sind zu weit gegangen in unserem Kampf gegen das Getreide. Viele werfen ihm die Schuld an all un-seren Krankheiten vor, von Diabetes bis zu Hirnerkrankungen über Fett-leibigkeit und generelles Unwohlsein. Viel zu viele Menschen machen Wei-zen für all ihre Gelenkschmerzen, Erschöpfungszustände und Bauchweh verantwortlich. Sie ziehen Bücher zurate, die erstaunlicherweise den unbe-grenzten Konsum von Ölen, Käse und anderen Tierprodukten empfehlen. Anders gesagt schieben sie die Schuld für ihre Krankheiten dem Weizen in die Schuhe und müssen so nicht ihre anderen schlechten Essgewohnheiten in Angriff nehmen.

Vor Beginn dieser Diskussion erachte ich es als wichtig, die Rolle von Weizen in der typisch westlichen Ernährungsweise zu betrachten. Nordamerikaner und Europäer essen viel Getreide. Der durchschnittliche US-Bürger verzehrt fast zweihundert Gramm pro Tag.[1] Anhand der folgenden Liste kann man sich besser vorstellen, wie viel zweihundert Gramm genau sind.

200 Gramm Getreide entsprechen in etwa …[1]

200 Gramm trockenen Nudeln, Reis oder Frühstückzerealien	180 Gramm Cornflakes
	7 Scheiben Brot
480 Gramm gekochten Nudeln	7 kleinen Brötchen
180 Reis oder Frühstücksbrei	3 ½ Bagels

Zweihundert Gramm Getreide umfassen alle Getreidearten, auch Reis und Weizen. Allerdings verzehren besonders US-Amerikaner und Westeuropäer viel mehr Weizen als anderes Getreide. Also können wir mit Sicherheit davon ausgehen, dass fast die ganzen zweihundert Gramm Getreide aus Weizen bestehen. Wir essen einfach Unmengen davon. Es gibt tatsächlich nur zwei Lebensmittelgruppen, mit denen über fünfzig Prozent der US-Bürger ausreichend versorgt sind: Getreide und Eiweiß (hauptsächlich aus tierischen Quellen).[2]

Vielleicht ist also doch etwas dran; vielleicht sind wir wirklich gleichermaßen weizen- wie fleischabhängig? Ganz so einfach ist es nicht. Wenn wir uns nämlich Vollkorn anschauen, dann sieht es schon ganz anders aus: In den USA zum Beispiel sind wir alles andere als Vollkornesser; ganze neunzig Prozent der Bevölkerung essen weniger als die empfohlene Tageszufuhr von circa 85 Gramm.[3] In Wirklichkeit stammen weniger als zehn Prozent unseres täglichen Getreideverbrauchs aus Vollkorn. Wenn wir also das Äquivalent von sieben Brotscheiben pro Tag verzehren, dann besteht nur eine halbe Scheibe davon aus Vollkorn und der Rest aus Weißmehl.[3]

In Wahrheit ist es also vielmehr so, dass wir von verarbeitetem Getreide abhängig sind. Dieses findet sich häufig in hochraffinierten Teigmischungen, die außerdem verschiedene Öle, verarbeitete Sirupe und andere Zuckerarten enthalten. Was genau ich damit meine, ist in der folgenden Tabelle zu sehen. Sie zeigt, welche Lebensmittel aus verarbeitetem Getreide wir zu uns nehmen und welchen Anteil sie an unserem Gesamtverzehr von raffiniertem Getreide sie haben.[4]

Quellen von verarbeitetem Getreide und ihr Anteil am Gesamtverzehr raffinierten Getreides

Hefebrot	26,4 %
Desserts auf Getreidebasis	9,7 %
Pizza	9,2 %
Nudeln und Nudelgerichte	7,7 %
Mexikanische gemischte Speisen	7,5 %
Reis und Reisspeisen	5,3 %
Kartoffel-, Mais- oder andere Chips	4,5 %
Geflügel und Geflügelgerichte	3,9 %
Backmischungen	3,6 %
Burger	3,4 %
Cracker	3,1 %
Frühstückszerealien	3,0 %
Brezeln	2,0 %

Quelle: Basierend auf Bachman, J. L., Reedy, J., Subar, A. F., und Krebs-Smith, S. M. Sources of food group intakes among the US population, 2001–2002. Journal of the American Dietetic Association, 2008, 108:804–814.]

Wenn beliebte Diätbücher und -programme also von einer Weizensucht sprechen, dann sollte man sich Folgendes vor Augen halten: Weißbrot, Kekse, Kuchen (sowie andere Desserts auf Getreidebasis) und Pizza sind unsere Top-3-Suchstoffe. Es ist tatsächlich so, dass die Mehrheit des von uns verzehrten Getreides Teil von hochverarbeiteten Produkten ist, die außerdem Fett, Salz, Zucker, Fleisch und/oder Tierprodukte enthalten. Eines der Bestseller-Bücher[5] über Weizen als Wurzel alles gesundheitlichen Übels beschreibt die USA als »Vollkorn-Nation«.

Solche Aussagen könnten falscher gar nicht sein. Wir sind nämlich eine Nation, die hauptsächlich Fleisch, Käse und extrem verarbeitete Lebensmittel isst.

Wenn man also von Menschen hört, die sich nach einem kompletten Weizenverzicht besser fühlen, dann sollte man das relativieren. Es ist nämlich sehr wahrscheinlich, dass sie vorher Pizza (voller Käse, Fett und Salz), Brot (größtenteils Weißbrot), Kekse, Kuchen und andere fett- und zuckerreiche Desserts sowie Pasta (die wir oft mit reichlich zusätzlichem Fett, Käse und Salz verzehren) gegessen haben. Entsagt man nun also diesen ganzen kalorienreichen Fertiggerichten, dann verliert man natürlich an Gewicht und fühlt sich besser. Passiert das nun aufgrund des Weizenverzichts oder weil man keine kalorienreichen, verarbeiteten Lebensmittel mehr zu sich nimmt? Ich bin mir da nicht sicher.

Ich will Weizen hier auf keinen Falls als unschuldig darstellen. Für manche Menschen sind seine schädlichen Auswirkungen nur allzu spürbar. Am Beispiel von Frau Alport sieht man, wie verheerend sie sein können.

Schwerwiegende Reaktionen auf Weizenverzehr können in drei große Kategorien eingeteilt werden: allergische Reaktionen, Autoimmunreaktionen und »andere« (weder allergisch noch autoimmun).[6] Die meisten Menschen befürchten, dass sie an Glutenunverträglichkeit ohne Zöliakie leiden könnten. Anders gesagt glauben sie, dass ihnen durch Gluten unwohl wird, obwohl sie nicht zöliakisch sind. Das fällt unter »andere Reaktionen«. Die Kategorien lassen sich nicht immer genau voneinander trennen. Sie sind auch nicht perfekt, genau wie andere Versuche, für schwer verständliche Gesundheitsprobleme einen Begriff zu finden. Trotzdem können uns diese Kategorien dabei helfen, unser Wissen über Weizen zu erweitern. Wo liegt die Grenze zwischen Wirklichkeit und Übertreibung?

Allergische Reaktionen

Im klassischen Sinne sind allergische Reaktionen negative Ereignisse, die Minuten bis Stunden nach dem Verzehr bestimmter Stoffe (Allergene) in Lebensmitteln auftreten. Lebensmittelallergien sind besonders bei Kleinkindern verbreitet; die meisten lassen mit der Zeit nach.[7] Um uns nicht ganz in der Komplexität des Immunsystems zu verlieren, sei hier nur gesagt, dass ein Antikörper namens Immunoglobulin E (IgE) auf solche Reize reagiert. Wenn man das Immunsystem als Armee betrachtet, dann ist ein Antikörper wie ein Fußsoldat mit einem großen Aktionsradius. Er nimmt es mit dem Feind auf und ruft Verstärkung. Zu Beginn dieses Prozesses wird das Lebensmittelpartikel – oft ein Protein – als Fremdkörper registriert. Das Immunsystem reagiert nun mit einem komplexen Prozess, bei dem das IgE aktiv wird. Ähnlich verteidigt sich der Körper auch bei Bienenstichen oder der Einnahme von allergieauslösenden Medikamenten. Das IgE veranlasst bestimmte Zellen zur Freisetzung von Histamin und vielen anderen Substanzen (deshalb empfehlen Ärzte ein Antihistaminikum wie Diphenhydramin für leichte allergische Reaktionen). Die Allergene führen zur Erweiterung der Blutgefäße und zu Gegenwirkungen wie Juckreiz, Schwellungen und Rötung. Die Folge können Schwellungen an den Lippen, der Zunge und am Hals sein; außerdem Hautreaktionen wie Nesselsucht (vorübergehend juckende, rote und angeschwollene Bereiche an verschiedenen Körperstellen). In schweren Fällen führen allergische Reaktionen zu Anaphylaxie, einem lebensbedrohlichen Blutdruckabfall oder schwere Atembeschwerden. All das geschieht normalerweise schon Minuten bis Stunden nach dem Verzehr des allergieauslösenden Lebensmittels. IgE ist unverzichtbar für diese Art von allergischen Reaktionen, denn es bringt den Stein der körperlichen Abwehrprozesse ins Rollen.

Es gibt allerdings auch allergische Reaktionen, bei denen IgE keine Rolle spielt. Diese entstehen oft über einen längeren Zeitraum. Beispiele solcher Reaktionen sind Entzündungen an verschiedenen Stellen des Magen-Darm-Trakts (sie tragen so exotische Namen wie Eosinophile Ösophagitis, Eosinophile Gastroenteritis, Nahrungsproteininduzierte Allergische Proctocolitis oder Enterocolitis[7]). Typische Symptome solcher Allergien sind Erbrechen, Durchfall, Reflux, Blut und Schleim im Stuhl sowie starke Bauchschmerzen (Koliken). Auch bestimmte Hautreaktionen fallen in die Kategorie der nicht durch IgE verursachten Reaktionen. Dazu gehören vor allem Ekzeme; der Zusammenhang zwischen Lebensmittelallergien und Ekzemen ist allerdings hoch kompliziert und schwer zu verstehen.[7]

Unzählige Lebensmittel können Allergien auslösen. Abhängig davon, wie eine Lebensmittelallergie definiert und bestätigt wird, gibt es extrem unterschiedliche Berichte über die Zahl der Betroffenen. Aus Studien, die Teilnehmer einfach nach ihren Erfahrungen mit Lebensmittelallergien fragen, geht oft ein viel höheres Vorkommen hervor als das bei Untersuchungen der Fall ist, die objektive Belege für eine Allergie fordern.[8] Provokationsdiäten sind die sicherste Methode der Allergiediagnose. Das ist besonders dann der Fall, wenn die Person gar nicht weiß, ob das mögliche Allergen in der Nahrung enthalten ist. In Studien wird diese Methode indes selten angewandt. Die Liste unten zeigt die Lebensmittel, die am häufigsten zu Allergien führen.

Mögliche allergieauslösende Lebensmittel und die Häufigkeit, mit der sie zu allergischen Reaktionen führen[7,8,9].

Kuhmilch (das häufigste Lebensmittelallergen)

Eier (häufiger)

Schalentiere (häufiger)

Erdnüsse (häufiger)

Fisch (häufig)

Nüsse und Mandeln (häufig)

Obst (häufig)

Weizen (weniger häufig)

Soja (weniger häufig)

Gemüse und Hülsenfrüchte außer Erdnüsse (weniger häufig)

Großen aktuellen Studien[8] zufolge geben zwölf bis dreizehn Prozent der Menschen an, allergisch auf eins der folgenden Lebensmittel zu reagieren: Kuhmilch, Eier, Schalentiere, Erdnüsse und Fisch. Ein kleinerer Anteil ist allergisch auf die anderen Lebensmittel der Liste.[7-9] Kuhmilch ist das häufigste Allergen, sechs bis sieben Prozent der Kinder und ein bis zwei Prozent der Erwachsenen reagieren darauf nach eigenen Angaben allergisch.[7] Untersuchungen, die sich hingegen auf richtige Provokationsdiäten stützten, gaben im Gegensatz dazu an, dass nur um die drei Prozent der Menschen allergisch auf eins der häufigsten Allergene reagieren. Die meisten Lebensmittelallergien (außer Nussallergien) verwachsen sich mit dem Alter und sind bis zur späten Jugend oft verschwunden.[7] Wie ich bereits zuvor erwähnte habe, ist keine der genannten Zahlen sehr verlässlich.

Wenn man aktuellen Studien[7-9] Glauben schenkt, dann löst Weizen übrigens seltener allergische Reaktionen aus als andere problematische Nahrungsmittel. Allerdings gehen die Ergebnisse dieser Untersuchungen sehr weit auseinander, je nachdem, welche Testmethode benutzt wurde. Reaktionen auf Weizen schlugen sich besonders auf der Haut, im Magen-Darm-Trakt und in den Atemwegen nieder.[6] Bei einem kleinen Anteil von Bäckern verursacht das tagtägliche Einatmen von Weizenmehl Atemwegsbeschwerden und laufende Nasen. Prozentual gesehen leiden mehr Bäcker an diesen Symptomen als die allgemeine Bevölkerung. Manche Menschen beobachten Hautreaktionen (Juckreiz und Rötung), wenn sie mit Weizen in Kontakt kommen. Wieder andere leiden an einem seltsamen Phänomen: Wenn sie nach dem Verzehr von Weizen Sport machen, dann kommt es bei ihnen zu Juckreiz und Rötung sowie in manchen Fällen zu einer schweren systemischen Reaktion (Anaphylaxie).

Weizenallergien kommen also durchaus vor, sollten aber den meisten Menschen keine großen Sorgen bereiten. In Wirklichkeit führen andere Lebensmittel viel öfter zu allergischen Reaktionen.

Autoimmunreaktionen auf Weizen

Autoimmunreaktionen auf Weizen und anderes Getreide sind hingegen ein ernsthafter Anlass zur Sorge. In diese Kategorie der Reaktionen fallen Zöliakie, eine damit verbundene Hautkrankheit namens Hepatitis herpetiformis und die Gluten-Ataxie[6], ein ebenfalls damit zusammenhängendes neurologisches Leiden. Einige wissenschaftliche Belege bringen außerdem Weizen mit dem Typ-1-Diabetes in Verbindung.

Die Zöliakie ist dabei die wohl bekannteste Autoimmunreaktion auf Weizen sowie auch auf Roggen, Dinkel und andere Getreidearten. Aber wie sieht sie genau aus? Viele Einzelheiten sind noch unbekannt, aber Fakt ist: Das Immunsystem des Patienten reagiert empfindlich auf das sogenannte Gluten, ein Gemisch von Eiweißstoffen in Getreide. Es greift an, wenn Gluten von den Darmzellen absorbiert wird. Die Folge ist ein schwer entzündeter, dysfunktionaler Dünndarm. Dieser Zustand führt wiederum zu verschiedenen Symptomen und Komplikationen. Der ganze Prozess zusammen mit seinen Symptomen und Komplikationen kann sich entweder ganz schnell über Wochen entwickeln oder sich über Jahrzehnte hinziehen. Außerdem kann die

Krankheit auch aussetzen. Das bedeutet, dass die Sensibilisierung auf Gluten zwar stattgefunden hat (bestätigt durch Blutuntersuchungen), sich aber nie Symptome zeigen. Zöliakie kann bereits in Kleinkindern mit der ersten Portion Getreide oder auch erst später im Leben entstehen. Ein bedeutender Prozentsatz der Erkrankten erhält die Diagnose erst nach dem 60. Lebensjahr.[10]

Seit Zöliakie in den letzten zehn bis fünfzehn Jahren immer mehr als Erkrankung anerkannt wurde, fand man heraus, dass mehr Menschen an der Krankheit leiden als ursprünglich angenommen. Eine Studie aus dem Jahr 2003[11] berechnete ihr Vorkommen aufgrund von Blutuntersuchungen und Darmbiopsien. Dabei kam heraus, dass einer von 133 Menschen ohne Zöliakie-Risiko von der Erkrankung betroffen ist. Zu Menschen mit hohem Zöliakie-Risiko zählen solche, bei denen bereits ein Familienmitglied erkrankt ist sowie jene, die an typischen Symptomen oder zugehörigen Krankheiten leiden. Die Tabelle unten zeigt das Zöliakie-Vorkommen nach bestimmten Gruppen.

Zöliakievorkommen

Menschen mit einem Verwandten ersten Grades, der an der Krankheit leidet	1 in 22 erkrankt ebenfalls
Menschen mit einem Verwandten zweiten Grades, der an der Krankheit leidet	1 in 39 erkrankt ebenfalls
Menschen mit typischen Symptomen (chronischer Durchfall, Bauchschmerzen oder Verstopfung) oder mit zugehörigen Krankheiten (Typ-1-Diabetes, Downsyndrom, Anämie, Arthritis, Unfruchtbarkeit, Osteoporose, medizinisch diagnostizierter Kleinwuchs)	1 in 56 erkrankt
Menschen, die in keine der oben genannten Kategorien fallen	1 in 133 erkrankt

Quelle: Fasano, A., Berti, I., Gerarduzzi, T., Not, T. et al. Prevalence of celiac disease in at-risk and not-at-risk groups in the United States: A large multicenter study. Archives of Internal Medicine, 2003, 163:286–292.]

Die häufigsten Symptome bei Zöliakie sind chronischer Durchfall, Gewichtsverlust und Blähbauch (vierzig bis fünfzig Prozent der Betroffenen leiden an diesen Symptomen[12]). Andere wiederum erkranken an Anämie,

Bauchbeschwerden, Mundfäule, Müdigkeit, Leberentzündung, Knochenschwund oder einer besonderen Anfälligkeit für Blutergüsse. Eine schwere, unbehandelte Zöliakie kann bei manchen Menschen zu Osteoporose, Unfruchtbarkeit und wiederholten Fehlgeburten führen. Viele dieser Sekundärsymptome entstehen durch die schlechte Nährstoffaufnahme in einem chronisch schwer entzündeten Dünndarm. Andere damit verbundene Krankheiten sind ein bestimmter Hautausschlag (Dermatitis herpetiformis) und ein neurologisches Leiden (Gluten-Ataxie)[12], dazu später mehr.

Zöliakie ist eine furchtbare Krankheit. Sie entsteht durch die Aufnahme von Gluten aus glutenhaltigem Getreide wie Weizen, Dinkel, Gerste und Roggen. Aber es gibt gute Neuigkeiten: Durch den Verzicht auf glutenhaltige Lebensmittel kann der Großteil der Betroffenen seine Erkrankung heilen, denn der Darm funktioniert dann wieder normal. Wenn man sich den vereinfachten Stammbaum der geläufigsten Getreidesorten in der Darstellung unten anschaut, dann sieht man, dass genau ein genetischer Ast der Störenfried ist. Kleine Mengen an Hafer scheinen den meisten Zöliakie-Patienten nichts auszumachen, aber bei einigen können sie zu Symptomen führen.[12] Reis, Mais, Buchweizen, Hirse und Sorghum (nicht im Bild, aber dem Mais evolutionstechnisch nahe) und Teff (auch Äthiopisches Liebesgras genannt; ein Getreide, das man in Teilen Afrikas verwendet) können Betroffene bedenkenlos verzehren. Es handelt sich bei diesen Sorten um sogenannte Scheingetreide bzw. um Getreidesorten, die nur sehr fern mit Weizen, Gerste und Roggen verwandt sind.[13]

Wenn also der Verzicht auf Weizen (aber auch andere Getreidesorten) all die genannten Beschwerden beseitigt, können wir dann sagen, dass Weizenverzehr krank macht? Nein, das können wir nicht. Fast jeder isst Weizen und es gibt hundert Mal mehr Personen, die nicht an Zöliakie erkranken als Betroffene. Warum erkranken einige Menschen und andere nicht? Die ehrliche Antwort ist: Das wissen wir noch nicht. Das Erkrankungsrisiko steht in Verbindung mit einer genetischen Veranlagung. Die meisten Zöliakie-Kranken besitzen eins dieser zwei Gene: HLA-DQ2 und HLA-DQ8. Ja tatsächlich ist es so, dass fast alle Betroffenen eins oder einen Teil dieser Gene in sich tragen (üblicherweise HLA-DQ2).[14] Die Genetik ist allerdings sehr kompliziert. Neben den HLA-Genen gibt es nämlich mindestens 39 weitere Gene, die in der genetischen Neigung zu Zöliakie eine Rolle spielen könnten.[15]

Vereinfachter Stammbaum üblicher Getreidesorten

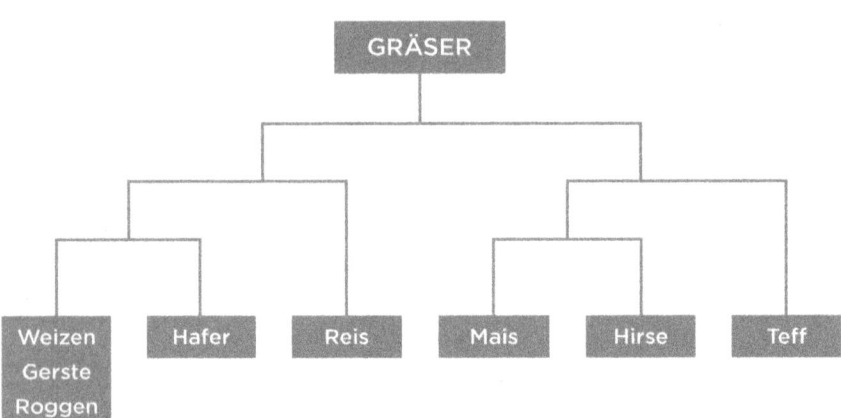

Quelle: Basierend auf Kellogg, E. A. Evolutionary history of the grasses. Plant Physiology, 2001, 125:1198–1205.]

Gene allein führen aber noch nicht zur Krankheit. HLA-DQ2 kommt zum Beispiel in 35 Prozent aller Europäer und deren Nachfahren vor.[16] Dennoch erkrankt nur ein Prozent davon an Zöliakie. Hinzu kommt noch, dass der Konsum von Weizen nicht ausreichend für die Entwicklung der Krankheit ist. Tatsächlich sind viele Menschen mit beiden Genen und lebenslangem Getreide- und Weizenverzehr kerngesund. Erst im Alter zeigt sich die Krankheit. Warum diese dann erst ausbricht, ist bisher noch ungeklärt. Anders gesagt sind die HLA-Gene und der Verzehr von Weizen und anderem Getreide Voraussetzungen für eine Zöliakie-Erkrankung, aber sie rufen diese nicht allein hervor.

In einer besonders interessanten Studie beobachtete eine Gruppe von Wissenschaftlern in Finnland[17] Kinder mit beiden HLA-Genen, die dadurch einem erhöhten Zöliakie-Risiko ausgesetzt waren. Die Wissenschaftler maßen Antikörper im Blut, die mit der Krankheit in Zusammenhang stehen. Diese Kinder ernährten sich auf normale, weizenhaltige Weise. Bei circa vier Prozent der Kinder wurden in Blutuntersuchungen Antikörper nachgewiesen, die glutenverwandte Proteine angriffen. Man könnte annehmen, dass diese Kinder mit ihrer getreidehaltigen Ernährung, den richtigen Genen und einer Immunreaktion auf glutenverwandte Proteine an Zöliakie erkranken würden. In Wirklichkeit verloren 49 Prozent von ihnen allerdings spontan ihre Haupt-Antikörper gegen die glutenverwandten Eiweiße. In ihnen fanden sich also keine der Antikörper mehr, die normalerweise mit Zöliakie in Verbindung gebracht werden.[17] All das passierte, während sie weiterhin Weizen, Roggen und anderes Getreide zu sich nahmen. Etwas in ihren Umgebungen, in ihren Immunsystemen oder in ihren Därmen musste sich verändert haben, damit ihre Körper keine Antikörper gegen die weizenverwandten Proteine mehr produzierten.

Eine Studie aus Frankreich[18] führte zu ähnlichen Ergebnissen. Diese untersuchte 61 Erwachsene, bei denen Zöliakie schon im Kindesalter diagnostiziert wurde. Diese 61 Patienten begannen einige Zeit nach ihrer Diagnose wieder mit der Weizenaufnahme, da sie keine Symptome nach dem Verzehr mehr spürten. Ein Großteil von ihnen litt nach wie vor zu einem gewissen Grad an Zöliakie, auch ohne bemerkbare Symptome. Die Mehrzahl erkrankte öfter an Osteopenie und Osteoporose (Knochenschwund). Daraus kann man schließen, dass die meisten Zöliakie-Patienten auch ohne offensichtliche Symptome auf Dauer glutenfrei essen sollten. Bemerkenswert ist, dass zwanzig Prozent der Erkrankten mit einer Diagnose im Kindesalter wieder glutenhaltige Nahrung zu sich nehmen konnten, und zwar ganz ohne jegliche Beschwerden und ohne Anzeichen von Darmschädigungen oder ähnlichen Problemen.[18] Die Wissenschaftler konnten nicht erklären, warum das so war. Ihnen fiel lediglich auf, dass bei vielen der anscheinend »Geheilten« schon sehr früh Zöliakie diagnostiziert worden war.[18]

Hiermit wird deutlich, dass hinter Zöliakie etwas mehr steckt als nur Gluten und Gene. Was genau das ist, wissen wir jedoch noch nicht. Viren könnten eine große Rolle spielen[19], oder das Stillen in der Säuglingszeit sowie das Timing der ersten festen Nahrung.[20,21] Interessante Forschungsarbeiten weisen darauf hin, dass andere Nährstoffe den Verlauf der Krankheit beeinflussen können.[22] Studien haben außerdem gezeigt, dass Variationen in unserer natürlichen Darmflora ebenfalls eine wichtige Rolle spielen könnten.[23] Aber nichts davon konnte bis jetzt hundertprozentig bewiesen werden. Es wird sicherlich noch eine Zeit dauern, bis es mehr Sicherheit über das Thema gibt.

Ungeachtet der Ungereimtheiten wissen wir genug über Zöliakie, um uns Sorgen zu machen. Die Krankheit kommt so häufig vor, dass jeder Hausarzt ein paar betroffene Patienten betreut. Die Krankheit ist ernst genug, um eine totale Ernährungsumstellung nötig zu machen. Frau Alport ging zum Beispiel zu einer streng glutenfreien Diät über. Ihre Darmgesundheit veränderte sich, und sie nahm entsprechend an Gewicht zu. Durch Eisen- und Folsäure-Ergänzungsmittel normalisierte sich ihr Hämoglobinwert innerhalb von sieben Monaten, auch andere Blutwerte verbesserten sich. Als ihr Arzt betrachtete ich ihre Genesung mit Freude. Leider ging die Krankheit nicht ganz spurlos an Frau Alport vorüber: In relativ jungem Alter leidet sie bereits an ernsten Knochenproblemen.

Meine Meinung über Getreide und speziell zu Weizen ist demnach gespalten. Ich verteidige ihn generell als Quelle für eine gesunde Ernährung, aber mit einem gewissen Vorbehalt: Manche Menschen müssen einfach strengstens auf Gluten verzichten oder sie riskieren die ernsten körperlichen Folgen von Zöliakie. Für diese Menschen heißt es: Finger weg von Weizen und anderem Getreide!

Fazit

- Glutenfreie Ernährung ist einer der bekanntesten Ernährungstrends unserer Zeit.

- Die westliche Ernährungsweise umfasst große Weizenmengen, die in Form von hochverarbeiteten Lebensmitteln verzehrt werden.

- Es gibt drei Kategorien gesundheitlicher Probleme durch Weizen und anderes Getreide: Allergien, Autoimmunkrankheiten und »andere« (Nicht-Zöliakie-Gluten-Sensitivität). Echte Weizenallergien sind selten.

- Etwa einer unter hundert Menschen leidet an Zöliakie, einem sehr ernsten autoimmunen Auslöser für Darmfehlfunktionen, der zu Blut-, Knochen- und anderen systemischen Problemen führen kann.

9.

Eine glutenfreie Welt

———————•———————

Im letzten Kapitel habe ich drei weitere Autoimmunkrankheiten erwähnt, die mit Gluten in Verbindung stehen: Dermatitis herpetiformis, Gluten-Ataxie und Typ-1-Diabetes. Es macht Sinn, diese Krankheiten kurz zu erläutern. Anschließend wenden wir uns dem häufigsten Problem zu: Unwohlsein nach Gluten-Verzehr ohne Anzeichen von Zöliakie, anderen Autoimmunkrankheiten oder Weizenallergie.

Unter Dermatitis herpetiformis versteht man einen Hautausschlag, der bei Zöliakie-Patienten auftritt. Dabei kommt es an verschiedenen Körperteilen zu einer juckenden, brennenden Flechte mit Bläschenbildung. Meistens findet man sie an den Ellenbogen, den Knien, dem Gesäß und manchmal auch an Hals und Kopfhaut. Die Krankheit ist noch seltener als Zöliakie, nur ein paar Menschen unter 10 000 erkranken daran.[1] Mit einer glutenfreien Ernährung verschwindet der Ausschlag wieder. Wem die Hautkrankheit also diagnostiziert wird, der sollte auch auf Zöliakie untersucht werden und sich glutenfrei ernähren.[2]

Gluten-Ataxie ist eine weitere Autoimmunreaktion auf das Klebereiweiß in Getreide. Wer an einer »Ataxie« leidet, der kann seine Muskelbewegungen nicht mehr steuern. Die Krankheit kann verschiedene Formen annehmen: Jemand mit einer Gang-Ataxie läuft zum Beispiel so, als ob er oder sie leicht betrunken wäre. Eine Ataxie kann ein sehr lähmendes neurologisches Symptom sein. Sie entsteht nur selten einfach so, fast immer gibt es einen tiefer liegenden Grund. Ein überraschend großer Teil der Betroffenen (um die 25 Prozent) trägt Antikörper gegen Gluten in sich.[2] Leider ähnelt das Protein sehr einer Zelle im Kleinhirn, und das Kleinhirn ist für die Bewegungskoordination zuständig. Also greift das Immunsystem auch die Kleinhirnzellen an, und das wiederum kann zu Gluten-Ataxie führen. Von diesem neurologischen Problem Betroffene sollten sich unbedingt auf eine Autoimmunempfindlichkeit gegen Gluten untersuchen lassen[2] und bei einem positiven Test-Ergebnis auf eine glutenfreie Ernährung umstellen. Das kann weitere Schäden verhindern, während bereits vorhandene Verletzungen im Kleinhirn leider oft nicht mehr umkehrbar sind.

Auch Typ-1-Diabetes wurde mit Zöliakie in Verbindung gebracht. Die ehemals als »juveniler Diabetes« bezeichnete Zuckerkrankheit tritt viel seltener auf als die vom Typ 2. Letztere steht in starkem Zusammenhang mit Fettleibigkeit, deshalb hören wir auch öfter von ihr in den Medien. Es kommt zu Typ-1-Diabetes, wenn das Immunsystem die Bauchspeicheldrüse angreift. Dabei wird die Fähigkeit der Drüse zur Insulinproduktion zerstört. Insulin ist aber lebensnotwendig, da es den Blutzucker im Körper reguliert. Zöliakie wurde auch mit anderen autoimmunen Fehlfunktionen in Verbindung gebracht[3], allerdings ist der Zusammenhang mit Typ-1-Diabetes wissenschaftlich am besten erwiesen. Etwa fünf Prozent der Diabetes-Patienten leiden auch an Zöliakie[4], bedeutend mehr also als das eine Prozent der allgemeinen Bevölkerung. Untersuchungen der Hintergründe beider Krankheiten weisen darauf hin, dass Gluten einige Aspekte von Typ-1-Diabetes verursachen oder verschlechtern kann.[5,6] Andere Studien zeigten wiederum das Gegenteil. Nämlich, dass Getreide im Vergleich zu anderen Lebensmittel schützend wirkt.[7]

Genau wie bei Zöliakie gibt es auch bei Typ-1-Diabetes noch sehr viele offene Fragen. Andere Lebensmittel, zum Beispiel Kuhmilch und Soja, wurden ebenfalls mit Typ-1-Diabetes in Verbindung gebracht. Von allen untersuchten Lebensmitteln gibt es die fundiertesten Beweise für einen Zusammenhang zwischen Kuhmilch und Typ-1-Diabetes.[8,9] Es ist das Nahrungsmittel, das diese Krankheit mit größter Wahrscheinlichkeit verursacht. Obwohl noch viel Forschungsarbeit nötig ist, bevor wir uns ganz sicher sein können, meine ich: Wer glaubt, dass Weizen der Hauptgrund für Typ-1-Diabetes ist, der ignoriert eine viel ernstere Gefahr, nämlich die Kuhmilch.

Nicht-Zöliakie-Gluten-Sensitivität

Fassen wir einmal zusammen, was wir bis jetzt aus unserer Diskussion über Getreide und Weizen gelernt haben: Eine echte Allergie gegen Weizen ist möglich, aber sehr selten. Sie tritt mit viel geringerer Wahrscheinlichkeit auf als andere Lebensmittelallergien. Zöliakie ist eine sehr ernste Krankheit mit vielen Ursachen (Gluten ist nur eine davon), die aber nur etwa ein Prozent der Bevölkerung betrifft. Es gibt einige schwere, mit Zöliakie verwandte Leiden (Ataxie zum Beispiel), aber diese sind entweder extrem selten oder müssen noch viel tiefgründiger erforscht werden, um ihre Verbindung mit Weizen komplett zu verstehen. Wenn dies nun alle Probleme wären, um die wir uns sorgen müssten, dann gäbe es in den Vereinigten Staaten und Europa nur sehr wenige Menschen, die sich aus rein medizinischer Sicht an eine glutenfreie Ernährung halten müssten.

Trotzdem ist der Verzicht auf Gluten einer *der* Diättrends der heutigen Zeit. Es ernähren sich viel mehr Menschen glutenfrei, als tatsächlich an den oben besprochenen Krankheiten leiden. In den letzten paar Jahren erschienen mehr als vierzig Prozent aller neuen Lebensmittelprodukte mit Hinweisen auf ihre gesundheitsfördernden Eigenschaften.[10] Im Jahr 2001 hatte keine der zehn häufigsten, auf Ernährung oder Gesundheit bezogenen Behauptungen auf Nahrungsmitteln etwas mit Gluten zu tun. 2010 sah das schon ganz anders aus: »Glutenfrei« war der zweithäufigste Hinweis auf allen neuen Produkten mit solchen Aussagen.[10] Verschiedenen Umfragen[10] zufolge kaufen fünfzehn Prozent der Bevölkerung mindestens ein glutenfreies Produkt. Damit ist ein Markt entstanden, der allein in den USA bis 2020 7,6 Billionen US-Dollar wert sein soll.[10] Ein weiteres Ergebnis derselben Umfragen zeigt, dass von zehn bis zwanzig Käufern glutenfreier Produkte nur ein einziger dazu greift, um eine Zöliakie zu lindern. Es ist also offensichtlich, dass echte Autoimmun- und Allergieprobleme mit dem Hype um Nahrungsmittel ohne Gluten nicht viel zu tun haben.

Was fehlt uns demzufolge in unserer Diskussion über Weizen? »Nicht-Zöliakie-Gluten-Sensitivität«. In der Populärliteratur und im Internet hat das Konzept Anklang gefunden, dass sich Gluten-Verzehr auch auf Menschen ohne Zöliakie negativ auswirken kann. Symptome einer solchen angeblichen Unverträglichkeit reichen von gewöhnlichen Leiden wie Erschöpfung, Kopfschmerzen und Depression bis zu Krankheiten wie chronischen Bauchschmerzen, Fettleibigkeit, Typ-2-Diabetes, Gelenkrheumatismus, Schizophrenie, Herz- und anderen chronischen Leiden. Bei entsprechenden Ernährungsempfehlungen wird oft betont, dass allein der Verzicht auf Gluten zu einer dramatischen Gesundheitsverbesserung führt. Man meidet Gluten, isst wie gewohnt weiter (egal wie ungesund) und alles wird gut. Was sagt die Wissenschaft dazu?

Es gibt genügend Forschungsergebnisse die zeigen, dass Nicht-Zöliakie-Gluten-Sensitivität wirklich existiert. Aber viele der Behauptungen, die Gluten als Verursacher eines riesigen Krankheitsspektrums darstellen, können sich dabei nur auf karge wissenschaftliche Beweise stützen. Anders gesagt kann das riesige Interesse an glutenfreien Produkten zurzeit nicht medizinisch erklärt werden. Für die Gesundheit der meisten Menschen ist Gluten-Verzehr kein relevantes Thema. Viele meiner Patienten mit leichten Beschwerden und einem Interesse an Alternativbehandlungen meiden Gluten. Allerdings gibt es sehr wenig Belege dafür, dass Weizen oder anderes Getreide für viele Menschen ein großes Problem ist. Noch vor ein paar Jahren diskutierten Wissenschaftler noch darüber, ob es so etwas wie eine Nicht-Zöliakie-Gluten-Sensitivität überhaupt gab.

Ich möchte das Konzept ja gar nicht ganz verunglimpfen. Wenn es strenge Kriterien[2] erfüllt, dann ist Nicht-Zöliakie-Gluten-Sensitivität ein wirkliches Leiden und kann zu quälenden Symptomen führen. So eine Diagnose stellt viele Voraussetzungen: Der Patient darf keine Weizenallergie (durch Blut- und Hauttests bestätigt) und keine Zöliakie (durch Blutuntersuchungen, genetische Tests und/oder Biopsien des Dünndarms bestätigt) haben und – das ist das Wichtigste! – seine Symptome müssen bei einer Blindstudie mit glutenfreier Ernährung nachlassen.[2] Meiner Meinung nach ist die letzte Voraussetzung die bedeutendste. In einigen Versuchen wird so eine Studie folgendermaßen durchgeführt: Alle Probanden werden auf eine glutenfreie Diät gesetzt und bekommen dann für eine bestimmte Zeit entweder Kapseln verabreicht oder essen Backwaren. Die Patienten wissen nicht, ob die Kapseln oder Backwaren Gluten enthalten (deshalb der Name »Blindstudie«). Anschließend notieren sie ihre Symptome und wenn diese wirklich von Gluten-Verzehr verursacht werden, dann wird den Patienten eine Gluten-Sensitivität diagnostiziert.

Solch strenge Kriterien für Gluten-Sensitivität werden außerhalb des Forschungsumfelds kaum erfüllt. Leider ist eine medizinisch kontrollierte Blindstudie mit einer glutenfreien Diät für die meisten Betroffenen keine Option, sie überschreitet die medizinischen Möglichkeiten vieler Regionen. Außerdem probieren die meisten Menschen lieber selbst eine glutenfreie Ernährung aus, als sich von Ärzten piksen und begutachten zu lassen. Noch dazu kommt, dass die drei Voraussetzungen für eine richtige Diagnose erst vor Kurzem festgelegt wurden. Ich habe noch nie einen Patienten mit selbstdiagnostizierter Nicht-Zöliakie-Glutensensitivität gehabt, der alle Etappen einer medizinischen Diagnose durchlaufen hat. Und ich kenne einige von ihnen.

Im Forschungsumfeld wurden solche Diagnosen bereits gestellt. Italienische Wissenschaftler[11] untersuchten so zum Beispiel eine Gruppe von 920 Patienten mit Reizdarmsyndrom. Ein Reizdarm ist von Bauchschmerzen oder abdominalen Beschwerden geprägt, die mehr als zwölf Wochen pro Jahr auftreten. Sie lassen erst durch Stuhlgang nach und gehen mit Veränderungen in Aussehen, Konsistenz und Häufigkeit des Stuhls einher. Die Diagnose wird im Ausschlussverfahren gestellt. Das bedeutet, dass es keine Tests gibt, die eine Diagnose bestätigen. Reizdarm ist also die Sammelbezeichnung für diese Art von Symptomen, wenn andere Störungen ausgeschlossen werden konnten.

Wie man sich vorstellen kann, leiden diese Patienten mit viel höherer Wahrscheinlichkeit an einer Lebensmittelunverträglichkeit. Ihre Symptome gleichen zum Beispiel Störungen, die von Gluten hervorgerufen werden. Die Forscher untersuchten also diese 920 Patienten[11], bestätigten, dass sie weder an Zöliakie noch an Weizenallergie litten und führten eine Blindstudie durch. Alle von ihnen wurden auf eine Diät gesetzt, während der sie weder Weizen noch Kuhmilch, Tomaten, Eier, Schokolade oder andere Lebensmittel zu sich nehmen durften, durch die sich ihre Symptome verschlimmern könnten. Nach vier Wochen bekamen sie Kapseln verabreicht, die entweder Gluten oder eine ähnliche, glutenfreie Substanz enthielten. Alle Patienten nahmen zwei Wochen dieses Placebo zu sich und weitere zwei Wochen tatsächlich Gluten. Niemand kannte aber die Reihenfolge. Sie notierten ihre Symptome. Dabei kam heraus, dass 276 der 920 Reizdarmpatienten (dreißig Prozent) während der glutenfreien Diät eine Verbesserung ihrer Symptome bemerkt hatten, die aber durch die Gluten-Kapsel in Form von Schmerzen, Blähungen und Veränderungen in der Stuhlkonsistenz wieder auftraten. Die Wissenschaftler unterzogen diese 276 glutensensitiven Patienten anschließend weiteren Untersuchungen, um ihre mögliche Empfindlichkeit auf andere Lebensmittel zu testen. Die gleiche Blindstudie wurde nun mit Kuhmilcheiweiß durchgeführt und dabei zeigte sich, dass 206 von ihnen auch sensitiv auf Kuhmilchproteine reagierten. Anders gesagt reagierten 75 Prozent der glutensensitiven Patienten auch empfindlich auf Milchprotein. Leider untersuchten die Forscher nicht, ob auch Reizdarmpatienten ohne Gluten-Sensitivität empfindlich auf Kuhmilch reagierten.

Die Kernaussage dieser Studie[11] ist, dass selbst unter Menschen mit chronischen Verdauungsbeschwerden (Reizdarm) nur dreißig Prozent empfindlich auf Gluten reagierten. Die meisten der glutensensitiven Patienten reagierten außerdem empfindlich auf Kuhmilch und andere Lebensmittel. Damit soll ihre Gluten-Sensitivität nicht heruntergespielt werden. Vielmehr steckt offensichtlich etwas Größeres hinter ihren Unverträglichkeiten als Gluten. Weniger als einer von zehn Probanden litt ausschließlich an Gluten-Sensitivität, und das sogar in einer Gruppe mit einer hohen Wahrscheinlichkeit für diese Überempfindlichkeit. Die Teilnehmer mit mehreren Lebensmittelsensitivitäten hatten mit höherer Wahrscheinlichkeit schon in der Vergangenheit an Allergien gelitten, wie zum Beispiel Ekzemen und Asthma. Bei ausschließlich weizensensitiven Patienten war es öfter der Fall, dass bereits ein Familienmitglied an Zöliakie erkrankt war.

Eine australische Studie[12] bestätigte die Existenz von Nicht-Zöliakie-Gluten-Sensitivität in einer Gruppe von 39 Reizdarmpatienten. Um zu diesem Versuch zugelassen zu werden, musste ein Zöliakie-Test negativ ausfallen. Außerdem mussten die Symptome der Patienten bei glutenhaltiger Ernährung so schlimm sein, dass sie bereits vor der Studie zur Symptom-Kontrolle auf eine glutenfreie Diät gesetzt worden waren. Diese Gruppe bestand also nicht aus Durchschnittsessern, sondern aus Menschen mit chronischen Verdauungsproblemen, die sich nach recht strengen Kriterien bereits selbst eine Weizensensitivität diagnostiziert hatten. Fünf Patienten brachen die Studie frühzeitig ab, die restlichen 34 bekamen Muffins und Brot für sechs Wochen, während sie sich sonst glutenfrei ernährten.

Etwa die Hälfte der Probanden bekam glutenhaltiges Brot und Muffins, bei der anderen Hälfte waren die Backwaren glutenfrei. Die Probanden wussten nicht, zu welcher Gruppe sie gehörten. Die Gluten-Gruppe litt häufiger an Symptomen wie Schmerzen, Blähungen und einer veränderten Stuhlkonsistenz. Der größte Unterschied zwischen den beiden Gruppen betraf Ermüdungszustände, unter welchen die Gluten-Probanden stärker litten. Diese Studie deutet klar darauf hin, dass Nicht-Zöliakie-Gluten-Sensitivität ein real existierendes Phänomen ist.

Wie wahrscheinlich ist es, dass man an Nicht-Zöliakie-Gluten-Sensitivität leidet? Wenn Zöliakie oder verwandte Erkrankungen nicht in der Familie vorkommen und man keine chronischen Symptome hat, dann zeigt die Forschung, dass man sehr wahrscheinlich nicht an Nicht-Zöliakie-Gluten-Sensitivität leidet. Eine Studie[2] gibt an, dass nur sechs Prozent aller Patienten in einem speziellen Zöliakie-Zentrum an Nicht-Zöliakie-Gluten-Sensitivität erkrankt waren. Unser gesunder Menschenverstand sagt uns, dass dieser Prozentsatz nicht auf die allgemeine Bevölkerung übertragen werden kann. Als Patient in einem speziellen Zöliakie-Zentrum reagiert man schließlich mit weit höherer Wahrscheinlichkeit empfindlich auf Gluten. Die Patienten mit Nicht-Zöliakie-Gluten-Sensitivität erzählten von unterschiedlichen Symptomen, darunter Bauch- und Kopfschmerzen, Hautausschläge, Benebelung, Müdigkeit, Durchfall, Depression, Anämie, Taubheitsgefühle und Gelenkschmerzen.[2]

Ein anderes Zentrum, das oben genannte italienische, diagnostizierte 46 Zöliakie-Kranke pro Jahr. Weitere fünfzehn Patienten litten ausschließlich an Gluten-Sensitivität und neunzig weitere an einer mehrfachen Lebensmittel-Hypersensitivität.[11] Anders gesagt war eine ausschließliche Glutensensitivität sehr ungewöhnlich.

All das weist darauf hin, dass Nicht-Zöliakie-Gluten-Sensitivität zwar eine Erkrankung mit einer Vielzahl von Symptomen ist, sie aber höchstwahrscheinlich viel seltener vorkommt als es die große Popularität von glutenfreier Ernährung annehmen lässt. Ich vermute, dass viele der Menschen ohne Zöliakie, die sich gerade um Gluten-Sensitivität sorgen, überhaupt nicht glutensensitiv sind. Wie bei so vielen der »Grauzonen« in diesem Buch würde es mich aber nicht wundern, wenn ich in zehn Jahren ganz anderer Meinung über Nicht-Zöliakie-Gluten-Sensitivität wäre. Die existierenden Forschungsergebnisse[13] zeigen, dass manche Menschen Probleme mit Weizen beziehungsweise mit Gluten haben, die nicht durch die Autoimmunkrankheit Zöliakie bedingt sind. Dennoch gibt es zum jetzigen Zeitpunkt noch nicht genügend stichfeste Beweise, die für Gluten als Verursacher dieser Probleme sprechen. Auch gibt es bis jetzt noch keine gute, standardisierte Studie über das Vorkommen von Nicht-Zöliakie-Gluten-Sensitivität in der allgemeinen Bevölkerung. Ich denke, dass wissenschaftliche Untersuchungen der nächsten zehn Jahre unser Wissen über diese Krankheit bedeutend verändern werden.

Was Sie tun sollten

Gluten, ganz besonders aus Weizen, wird in unserer Welt der Ernährungstrends gerade als großes Übel verschrien. Basierend auf aktuellen Forschungsergebnissen glaube ich allerdings, dass das eine höchst fehlerhafte Übertreibung ist. Was mich außerdem sehr stört, sind die populären Behauptungen, dass wir nur auf Gluten verzichten und sonst nichts an unserer Ernährung verändern müssten. Solange es also glutenfrei ist, können wir so viel Käse und Fleisch zu uns nehmen, wie wir möchten, und dabei kerngesund bleiben. Solche Theorien missachten eine tief greifendere und umfassendere Beweislage, die belegt, dass besonders Milchprodukte und tierische Nahrungsmittel im Allgemeinen viel schlechter vertragen werden als Gluten. Es gibt einen überzeugenderen Zusammenhang zwischen anderen Lebensmitteln und chronischen Leiden als zwischen Gluten und solchen Krankheiten.

Trotzdem habe ich ernste Bedenken, wenn es um Weizen geht. Zöliakie zeigt uns die überzeugendsten Argumente gegen seinen Verzehr. Sie ist eine ernste Krankheit. Ich frage mich, ob wir Menschen von Natur aus Weizen essen sollten. Wenn Weizen nun also gut für die Gesundheit wäre, warum verursacht er bei einem von hundert Menschen dann solch schwerwiegende Probleme? Des Weiteren wissen wir, dass es Nicht-Zöliakie-Gluten-Sensitivität wirklich gibt, obwohl sie sehr selten ist. Dasselbe Argument verwende ich auch bei Milchprodukten. Wenn es also natürlich und gesund wäre, dass wir die einzige Spezies auf der Erde sind, die auch noch für lange

Zeit nach unserem eigenen Abstillen die Muttermilch einer anderen Spezies in riesigen Mengen zu sich nimmt, warum gibt es so viele Menschen,
die Probleme mit deren Verdauung haben? Man denke nur an Laktosein-
toleranz und Milchallergie sowie den Zusammenhang zwischen Milchprodukten und hohem Cholesterin, Prostata- und anderen Krebsarten sowie
Autoimmunkrankheiten.

Ich weiß natürlich nicht, in welche Richtung sich die Forschung in den
nächsten zehn, zwanzig Jahren entwickeln wird. Vielleicht wäre es eine ver-
nünftige Entscheidung, unsere Getreide- und besonders die Weizenzufuhr
einzuschränken. Für den Moment schlage ich den meisten Menschen allerdings keine glutenfreie Ernährung vor. So eine Umstellung ist schwer, teuer
und – aktuellen Studien zufolge – wahrscheinlich nur für eine kleine Minder-
heit wirklich vorteilhaft. Eine Vollwerternährung auf Pflanzenbasis bringt in
unserer fett- und zuckerreichen Fastfood-Kultur genug Herausforderungen
mit sich. Ihre unglaublichen Vorteile wurden im Gegensatz zur glutenfreien
Ernährung auch durch sehr viele tief greifende Studien belegt. Eine glutenfreie Ernährung birgt außerdem mehr Schwierigkeiten für Beziehungen und
Emotionen[14] in sich, denen sich die meisten Menschen einfach gar nicht aussetzen müssen. Außerdem ist Vollkorngetreide eine ausgezeichnete Ballast-
stoff- und Eiweiß- sowie eine konzentrierte Energiequelle und versorgt uns
mit verschiedenen Mineralstoffen. Hier meine Empfehlungen:

1. Meiden Sie die üblichen verarbeiteten Lebensmittel, aus denen die
   meisten Menschen ihr Gluten bekommen (Weißbrot, Pizza und
   Kekse, Kuchen sowie Nudeln aus Weißmehl). Essen Sie stattdessen
   ausgewogene vollwertige und pflanzliche Kost ohne Einschränkungen, was Vollkorn betrifft. Dazu gehören auch hundertprozentige
   Vollkornweizen-Produkte.

2. Wenn ein Familienmitglied an Zöliakie leidet, Sie zu einer Risikogruppe (bestimmte Autoimmunkrankheiten, schwere Anämie
   unbestimmter Ursache oder Osteoporose) gehören oder an chronischen Bauch- oder Verdauungsbeschwerden leiden, dann fragen
   Sie Ihren Arzt nach einem Zöliakie-Test. Beachten Sie dabei, dass
   solche Untersuchungen besser funktionieren (die Krankheit genauer erkennen), wenn Sie zum Zeitpunkt des Tests glutenreich essen.

3. Falls der Zöliakie-Test negativ ausfällt und sie an keiner Lebensmittelallergie – dazu gehört auch Weizenallergie – aber trotzdem an
chronischen Symptomen leiden, dann versuchen Sie, an einer medizinisch kontrollierten Blindstudie teilzunehmen. Sie kann Ihnen
am besten Aufschluss darüber geben, ob Sie wirklich an Gluten-Sensitivität leiden. Das ist in den meisten Regionen leider fast unmöglich, trotzdem führe ich es hier als Idee auf. Meiner Meinung nach ist
so ein Test sehr nützlich, denn so wissen Sie, ob Sie Gluten meiden
sollten oder nicht. Abhängig davon, worauf Sie am Ende empfindlich sind, können Sie sich mit solch einem Test sehr viel Unannehm-
lichkeiten und Geld sparen. Sie wüssten dann ein für allemal, ob Sie
glutensensitiv sind oder nicht und können so eine lebenslange Unsicherheit sowie unzählige Experimente mit glutenfreier Ernährung
vermeiden.

4. Wenn Sie möchten, dann können Sie auch allein eine glutenfreie
Ernährung ausprobieren. Gluten ist für eine gute Gesundheit nicht
notwendig, und eine vierwöchige Probediät kann keinen Schaden
anrichten. Vielmehr können Sie so sehen, ob Sie sich ohne Gluten
besser fühlen. Sie müssen dafür auf jegliches Gluten verzichten. Dazu gehören Weizen, Gerste und Roggen sowie die meisten verarbeiteten Lebensmittel, die nicht ausdrücklich glutenfrei sind. Für einen
noch effektiveren Selbstversuch empfehle ich, auch keinen Hafer zu
essen. Einige Zöliakie-Betroffene reagieren darauf ebenfalls empfindlich. Natürlich können Sie nicht sicher sein, ob eine mögliche
Besserung nicht dem Placeboeffekt zuzuschreiben ist. Auch können
Sie nicht wissen, ob Ihre Gesundheit durch den Verzicht auf glutenhaltige Produkte beeinflusst wird oder durch die Tatsache, dass Sie
wahrscheinlich während solch einer Diät weniger Kalorien zu sich
nehmen. Wie oben bereits erwähnt, sollte Ihnen bewusst sein, dass
Zöliakie-Tests viel weniger verlässlich sind, wenn Sie bereits glutenfrei essen. Stellen Sie sich nicht auf eine glutenfreie Ernährung um,
um sich anschließend auf Zöliakie untersuchen zu lassen.

Fazit

- Ein Hautausschlag und eine neurologische Fehlfunktion gehören zu den weiteren Autoimmunreaktionen auf Gluten. Sie sind allerdings sehr selten.

- Nicht-Zöliakie-Gluten-Sensitivität (worum sich die meisten Menschen sorgen) ist ein real existierendes Leiden, aber höchstwahrscheinlich auch sehr selten.

- Zu seinen Symptomen zählen Bauchbeschwerden, Blähungen, Müdigkeit, Gelenkschmerzen und »Benebelung«.

- Weizensensitivität tritt normalerweise zusammen mit Sensitivitäten auf andere Lebensmittel auf. Eins davon ist Kuhmilch, das unverträglichste aller Nahrungsmittel.

- Eine Vollwerternährung auf Pflanzenbasis ohne Milchprodukte eignet sich für jedermann. Ich empfehle den Verzehr von hundertprozentigem Vollkornweizen. Jedoch bleibe ich in Einklang mit neuen wissenschaftlichen Erkenntnissen einer möglichen Reduzierung des Weizenverzehrs gegenüber aufgeschlossen.

- Wenden Sie sich an Ihren Arzt, lassen Sie sich untersuchen und versuchen Sie sich – falls nötig – selbst an einer streng glutenfreien Ernährung. Das sollte aber für die meisten Menschen nicht die erste Option sein.

10.

Bio und Gentechnik

————————•————————

Gegen biologische Lebensmittel kann wohl kaum jemand etwas einwenden. Wer möchte denn keine »natürliche« Nahrung zu sich nehmen? Ich liebe die feine Symphonie der Natur und finde es sehr verstörend, dass wir unsere Umwelt mit Chemikalien und Gentechnik manipulieren, um Ernte, Produktion und Profit zu steigern. Unser Obst, Gemüse und Getreide werden während des Wachstums und der Verarbeitung mit Stoffen behandelt, deren Namen wir nicht aussprechen können und deren dauerhafte Folgen unbekannt sind. Unsere Nutztiere werden mit Hormonen und Antibiotika vollgepumpt. Über die letzten zwanzig Jahre wurden unseren Pflanzen Gene gespritzt, die sie resistenter machen sollten gegen giftige Unkrautvernichtungsmittel. Unsere Tiere werden ebenfalls genetisch verändert, damit sie schneller wachsen und andere, nützliche Eigenschaften entwickeln. Wir könnten gar nicht weiter von den traditionellen Anbau- und Zuchtmethoden, der Nahrungsverteilung und den menschlichen Essgewohnheiten der vorhergehenden Jahrtausende entfernt sein als jetzt. Das Wort »bio« ist wie eine Barriere gegen moderne landwirtschaftliche Methoden, die viele als schädlich für Umwelt und Gesundheit betrachten.

Beginnen wir mit den Grundlagen. Was bedeutet »bio« eigentlich? Die Tabelle auf der gegenüberliegenden Seite zeigt die Hauptvoraussetzungen für zertifiziert biologische Lebensmittel. Sie basiert auf Informationen der Website des Washington State Department of Agriculture[1].

Was bedeutet all das für unsere Gesundheit? Diese Frage beantwortet man am besten in drei Teilen. Im ersten geht es darum, ob biologische Lebensmittel ein besseres Nährstoffprofil besitzen und somit besser für unsere Gesundheit sind. Der zweite dreht sich um die möglichen Gefahren von Pestizidrückständen in Lebensmitteln. Und der dritte untersucht die Auswirkungen von genetisch veränderten Organismen auf die Gesundheit.

Voraussetzungen für biologische Lebensmittel

	Anbau auf Feldern, die mindestens drei Jahre frei von verbotenen Substanzen sind (synthetische Düngemittel, verbotene Pestizide etc.).
Für pflanzliche Lebensmittel	Anwendung von natürlichen Substanzen und biologischen Systemplänen, bestehend u. a. aus umweltfreundlichen Unkraut-, Schädlings- und Düngermanagement- sowie Fruchtwechselsystemen.
	Keine Anwendung von genetisch veränderten Organismen, Bestrahlung oder Klärschlamm sowie eingeschränkten Einsatz von Rohgülle.
	Wenn möglich Nutzung biologischen Saatguts.
	Umsetzung eines Plans zur biologischen Viehzucht, dazu gehören u. a. folgende Voraussetzungen:
Für Nutztiere	Die Tiere haben Zugang zum Freien.
	Keine Anwendung von Antibiotika, Wachstumshormonen, Schlachtbeiprodukten und genetisch veränderten Organismen.
	100 % biologische Futtermittel.
	Umsetzung eines biologischen Verarbeitungsplans, dazu gehört u. a.:
Für die Lebensmittelverarbeitung	Keine genetisch veränderten Organismen und keine Bestrahlung.
	Keine Verunreinigung von biologischen Lebensmitteln während der Verarbeitung.

Quelle: Riddle, J. und McEvoy, M. What are the basic requirements for organic certification? Washington State Department of Agriculture, 20. Dezember 2006. http://agr.wa.gov/foodanimal/organic/Certificate/2006/OrganicRequirementsSimplified.pdf.]

Mit der Bio-Bewegung verknüpft ist auch der aktuelle Trend hin zu regionalen Lebensmitteln (die sogenannte »Locavore«-Bewegung). Michael Pollans Bücher, darunter »Das Omnivoren-Dilemma«, haben stark zur Beliebtheit der Idee beigetragen, dass naturnahe, regionale Landwirtschaft (zusätzlich zu bio) nicht nur gut für unseren Planeten ist, sondern auch für uns selbst. Bauernmärkte erleben gerade eine Renaissance und Fleisch von Weiderindern wird als gesündere Alternative zu Fleisch aus konventioneller Zucht angepriesen. Einige meinen sogar, dass Bio-Vollmilch gesünder ist, besonders Rohmilch. Wenn das Essen direkt vom Bauernhof auf den Tisch kommt, dann muss es schließlich gesünder sein, stimmt's?

Nährstoffe

Leider gibt es keine klaren Hinweise darauf, dass biologische Lebensmittel und solche, die direkt vom Erzeuger zum Verbraucher kommen, bedeutend nahrhafter sind. Die Soil Association, eine britische Organisation zur Förderung der Bio-Landwirtschaft, veröffentlichte immerhin im Jahr 2001 einen Bericht, der die gesundheitlichen Vorteile von biologischen Lebensmitteln untersucht. Dabei kam heraus, dass Bio-Nahrung höchstwahrscheinlich mehr Nährstoffe, Vitamin C und Phytonährstoffe enthält als konventionelle Erzeugnisse.[2] Phytonährstoffe sind Zehntausende von Substanzen, die in Pflanzen vorkommen. Einige von ihnen wirken im Körper als Antioxidantien und Entzündungshemmer. Sie haben sich als nützlich gegen eine Vielzahl von Krankheiten erwiesen, darunter auch Krebs. Pflanzen produzieren diese Phytonährstoffe, um während des Wachstums Krankheiten und Schädlingen standzuhalten. Wenn also eine Pflanze durch Kunstdünger zu schnellerem Wachstum gebracht wird und sie durch starke Behandlung mit Unkrautvernichtungsmitteln sowie Pestiziden nie natürlichen Krankheiten und Schädlingsangriffen ausgesetzt ist, dann produziert sie logischerweise keine Phytonährstoffe. Konventionell gezüchtete Pflanzen entwickeln also keine der natürlichen Abwehrstoffe.[3]

Ein anderer Bericht – diesmal aus einer wissenschaftlichen Fachzeitschrift[4] – zeigt, dass Bio-Erzeugnisse mehr Vitamin C enthalten und auch reicher an einigen Mineralstoffen wie zum Beispiel Eisen, Magnesium und Phosphor sind. Außerdem enthält biologisches Obst, Gemüse und Getreide weniger Eiweiß und Nitrat. Die Verfechter von Bio-Produkten halten den niedrigen Nitratgehalt für besonders wichtig. Denn die Chemikalie kann theoretisch giftig wirken, wenn sich Nitrat im Körper in Nitrosamine umwandelt. In großen Mengen können Nitrosamine Krebs verursachen und bereits existierende

Krebsleiden verschlimmern, wie Tierversuche gezeigt haben. Ein weiterer zusammenfassender Artikel[5] aus dem Jahr 2003 betonte die Unterschiede zwischen den Ergebnissen und erläuterte die Gründe dafür. Trotzdem unterstützte er die Annahme, dass Bio-Erzeugnisse reicher an Vitamin C sind. Darüber hinaus wurde wiederholt festgestellt, dass Bio-Waren zwar weniger Eiweiß enthalten, dass aber dafür das vorhandene Protein von höherer »Qualität« ist (es verfügt über ein besseres Gleichgewicht der Aminosäuren).

Ein Bericht der Bio-Landwirtschaft aus dem Jahr 2008[6], der ausgewählte Informationen für seine Analyse benutzte, fand ebenfalls heraus, dass biologisch angebaute Erzeugnisse etwas reicher an Vitamin C sowie ärmer an Eiweiß und Nitrat sind. Außerdem überprüfte man ihren Phytonährstoffgehalt[6] und stellte fest, dass Bio-Erzeugnisse eine höhere antioxidative Kapazität besitzen als Pflanzen aus konventioneller Landwirtschaft. Die Verfasser des Berichts berechneten, dass Bio-Produkte um die 25 Prozent mehr Nährstoffe enthalten als konventionelle Lebensmittel.

Laut einigen Berichten gibt es also unterschiedliche Ergebnisse, was den Nährstoffgehalt betrifft. Ich bin allerdings der Meinung, dass keiner davon groß genug ist, um erwähnenswert zu sein. Warum? Weil sich in letzter Zeit die Geschichte etwas verändert hat. Seit der Veröffentlichung dieser frühen Studien sind nämlich zwei große, ausführliche und referierte Artikel erschienen, einer im American Journal of Clinical Nutrition im Jahr 2009[7] und ein anderer in den Annals of Internal Medicine 2012.[8] Beide betrachteten hunderte Studien und kamen zu dem Ergebnis, dass es zwischen biologisch und konventionell angebauten Erzeugnissen wahrscheinlich keine Nährstoffunterschiede gibt, die sich auf die Gesundheit auswirken könnten.

Die meisten Daten stammen aus Untersuchungen der Zusammensetzung von pflanzlichen Lebensmitteln. Was tierische Produkte enthalten, ist allerdings ebenso wichtig. Besonders Vertreter der »Locavore«- beziehungsweise der »Vom-Hof-auf-den-Tisch«-Bewegung behaupten, dass ihr Fleisch gesünder sei, weil das Tier anders aufgewachsen ist. Studien belegen, dass es zwischen den Fettarten in Bio-Fleisch (nämlich von Rindern aus Gras- und solcher aus Getreidefütterung) Unterschiede gibt. Das Fleisch der grasgefütterten Rinder enthielt vergleichsweise mehr antioxidative Vitamine als das der getreidegefütterten Tiere.[8,9] Laut des Artikels in den Annals of Internal Medicine unterscheidet sich der Nährstoffgehalt von Bio-Fleisch aber nicht besonders von den Nährwerten des Fleisches aus konventioneller Tierhaltung.[8]

Wir kennen nun also zwei unterschiedliche Geschichten: Eine stammt von der Bio-Industrie und den Schützern von Umwelt und Boden wie der Soil Association, die andere aus professionellen biomedizinischen Zeitschriften. Die Vertreter der Bio-Landwirtschaft und des Bodenschutzes entdeckten Unterschiede im Nährstoffgehalt, während die bekanntesten aktuellen Studien in biomedizinischen Fachblättern keine feststellten, die unsere Gesundheit beeinflussen könnten. Da ich weder ein Bio- noch ein Bodenexperte bin, könnte mich so eine Situation vor den Kopf stoßen. Tut sie aber nicht. Ich denke, dass diese Debatte im Großen und Ganzen für Ihre persönlichen Gesundheitsentscheidungen irrelevant ist. Warum? In der Tabelle unten habe ich ein paar Schlüsselnährstoffe vier verschiedener Lebensmittel aufgelistet: je hundert Kalorien von grasgefüttertem Rindfleisch, konventionellem Rindfleisch, Bio-Spinat und konventionellem Spinat. Außer beim Bio-Spinat stammen alle Nährstoffangaben aus der Nährstoffdatenbank des Landwirtschaftsministeriums der Vereinigten Staaten (USDA). Die Angaben über Bio-Spinat habe ich selbst aus den Daten für konventionellen Spinat berechnet. Um der Darstellung und Diskussion willen war ich den Bio-Vertretern gegenüber großzügig und berechnete die Werte des Bio-Spinats nach den vorteilhaftesten Angaben, die ich finden konnte, nämlich aus dem Bericht der Bio-Industrie[6] von 2008.

Wenn man sich die Nährwerte der verschiedenen Lebensmittel anschaut, dann sieht man sofort, dass die Unterschiede zwischen Rindfleisch und Spinat – ohne Rücksicht auf die Produktionsmethode – jegliche kleine Unterschiede zwischen Bio- und konventioneller Landwirtschaft in den Schatten stellen. Man kann Schweinen mehr Bewegungsraum geben oder Kühe mit Gras füttern, am Ende isst man doch Muskeln und Fett dieser Tiere. Die Zusammensetzung von Muskeln und Fett kann sich aber nur beschränkt verändern. Wenn Spinat hundert oder tausend Mal mehr antioxidative Vitamine enthält als Fleisch, welchen Unterschied macht es dann, ob ein grasgefüttertes Rind zweimal so viele antioxidative Vitamine besitzt als getreidegefüttertes? Beide Antioxidantienwerte bleiben verschwindend gering. Wenn es um die Gesundheit geht, dann spielt der Unterschied zwischen gras- und getreidegefütterten Tieren gar keine Rolle. Es geht vielmehr darum, dass man sich zwischen Rindfleisch und Spinat entscheidet. Die Argumente für den Verzehr von besonders aufgezogenen Tieren lenken einfach nur von der eigentlichen Wahl ab, die Sie für die eigene Gesundheit treffen sollten: tierische oder pflanzliche Produkte. Darum geht es wirklich.

Nährstoffwerte in 100 Kalorien Spinat und Rindfleisch

	Rohes Hackfleisch vom grasgefütterten Rind	Rohes Hackfleisch vom konventionellen Rind*	Konventioneller Spinat	Bio-Spinat‡
Eiweiß (g)	10	7,6	9,7	8,7
Gesamtfett (g)	6,6	7,5	1,7	1,7
Kohlenhydrate (g)	0	0	15,8	15,8
Ballaststoffe (g)	0	0	9,6	9,6
Kalzium (mg)	6	3	431	431
Eisen (mg)	1	0,75	11,8	11,8
Kalium (mg)	150	108	1897	1897
Zink (mg)	2,4	1,6	2,3	2,3
Vitamin C (mg)	0	0	122	146
Vitamin B12 (µg)	1	1	0	0
Vitamin A (IE)	0	0	9377	8627
Gesättigte Fettsäuren (g)	2,8	3	0,3	0,3
Einfach ungesättigte Fettsäuren (g)	2,5	3,3	0,04	0,04
Mehrfach ungesättigte Fettsäuren (g)	0,3	0,3	0,7	0,7
Cholesterin (mg)	32	30	0	0

*Die Werte des konventionellen Rindfleisches basieren auf den Angaben des Landwirtschaftsministeriums »USDA Commodity, beef, ground, bulk/coarse ground, frozen, raw«
‡ Die Werte bestimmter Nährstoffunterschiede wurden aus den konventionellen Angaben in der nachstehenden Quelle berechnet.

Quelle: Benbrook, C., Zhao, X., Yanez, J., Davies, N. und Andrews, P. New evidence confirms the nutritional superiority of plant-based organic foods. Washington, DC: Organic Center, 2008.

Die Gesundheitsdebatte um die Nährwerte von biologischen und konventionellen Lebensmitteln dreht sich um einen Unterschied von gerade mal 25 Prozent, während die Differenzen im Mikronährstoffgehalt von pflanzlichen und tierischen Nahrungsmitteln in das zehn- oder hunderttausendfache steigen können. Deshalb denke ich, dass es seitens einiger Vertreter der »Locavore«- oder »Vom-Hof-auf-den-Tisch«-Bewegung irreführend ist zu behaupten, dass man einfach immer weiter große Mengen an Tierprodukten verzehren und dadurch noch dazu gesünder werden kann. Für mich spielt es keine Rolle, ob Sie Ihr Weiderindfleisch direkt vom Bauern auf dem Samstagsmarkt kaufen oder Ihre Milch roh und geradewegs aus dem Kuheuter trinken – wenn Nährstoffe wichtig für die Gesundheit sind, dann ist das einfach die falsche Wahl. Wenn Sie Bio- statt konventionelle Waren kaufen können, dann ist es durchaus möglich, dass die Bio-Produkte etwas nährstoffreicher sind. Allerdings sind die Vorteile einer komplett pflanzlichen Ernährung viel größer, und zwar auch dann, wenn Sie ausschließlich konventionell angebaute Erzeugnisse verzehren.

Pestizide

Aber welche Auswirkungen haben Pestizidrückstände in nicht biologisch angebauten Erzeugnissen auf unsere Gesundheit? Pestizide finden sich viel öfter auf konventionell angebauten Nahrungsmitteln als auf biologischen. Trotz der Bio-Richtlinien, die den Einsatz von künstlichen Schädlingsvernichtungsmitteln in der biologischen Landwirtschaft verbieten, kann man mit einiger Wahrscheinlichkeit auch Chemikalienrückstände auf solchen Erzeugnissen entdecken. Diese Pestizide kommen entweder aus der Erde und stammen aus der Zeit vor der Bio-Wirtschaft, aus verschmutztem Wasser oder von nahegelegenen Feldern, von wo sie der Wind herübergetragen hat. Obwohl es Schutzmaßnahmen gibt, die solch Chemikalienrückstände vermeiden sollen, wird man sie immer auf einem gewissen Anteil der Bio-Produkte finden. Allerdings ist es wahr, dass Bio-Erzeugnisse mit geringerer Wahrscheinlichkeit mit Pestiziden belastet sind[8] , und wenn diese doch vorhanden sind, dann höchstwahrscheinlich in kleineren Mengen.[10] Das bedeutet, dass man durch den Verzehr von Bio-Produkten viel weniger

Schadstoffen ausgesetzt ist. In einer Studie[11,12] nahmen Kinder konventionelle Lebensmittel zu sich und anschließend biologische. Ihr Urin wurde gesammelt und analysiert. Das Resultat: Während sie Bio-Produkte aßen, schieden sie weniger Pestizidrückstände aus. Als sie wieder konventionelle Nahrung zu sich nahmen, fand man auch wieder mehr Pestizide in ihrem Urin.

Welche Auswirkungen hat das auf unsere Gesundheit? Ich weiß es nicht. Allerdings gab es Untersuchungen von Menschen, die einer überdurchschnittlich hohen Pestizidbelastung ausgesetzt waren. Landwirte, die enorm hohen Mengen von Pestiziden ausgesetzt sind, leiden unter verschiedenen Symptomen wie unter anderem Problemen des Nervensystems (Kopfschmerzen und Schwindel), Übelkeit sowie Haut- und Augenproblemen.[13] Unter Menschen, die aufgrund ihrer Arbeit sehr häufig mit solchen Chemikalien in Kontakt kommen, beobachtete man widersprüchliche Zusammenhänge mit Krebsleiden. So leiden Landwirte zwar tatsächlich im Allgemeinen seltener an Krebs. Allerdings treten Leukämie, Lymphome, multiples Myelom und einige andere Organkrebsarten etwas häufiger bei ihnen auf.[14] Außerdem belegen ein paar Studien die Verbindung zwischen Pestizidbelastung und Kindheitslymphomen, Leukämie sowie Gehirntumoren.[15] Die Schwangerschaft ist eine der kritischsten Zeiten, wenn es um Pestizidbelastung geht.[16] Zusätzlich gibt es Hinweise darauf, dass Pestizide andere Fehlbildungen im Gehirn sowie eine schlechte Entwicklung von Gehirn und Nervensystem bei Ungeborenen begünstigen. Mögliche Folgen sind etwa ein niedriger Intelligenzquotient, Aufmerksamkeits-Hyperaktivitätsstörung und Autismus.[17] Auch wissen wir aus Tierversuchen, dass Pestizide neurologische Probleme, Krebs, Haut- und Augenprobleme sowie in sehr hohen Dosen Hormonstörungen und Störungen der Drüsentätigkeit verursachen können. (Detaillierte Informationen über die gesundheitlichen Auswirkungen verschiedener Pestizide finden Sie im Internet.)

Und, ist Ihnen schon angst und bange? Wenn ja, dann schauen wir uns das Ganze mal aus der Distanz an. Ich habe eine lange Liste von beängstigenden, potenziellen Vergiftungserscheinungen durch Pestizide aufgeführt, aber hier ist die Wahrheit: Es gibt dennoch keine überzeugenden Beweise dafür, dass eine Verringerung der relativ geringen Pestizidbelastung in konventionell angebauten Erzeugnissen durch den Verzehr von Bio-Produkten wirklich zu besserer Gesundheit führt.[18] Natürlich sind die schädlichen Auswirkungen, die sehr große Mengen einiger dieser Chemikalien in Tierversuchen auf den Körper hatten, besorgniserregend. Das bedeutet aber nicht unbedingt, dass die Aufnahme von winzig kleinen Mengen in unserem Essen giftig ist. Viele dieser Chemikalien verursachen in Labortieren Krebs, wenn sie in hoher Dosis verabreicht werden. Es ist sehr schwierig, diese Ergebnisse auf extrem kleine Dosen und eine vollkommen andere Spezies – den Menschen – zu beziehen und über mögliche Auswirkungen zu mutmaßen. Außerdem gibt es gute Beweise dafür, dass andere Eigenschaften von Lebensmitteln unserem Körper beim Abbau giftiger Substanzen des Alltagslebens helfen können. In der *China Study®* beschreiben wir eine umfangreiche Kette von Laborexperimenten an der Cornell University. Darin konnten von einem chemischen Karzinogen ausgelöste Krebserkrankungen einfach durch Veränderungen in der Nährstoffzufuhr kontrolliert werden.[19,20]

Angesichts dieser möglichen Gefahren in unseren Nahrungsmitteln haben die entsprechenden Behörden zudem Höchstgrenzen für jede einzelne dieser Chemikalien festgelegt. Die Schadstoffmengen fast aller Erzeugnisse befinden sich also unter diesem oberen Grenzmaß. Ein sehr kleiner Teil (um die ein bis zwei Prozent) biologischer und nicht-biologischer Produkte enthalten Pestizidrückstände, die über die offiziellen Vorgaben hinausgehen.[8] Im Endeffekt ist es schon sinnvoll, selbst die kleinen Mengen an Pestizidrückständen in konventionell angebauten Erzeugnissen zu vermeiden. Das trifft besonders auf Schwangere und kleine Kinder zu, die stärker auf solche Chemikalien reagieren können. Es gibt aber keine Beweise, die solche Maßnahmen zwingend notwendig machen. Das bedeutet natürlich nicht, dass Pestizide in Lebensmitteln ganz und gar ungefährlich sind. Vielleicht wurden einfach noch nicht genügend wissenschaftliche Untersuchungen zu dem Thema durchgeführt, weil sie zu schwierig und kostspielig sind.

Noch eine allerletzte Sache: Einige der wirklich bösen Umweltgifte und Schadstoffe finden ebenfalls ihren Weg in unser Essen. Dazu gehören Dichlordiphenyltrichlorethan (DDT), polychlorierte Biphenyle (PCB) und Dioxine. Die Natur kann sie nur schwer abbauen und sie werden in Fettzellen gespeichert. Somit sammeln sie sich in immer größeren Mengen an, je weiter man die Nahrungskette hinaufgeht.[21,22] In Fleisch, Fisch und Milchprodukten sind sie in viel höheren Konzentrationen enthalten als in pflanzlichen Lebensmitteln. Es ist noch recht unklar, welche Auswirkungen diese Gifte in relativ geringen Dosen haben. Trotzdem lassen sie sich am besten vermeiden, indem man seine Nahrung vom unteren Ende der Nahrungskette bezieht – aus Pflanzen.

Erzeugnisse mit den niedrigsten und den höchsten Konzentrationen von Pestizidrückständen

Höchste Konzentration	Niedrigste Konzentration
1. Erdbeeren	1. Zuckermais*
2. Spinat	2. Avocados
3. Nektarinen	3. Ananas
4. Äpfel	4. Weißkohl
5. Pfirsiche	5. Zwiebeln
6. Birnen	6. Erbsen (tiefgefroren)
7. Kirschen	7. Papayas*
8. Weintrauben	8. Spargel
9. Stangensellerie	9. Mangos
10. Tomaten	10. Auberginen
11. Gemüsepaprika	11. Honigmelonen
12. Kartoffeln	12. Kiwis
	13. Cantaloup-Melonen
	14. Blumenkohl
	15. Grapefruits

*Kleine Mengen an Zuckermais und Papayas werden in den USA aus genetisch verändertem Saatgut gezüchtet. Wer das vermeiden möchte, der kauft besser biologisch angebaute Sorten.

Quelle: Environmental Working Group. EWG's 2017 Shopper's Guide to Pesticides in Produce. 2017. www.ewg.org/foodnews/list.php#.WmDmEahl-M8.]

Landwirtschaftsministerien wie das USDA kontrollieren die Pestizidrückstände auf Lebensmitteln. Die Environmental Working Group, eine
US-amerikanische Umweltorganisation, hat aus den gesammelten Daten
eine einfache Liste von pflanzlichen Nahrungsmitteln zusammengestellt,
die entweder wenig oder stark mit Pestiziden belastet sind. Diese wunderbare Liste heißt »EWG's Shopper's Guide to Pesticides in Produce« und ist
unter www.ewg.org/foodnews[23] zu finden. Obwohl sie für Verbraucher aus
den USA bestimmt ist, ist sie nicht nur für Amerikaner interessant. Die Tabelle auf Seite 155 basiert auf dieser Liste. Auf ihr ist ganz leicht zu erkennen, für welche Lebensmittel es sich lohnt mehr auszugeben, wenn biologische Alternativen erhältlich sind. Die Liste ändert sich jedes Jahr, eventuelle
Aktualisierungen könnten sehr hilfreich sein.

Genetisch veränderte Organismen

Zu guter Letzt ein paar Bemerkungen zu genetisch veränderten Organismen (GVO). GVO gehören zu den umstrittensten Themen in der Ernährung und auch der Landwirtschaft. Auf der einen Seite stehen die Vertreter
der Gentechnikindustrie und der Biotech-Branche, auf der anderen stehen
die Verbraucher, die sich um die Auswirkungen von GVO auf Gesundheit
und Umwelt sorgen. Worum geht es bei dieser Debatte eigentlich?

Gleich zu Beginn ein wichtiger Fakt: Genetisch veränderte Lebensmittel befinden sich in den Vereinigten Staaten schon seit etwa zwanzig
Jahren auf dem Markt. Genmanipulierte Nahrungsmittel sind Produkte der Biotechnologie. Durch Einbringung fremden genetischen Materi-
als in die DNA entstehen Pflanzen und Tiere, die so in der Natur nicht
existieren würden. Schon immer waren die USA der größte Produzent
von genetisch veränderten Nutzpflanzen. Zu diesen zählen üblicherweise Mais, Soja und Baumwolle, aber auch der Anbau anderer genmanipulier-
ter Reis-, Kartoffel-, Tomaten-, Weizen-, Zuckerrüben- und Kürbissorten
wurde genehmigt. Über neunzig Prozent aller Mais-, Soja- und Baum-
wollpflanzen wurden in den USA genetisch verändert.[24] Angesichts der
Tatsache, dass Mais und Soja in unzähligen Produkten enthalten sind,
kann man sich fast ganz sicher sein: Schon seit Jahren landen gentech-

nisch veränderte Lebensmittel regelmäßig auf unseren Tellern und in unseren Körpern.

Bei genetisch veränderten Tieren sieht das schon anders aus, da sie sich nicht so leicht auf dem Markt etablieren ließen. Es gibt Schweine, deren Fleisch durch Genmanipulation mehr Omega-3-Fettsäuren enthält und deren Kotzusammensetzung verändert wurde. Aufgrund des allgemeinen Widerstands gegen genmanipulierte Tiere hat es diese Schweineart nicht auf den Markt geschafft. Letztes Jahr hat das US-Landwirtschaftsministerium die Zucht von genetisch verändertem Lachs genehmigt. Durch die Eingabe von Genen einer anderen Lachsart wächst dieser Gen-Fisch viel schneller als herkömmlicher Atlantik-Lachs.

Man fragt sich jetzt vielleicht, warum es genetisch veränderte Nahrungsmittel überhaupt gibt. Vertreter der Gentechnik- und Biotech-Industrien vermarkten gern ein schön idyllisches Bild: Die Genmanipulation ermöglicht die Produktion von Nutzpflanzen und –tieren, die Krankheiten und Trockenperioden standhalten, in weniger günstigem Klima besser gedeihen und außerdem auch noch nahrhafter sind. Solche Eigenschaften sollen dazu beitragen, den Welthunger zu stillen und der Unterernährung ein Ende zu setzen. So heißt es seitens der Genindustrie und ihren Befürwortern.

Das ist alles vollkommener Quatsch. Genetisch veränderte Pflanzen werden entwickelt, damit sie Unkrautbekämpfungsmitteln besser standhalten können und man noch mehr solcher Chemikalien einsetzen kann. Oder aber ihnen wird bei der Entwicklung direkt ein Insektengift mit »eingepflanzt«. Ein Beispiel sind Sojabohnen. Sie werden so manipuliert, dass sie gegen den Unkrautvernichter Glyphosat (auch als »Roundup« bekannt) resistent sind. Glyphosat tötet Unkraut, das auf Feldern mit den Nutzpflanzen konkurrieren könnte. Durch die Genmanipulation der Sojabohne können die Pflanzen nun wachsen und gedeihen und das während der zeitgleichen, hochdosierten Anwendung von Glyphosat gegen das ungewünschte Unkraut. Andere Pflanzen, wie zum Beispiel Bt-Mais, wurden so entwickelt, dass sie selbst Insektizide enthalten. Für Insekten ist es tödlich, wenn Pflanzenteile in ihren Organismus gelangen, sprich wenn sie die Pflanze angreifen.

Der praktische Aspekt der gegen Vernichtungsmittel resistenten Pflanzen wie zum Beispiel Sojabohnen ist natürlich für die Landwirte, dass sie ohne Sorgen um ihre Ernte reichlich Glyphosat spritzen können. Tatsächlich stieg der Glyphosatverbrauch dramatisch an, parallel zur Ausbreitung der Gentechnik.[25,26] Der Großkonzern Monsanto ist der Hersteller der glyphosatresistenten Sojabohne. Und wer stellt das Herbizid Roundup her? Monsanto natürlich! Von wegen uneigennützige Weltretter! Genetisch veränderte Organismen existieren in Wirklichkeit nur zur Profitsteigerung – durch den Verkauf von patentiertem Saatgut und dem dazu passenden Unkrautvernichtungsmittel.

Biotech-Unternehmen schaffen noch nie dagewesene, neue Organismen durch schonungslose Genmanipulation. Das hat natürlich zu wütenden Auseinandersetzungen geführt. Man streitet um die Auswirkungen der GVO auf die menschliche Gesundheit, die Umwelt und die Wirtschaft. Letztere betreffen besonders die Landwirte und Teile der Bevölkerung, die Monsanto durchschauen und sich nicht auf dessen Spiel einlassen. Die Folgen der Gentechnik für die Wirtschaft und die Umwelt gehen bei Weitem über den Rahmen dieses Buches hinaus. Allerdings würde ich mich gern noch etwas mit den Auswirkungen von GVO auf die menschliche Gesundheit beschäftigen. Schließlich geht es in diesem Buch ja um Ernährung und Gesundheit.

Ehrlich gesagt überzeugen mich weder Argumente für die Sicherheit noch für die Gefahren von genetisch veränderten Lebensmitteln. Einige solcher Nahrungsmittel nehmen wir nämlich schon seit langer Zeit zu uns und, soweit man das heute schon beurteilen kann, ist es uns doch gar nicht so schlecht ergangen. Zwar sind wir in den letzten fünfzehn Jahren kränker, dicker und diabetischer geworden und leiden öfter an Asthma, Zöliakie und Autismus. Aber dafür gibt es auch genügend andere Erklärungen, die über genmanipulierte Nahrungsmittel hinausgehen. Außerdem wurde bis jetzt noch keine menschliche Krankheit direkt mit GVO in Zusammenhang gebracht. Es ist nämlich so, dass wir noch gar nicht richtig nach möglichen Beweisen für negative Auswirkungen gesucht haben. Mich überrascht es extrem, wie dürftig das Thema in der wissenschaftlichen Literatur behandelt wird. Immerhin hängt ja eine milliardenschwere Industrie daran, die unsere tagtägliche Nahrung herstellt. Die Verfasser eines aktuellen Berichts über genmanipulierte Lebensmittel schrieben bei ihrer ersten Materialauswertung 2000 und einer weiteren 2006[27] über »überraschend begrenzte« Angaben zur Sicherheit oder Giftigkeit solcher Nahrungsmittel. In ihrer neuesten Abhandlung aus dem Jahr 2011 erwähnen sie wieder, dass »nach wie vor nur sehr begrenzt Studien über die Sicherheit von genmanipulierten Lebensmitteln für die Gesundheit existieren.«[27]

Genetisch veränderte Pflanzen gibt es viele. 2007 untersuchte eine Gruppe von Wissenschaftlern in Frankreich[28] experimentelle Daten, die Monsanto selbst gesammelt hatte. Nur durch einen Gerichtsbeschluss kamen sie ans Licht der Öffentlichkeit. Vom Konzern beauftragte Forscher hatten die Auswirkungen von einer Maissorte mit »eingebautem« Insektengift auf Ratten getestet. Es war ein sehr kleines Experiment mit sehr wenigen Ratten gewesen, das nur etwas länger als neunzig Tage gedauert hatte. Die französischen Wissenschaftler fanden anhand dieser Daten heraus, dass sich das Gewicht dieser Ratten sowie ihre Triglycerid-Werte verändert hatten. Außerdem sahen sie Anzeichen von Leber- und Nierenvergiftungen.[28] Die Franzosen schrieben: »Aus den vorliegenden Daten lässt sich nicht schlussfolgern, das der Genmais MON863 ein sicheres Lebensmittel ist.«[28] Dieselbe Gruppe entdeckte darüber hinaus auch Anzeichen von Veränderungen an Leber und Nieren der Ratten, die eine verwandte, ebenfalls genmanipulierte Maissorte zu sich genommen hatten.[29]

Führten diese Ergebnisse etwa zu einem globalen Tsunami von Forschungsarbeiten, die diese Resultate durch umfassendere Experimente nachprüften? Erstaunlicherweise ganz und gar nicht. Die Verfasser des weiter oben genannten Berichts aus dem Jahr 2011 schreiben dazu: »Es scheint unglaublich, dass eine Gefahrenanalyse mit nur vierzig Ratten pro Geschlecht, die für 90 Tage mit genmanipuliertem Futter gefüttert wurden (und dessen Ergebnisse sich oft am Rande der Bedeutungslosigkeit befanden), nicht in unabhängiger Form wiederholt und verlängert wurde.«[27]

Im Jahr 2012 veröffentlichte eine weitere Forschungsgruppe eine kritische Betrachtung[30], die sich vordergründig mit Langzeitstudien von Tieren und verschiedenen genetisch veränderten Pflanzen beschäftigte. Zu diesen Pflanzen gehörten Mais, Sojabohnen, Kartoffeln, Triticale (eine Kreuzung aus Weizen und Roggen) sowie Reis. Zu jener Zeit hatten wir schon fünfzehn Jahre lang genmanipulierte Nahrungsmittel zu uns genommen. Wie viele Studien hatten sich in so langer Zeit wohl angesammelt und wurden von den Forschern überprüft? Sie schauten sich zwölf »Langzeitstudien«

(Dauer neunzig Tage bis zwei Jahre) und zwölf Mehrgenerationen-Studien von Versuchstieren an. Das macht ganze 24 Studien über genetisch veränderte Produkte. Nach fünfzehn Jahren menschlichen Verzehrs und Milliardenprofiten untersuchten sie nur 24 Tierstudien. Die meisten von ihnen waren ziemlich klein und umfassten nicht einmal die ganze Lebenszeit des Tieres. Die Wissenschaftler kamen zu dem Schluss, dass »die in berücksichtigten Studien enthaltenen Beweise zeigen, dass genetisch veränderte Pflanzen in Bezug auf den Nährstoffgehalt ihren nicht genetisch veränderten Sorten gleichen und sicher als Lebens- oder Futtermittel verwendet werden können.«[30]

Diese erschreckend unzureichende Forschungslage wurde kürzlich wieder kritisiert und zwar in einer weiteren Studie der französischen Wissenschaftler. Darin wurden die Auswirkungen von »Roundup«-resistentem Mais und »Roundup« selbst an Ratten über deren gesamte Lebensspanne hin beobachtet. Dabei fanden sie heraus, dass die dem Unkrautvernichtungsmittel und dem genetisch veränderten Mais ausgesetzten Ratten eine höhere Sterberate hatten. Die Weibchen erkrankten häufiger an Brustkrebs, die Männchen öfter an Leberproblemen sowie größeren Tumoren und bei beiden zeigten sich Nierenprobleme.[31] Natürlich wurde die Presse darauf aufmerksam und es hagelte heftige Kritik. In Bezug auf diesen Feuersturm bemerkten die Forscher, dass »75 % der Kritik von ebenfalls publizierenden Wissenschaftlern in der ersten Woche von Pflanzenbiologen stammen, von denen manche an GVO-Patenten arbeiten (auch wenn sich unsere toxikologische Studie auf Säugetiere bezog), und von Monsanto selbst.«[32]

Was in mir zurückbleibt, ist ein bitterer Beigeschmack, eine unbehagliche Ungewissheit über die Sicherheit von genetisch veränderten Lebensmitteln. Es gibt viele Arten von GVO und meiner Meinung nach ist es wahrscheinlich, dass man wenigstens einer davon irgendwann einmal dauerhaft negative Auswirkungen auf die menschliche Gesundheit wird nachweisen können. Das bedeutet nicht unbedingt, dass alle GVO schlecht sind. Wissenschaftlich und physiologisch gesehen kann jede genmanipulierte Pflanze andere Eigenschaften haben. Trotzdem sollten all diese Ergebnisse über die Giftigkeit solcher Nahrungsmittel von mehreren unabhängigen Laboratorien durch weitere Experimente überprüft werden. Und zwar mit mehr Tieren und über einen längeren Zeitraum.

Allerdings scheint das einfach nicht zu passieren. Einer der Gründe für diesen erbärmlichen Mangel an Daten ist folgender: Die Hersteller dieses patentierten Saatguts haben es Wissenschaftlern untersagt, über ihre »Technologie« zu forschen und die Ergebnisse zu veröffentlichen. In einem Leitartikel der Fachzeitschrift *Scientific American* von 2009[33] kam dann eine schaurige Wahrheit ans Licht: Um die absolute Kontrolle zu behalten, verpflichten die Konzerne jeden, der ein Päckchen genetisch verändertes Saatgut kauft, dazu keinen der Samen für unabhängige Untersuchungen zu benutzen. Nach der Veröffentlichung der vernichtenden Studie[31] über eine Sorte Monsanto-Mais setzte das betreffende Fachblatt alles daran, die Gen-Industrie wieder auf seine Seite zu bringen. Ein paar Monate nach Erscheinen des Artikels schuf die Zeitschrift sogar eine neue Chefredakteur-Stelle für einen ehemaligen Monsanto-Forscher und Freund der Biotech-Industrie.[34] Später nahm es den belastenden Artikel über »Roundup« und »Roundup«-resistenten Mais sogar zurück. Und das, obwohl die Zeitschrift ungewöhnlicherweise sogar alle Originaldaten überprüft und keine Beweise für Rechtsverletzungen gefunden hatte, weder für Betrug noch für Fehldarstellungen.

Mein Eindruck ist, dass die Gen-Industrie die Wissenschaft in ihrer Gewalt hat. Die Öffentlichkeit wird mit Absicht im Dunkeln gelassen. Eine Umfrage aus dem Jahr 2010[35] fand heraus, dass mehr als die Hälfte aller US-Amerikaner entweder gar nichts oder wenig über Genmanipulation weiß. Fünfzehn Prozent glauben, dass GVO nicht ungefährlich sind und weitere 64 Prozent sind sich unsicher. Und trotzdem essen wir dieses Zeug schon seit fast zwanzig Jahren! Die Industrie ist so mächtig, dass die Politik sich nie für Etiketten eingesetzt hat, die auf genmanipulierte Bestandteile in Produkten hinweisen sollen. Die Industrie weiß nämlich, dass so etwas ihrem Profit schaden würde, und das darf natürlich nicht passieren. Trotz der Tatsache, dass 93 Prozent der US-Bürger solche Etiketten willkommen heißen würden[35], hat die Regierung den öffentlichen Willen schlicht und einfach ignoriert. Und das höchstwahrscheinlich, um die Konzerne und deren Profit zu schützen.

Im Endeffekt ist es so: Ich weiß nicht, ob genetisch veränderte Lebensmittel wirklich ein Gesundheitsrisiko für uns Menschen darstellen. Die meisten von ihnen sind bestimmt nicht gefährlich, aber hier und da kann sich eventuell eine Sorte einschleichen, die die Gesundheit schädigt. Aus den wissenschaftlichen Ergebnissen kann ich keinen klaren Schluss ziehen, das kann wahrscheinlich niemand richtig. Allerdings hinterlässt diese Einschüchterung von Wissenschaft und Politik seitens der Biotech-Industrie einen üblen Nachgeschmack. Persönlich versuche ich, genetisch veränderte Lebensmittel so weit wie möglich zu meiden. Unter den aktuellen Umständen würde ich auch alle Patienten unterstützen, die das ebenfalls tun wollen. Kleine Siege durften in letzter Zeit einige US-Staaten feiern. In Connecticut, Vermont und Maine müssen genmanipulierte, im Staat verkaufte Lebensmittel durch Etiketten als solche gekennzeichnet werden. Aber der Kampf an sich ist noch lange nicht zu Ende. Für viele von uns gibt es nur einen Weg vorbei an der Genmanipulation: Bio-Produkte, bei denen genetische Veränderungen gesetzlich untersagt sind.

Fazit

- Biologische Erzeugnisse besitzen geringfügig bessere Nährwerte als konventionelle Lebensmittel. Die viel größere und wichtigere Frage ist jedoch, ob man Pflanzen oder Tiere isst.

- Rückstände von Pestiziden und Unkrautvernichtungsmitteln kommen öfter in konventionellen Erzeugnissen vor, aber auch in Bio-Produkten.

- Es gibt keine überzeugenden Beweise für negative gesundheitliche Auswirkungen von chemischen Pestizid- und Herbizidrückständen, allerdings existieren indirekte Hinweise auf mögliche Schäden.

- Genetisch veränderte Lebensmittel sind unnatürlich, haben aber keine nachgewiesenen negativen Folgen für die Gesundheit von Menschen. Jedoch besteht ein überwältigender Mangel an Untersuchungen ihrer Auswirkungen auf die menschliche Gesundheit.

- Nur durch den Kauf von Bio-Produkten kann genmanipulierte Nahrung wirklich vermieden werden. Dazu rate ich.

- Die ökologischen und sozialen/politischen Gesichtspunkte biologischer Landwirtschaft und Gentechnik sprengen den Rahmen meiner Erläuterungen, sind aber wichtige Aspekte dieser zwei Themen.

11.

Die verrückte Welt der Nahrungsergänzungsmittel

———————•———————

Es gibt viele Arten von Ergänzungsmitteln. Wenn es um Ernährung geht, dann denken wir oft an essenzielle Vitamine wie Vitamin D oder B$_{12}$. Darüber hinaus existiert allerdings eine riesige Palette von Präparaten für eine Vielzahl von Krankheiten. Viele davon sind nicht einfach nur Nahrungsergänzungsmittel im traditionellen Sinne. Nehmen wir zum Beispiel Garcinia Cambogia, den Extrakt aus einer indonesischen Pflanze, der beim Abnehmen helfen soll. Er hat Einfluss auf das Serotonin-System und Wechselwirkungen mit anderen Substanzen. Soweit ich weiß, wurde er nie klinisch getestet, so wie das bei Medikamenten der Fall ist.

In diesem Kapitel geht es um Vitamine, obwohl mich der Rest der Ergänzungsmittel-Industrie auch ganz schön sprachlos macht. Ich habe mehrere Patienten mit verschiedenen Leiden betreut, die dem Gesundheitssystem gegenüber aus vielerlei Gründen misstrauisch geworden sind. Manche dieser Patienten suchen Alternativ-Mediziner oder Heilpraktiker auf. Das kostet einige von ihnen schon ein kleines Vermögen. Manchmal verlassen sie diese Praxen dann mit langen Listen von Ergänzungsmitteln, für deren Anschaffung sie nicht selten Tausende von Dollar bezahlen. Hin und wieder verkauft der Heilpraktiker die Mittel sogar selbst. Das führt natürlich zu einem ernsten Interessenkonflikt. Situationen wie diese geben mir ein ungutes Gefühl. Was die Gesundheit betrifft, ahmt der Einsatz von Ergänzungsmitteln die pharmakologische Herangehensweise von verschreibungspflichtigen Medikamenten nach. Der große Nachteil bei den alternativen Mitteln ist allerdings, dass sie weder getestet noch ihre Wirkungen bestätigt wurden und sie außerdem völlig unkontrolliert verkauft werden.

Des Weiteren können finanzielle Interessenkonflikte in der Welt der Ergänzungsmittel viel abscheulichere Formen annehmen, als das bei der Schulmedizin der Fall ist. Ich als Arzt verdiene nichts an den Rezepten, die ich meinen Patienten ausstelle. Die Universität als mein Arbeitgeber hat, wie so viele andere auch, Vertreterbesuche von Pharmaunternehmen und »Gratis«-Proben untersagt. Wenn es überhaupt einen Effekt hat, dann birgt das Ausstellen von Rezepten immer ein Risiko für den Arzt, das in einer Flut von Schreibkram enden kann – für die meisten ein mühevoller Mehraufwand. Ich verschreibe Medikamente, wenn ich sie für angebracht halte. Angesichts dessen fand ich es schon immer recht seltsam, dass misstrauische Patienten zu einem Heilpraktiker gehen. Dort bezahlen sie bares Geld direkt an einen Therapeuten, der für jeden Ergänzungsmittelverkauf eine nicht unbedeutende Kommission erhält. Die Patienten besorgen sich Mittel, die vielleicht noch nie klinisch getestet worden sind. So etwas kommt öfter vor als man denkt.

Ergänzungsmittel erfreuen sich größter Beliebtheit. In den Vereinigten Staaten nimmt etwa die Hälfte aller Erwachsenen solche Mittel ein, am häufigsten Multivitamine, Kalzium und Omega-3-Fettsäuren (Fischöl).[1] Außerdem sprechen mich strenge Veganer oft auf Vitamin D und Vitamin B$_{12}$ an. Wenn ich Nahrungsergänzungsmittel empfehle, dann sind das nur ganz wenige. Tatsächlich rate ich der allgemeinen Bevölkerung von ihrem routinemäßigen Gebrauch ab. Solche Sachen klärt man aber am besten immer mit einem Arzt ab. Teure Mittel und alternative Medizin gehen oft Hand in Hand – jedenfalls in den USA. Ich mache mir Sorgen, dass die Geldbeutel der Patienten sowie ihre Gesundheit darunter leiden könnten und ihnen die nötige Aufklärung fehlt.

Omega-3/Fischöl

Bereits im 6. und 7. Kapitel habe ich den Einsatz von Fischöl als Nahrungsergänzungsmittel erläutert. Um meine gespaltene Meinung über dieses Präparat besser zu verstehen, empfehle ich Ihnen, sich diese Hintergrundinformationen noch einmal anzuschauen. Kaum ein anderes Ergänzungsmittel wurde so eingehend untersucht wie Omega-3, und kaum ein anderes sorgte für so viel Verwirrung. Es besteht ein enormes Interesse an der Entwicklung eines pharmazeutischen Medikaments aus Omega-3-Ergänzungsmitteln.

Die größten und vielversprechendsten Untersuchungen konzentrierten sich auf Omega-3-Präparate und Herz-Kreislauf-Erkrankungen. Frühe Tests von Fischöl zur Sekundärprävention von Herzkrankheiten waren verheißungsvoll, denn sie senkten das Risiko von kardiovaskulären Ereignissen (Tod, plötzlicher Herztod, Herzinfarkt).[2] Allerdings zeigten weitere Studien im Laufe der Zeit – besonders über die letzten fünf bis zehn Jahre – immer weniger positive Ergebnisse bei Experimenten mit Fischölpräparaten. Zwei aktuelle Berichte fassten die Resultate vieler randomisierter kontrollierter Studien zusammen und kamen zu dem Schluss, dass die Einnahme von Omega-3-Ergänzungsmitteln statistisch gesehen weder für herzgesunde noch für herzkranke Menschen bedeutende Vorteile bringt. Allenfalls könnte eine kleine, statistisch nicht bedeutsame Tendenz hin zu besserer Gesundheit bestehen.[3,4] Die vielversprechenden Studien der 1990er-Jahre und frühen 2000er wurden aber durch die aktuelle Forschung nicht bestätigt.

Die Suche nach einem nützlichen Einsatz von Omega-3-Fettsäuren geht dennoch weit über Herz-Kreislauf-Erkrankungen hinaus. Studien untersuchten ihre Auswirkung auf Gewichtsverlust[5], Postnatale Depression[6], den Stresshormonspiegel bei alkoholkranken Männern auf Entzug[7] und fast allen anderen erdenklichen Problemen. Es kursiert außerdem die Idee, dass Omega-3 das Denkvermögen fördert. Allerdings zeigt eine aktuelle kritische Betrachtung, dass es keine guten Beweise für Omega-3-Mittel als Schutz gegen geistigen Verfall bei älteren Erwachsenen gibt.[8] Keine der unzähligen Erhebungen zu den oben aufgeführten Problemen haben bahnbrechende Ergebnisse erzielt, die wichtig für die Patienten sein könnten. Zwar wurden Veränderungen in intermediären chemischen Vermittlern, wie zum Beispiel in Signalstoffen des Immunsystems während der Aufnahme von Omega-3-Präparaten beobachtet. Aber so etwas lässt sich nicht unbedingt als bedeutende Auswirkung auf die Gesundheit interpretieren.

Eine Wirkung von Omega-3-Fettsäuren wurde jedoch zweifelsfrei nachgewiesen – und zwar ihre Fähigkeit zur Triglycerid-Senkung. Triglyceride bilden einen Teil der Cholesterin-Messung. Es handelt sich dabei um Fette in der Blutbahn, die mit anderen Elementen des Cholesterin-Stoffwechsels und -Transports verwandt sind. Eine hohe Triglycerid-Konzentration ist ein Risikofaktor für Herzkrankheiten. Eine zusammenfassende Studie von vor circa fünfzehn Jahren beobachtete, dass Omega-3-Ergänzungsmittel aus Fischöl den Triglycerid-Spiegel um 25 bis 30 Prozent senkten.[9] Einer anderen Studie zufolge können sehr hohe Triglycerid-Werte mithilfe von solchenn Präparaten um 40 bis 45 Prozent reduziert werden.[10,11,12] Betont sei an dieser Stelle, dass dies Folgen von Omega-3-Fischölen sind, die aus Meeresfisch gewonnen werden, nicht aus pflanzlicher Alpha-Linolensäure (ALA).[9]

Sollten also alle Menschen mit hohen Triglycerid-Werten Fischöl zu sich nehmen? Nein. Zum jetzigen Zeitpunkt gibt es noch keine ausreichenden Beweise dafür, dass die bloße Behandlung von hohen Triglycerid-Konzentrationen großen Nutzen bringt.[13] Die besten Ergebnisse zur Senkung von LDL-Cholesterin, des »ungesunden« Cholesterins, haben Statintherapien erzielt. Demzufolge wird generell eher eine Behandlung mit Statin empfohlen als ein aggressiver Angriff auf Triglyceride. Tatsächlich zeigte eine Studie, dass ein Angriff auf Triglyceride mithilfe eines Fibrats (ein weiteres Medikament zur Triglycerid-Senkung) bei Patienten unter Statinbehandlung keinen zusätzlichen Nutzen für ihr Herz-Kreislauf-System bringt.[14]

Omega-3-Ergänzungsmittel können zwar Zahlen auf einem Labortest beschönigen, aber ihr Einsatz zur Triglycerid-Senkung nur um der Sache selbst willen, muss aber nicht unbedingt zu besserer Gesundheit führen. Eine Bemerkung am Rande: Bei sehr hohen (mehr als 500 Milligramm pro Deziliter (mg/dl) oder extrem hohen (1000 mg/dl) Triglycerid-Werten verändern sich diese Empfehlungen, da nun das Risiko einer Bauchspeicheldrüsenentzündung besteht. In so einem Fall sollte Ihr Arzt entschiedener gegen hohe Triglycerid-Werte vorgehen, denn dann geht es um mehr als Herz-Kreislauf-Krankheiten.

Ich sehe das Thema Omega-3-Ergänzungsmittel bestenfalls zwiespältig. Der allgemeinen Bevölkerung sowie Menschen mit Herzkrankheiten und hohem Herzrisiko rate ich von ihnen ab. Und zwar deshalb, weil die Beweislage für eine gezielte Einnahme nicht gerade beeindruckend ist und von Jahr zu Jahr schwächer zu werden scheint. Die generelle Empfehlung von Gesundheitsverbänden wie der American Heart Association ist zum Beispiel, dass man mindestens zweimal pro Woche fettreichen Fisch zu sich nehmen soll. Dieser Rat basiert teilweise auf umfangreichen Nachweisen, dass Menschen in der westlichen Welt, die mehr Omega-3-Fette zu sich nehmen und in ihrer Blutbahn haben[15], weniger häufig an Herz-Kreislauf-Leiden erkranken (siehe 7. Kapitel für die Diskussion über Fisch). Diese Studien wurden allerdings vor dem Hintergrund der westlichen Ernährungsweise durchgeführt, die reich an Fleisch, Ölen und Omega-6-Fettsäuren ist. Ich frage mich also: Wie erzielte die bedeutendste angiografisch (auf die Blutgefäße bezogene) gemessene Umkehr von Herzkrankheiten[16] so große Erfolge ganz ohne Fisch?

Angesichts der viel größeren Zahl von Studien über Herzkrankheiten und Ernährung denke ich, dass eine vollwertige Ernährung auf Pflanzenbasis ohne zusätzliche Fette durch die Beigabe von Fisch oder Fischöl wohl kaum verbessert werden kann. Aufgrund der anhaltenden wissenschaftlichen Unsicherheit über den Nutzen von Omega-3-Fetten rate ich Menschen mit einer streng pflanzlichen Ernährung dazu, einmal am Tag einen Esslöffel gemahlene Lein- oder ganze Chiasamen zu sich zu nehmen. Dadurch stellen sie eine ausreichende Omega-3-Versorgung sicher. Dabei sollte beachtet werden, dass ebenfalls genügend Blattgemüse und Hülsenfrüchte gegessen und der Verzehr von zusätzlichen Fetten vermieden wird, um die Omega-6-Zufuhr einzuschränken (die Bedeutung des richtigen Verhältnisses von Omega-6 zu Omega-3 habe ich bereits im 7. Kapitel erklärt).

Multivitamin-Präparate

Ich hatte schon immer das Gefühl, dass viele Menschen Multivitamin-Präparate als eine Art Versicherung sehen, die in Bezug auf Ernährung all ihre Grundbedürfnisse deckt. Leider ist es eine Versicherung, bei der am Ende nichts herauskommt und die eventuell sogar gesundheitliche Schäden anrichten kann. Trotzdem konsumieren wir Menschen schon seit ihrer ersten Erscheinung in den 1940er Jahren Multivitamine.[17] Ich rate von ihrer Einnahme ohne triftigen Grund ab. Meiner Meinung nach sind sie reine Geldverschwendung, und die Wissenschaft stimmt mir da generell auch zu.

Ein Stand-der-Wissenschaft-Gremium der National Institutes of Health wurde zusammengerufen, um das Thema der Vitamin- und Mineralstoff-

Ergänzungsmittel in Bezug auf chronische Leiden zu untersuchen. Unter
»chronische Leiden« fallen unter anderem Krebs-, Herz-, endokrine, mus-
koskeletale, neurologische und sensorische Erkrankungen. Das Experten-
Gremium kam zu dem Schluss, dass »es gegenwärtig nur unzureichende Beweise für oder gegen die Anwendung von Multivitaminen seitens
der US-amerikanischen Öffentlichkeit zur Vorbeugung von chronischen
Krankheiten gibt«.[17] Nachweisen zufolge schützen Multivitamin-Präparate
nicht gegen Herz-Kreislauf-Krankheiten.[18] Untersuchungen ihrer Auswirkungen auf Krebs sind widersprüchlich.[19] Einige von ihnen zeigten geringen Nutzen[19] , während andere sogar ein erhöhtes Krebsrisiko bedeuten.
Zu den letzteren zählt Betakarotin, das in einem berühmt gewordenen Experiment mit Rauchern nicht etwa seltener, sondern vielmehr häufiger zu
einer Lungenkrebserkrankung führte.[20] In einigen Untersuchungen halfen
bestimmte Vitamine in Kombination mit Zink bei der Augengesundheit,
besonders bei Makuladegeneration,[21,22] aber nicht bei grauem Star.[23]

Generell sind Multivitamine ein perfektes Beispiel für die stark einge-
schränkte Betrachtung von Details in der Ernährungsforschung. Ein sich
immer wiederholendes Muster besteht aus Beobachtungsstudien (dabei
protokollieren und analysieren die Wissenschaftler Faktoren und Folgen,
greifen aber nicht ein), die zeigen, dass Menschen mit einer erhöhten Zufuhr oder Blutkonzentration eines bestimmten Vitamins weniger oft an
bestimmten Leiden erkranken. Anstatt es dabei zu belassen und zu einer
Veränderung der Essgewohnheiten hin zu einer erhöhten natürlichen Vit-
aminzufuhr aufzurufen, forschen die Wissenschaftler weiter. Sie wollen he-
rausfinden, ob solche isolierten Vitamine und Mineralstoffe in Tabletten-
form denselben positiven Effekt zeigen. Isolierte Nährstoffe werden aber
nie dieselben positiven Auswirkungen haben wie gesunde Vollwertnah-
rung. Das hat sich immer wieder in misslungenen Experimenten mit Vitaminen gezeigt. In der *China Study*® und in *InterEssen* (Originaltitel: *Whole*)
wird dieses Thema ausführlich behandelt. Dazu kommt, dass Multivitamine eben keineswegs unbedingt harmlos sind. Einige Studien belegen, dass
das Erkrankungsrisiko an bestimmten Krebsarten in einigen Patienten-
gruppen zusammen mit dem Einsatz von Ernährungsergänzungsmitteln
steigt.[17] Außerdem kann die Behandlung mit Kalzium-Präparaten zu einem
erhöhten Nierenstein- und Herzinfarktrisiko führen. Vitamin- und Mine-

ralstoff-Ergänzungsmittel können bei Kindern Vergiftungen nach sich ziehen.[24] Geburtsfehler und Leberschäden wurden mit einer übermäßigen Vitamin-A-Aufnahme von Schwangeren in Verbindung gebracht.[25] Das Gremium der National Institutes of Health schrieb: »Es gibt allerdings Hinweise darauf, dass bestimmte Inhaltsstoffe in (Multivitamin-/Mineralstoff-) Nahrungsergänzungsmitteln zu Nebenwirkungen führen können. Obwohl diese Studien nicht endgültig sind, weisen sie auf mögliche Sicherheitsprobleme mit den Hauptbestandteilen von Multivitaminen hin, die beobachtet werden sollten.«[17] Aus all den oben genannten Gründen rate ich Ihnen von Multivitamin-Präparaten zur vermeintlichen Verbesserung Ihrer Gesundheit ab.

Kalzium

Der Hauptgrund für die Einnahme von Kalzium ist die Knochengesundheit.[1] In aggressiver Weise wurde dieser Zusammenhang immer wieder in Marketingkampagnen für Milchprodukte und Ergänzungsmittel in die Köpfe der Menschen gemeißelt. Besonders Frauen nach den Wechseljahren wurden zur Einnahme von Kalzium gegen Osteoporose gedrängt. Die Logik hinter dieser Idee ist ganz einfach: Knochen brauchen Kalzium für Wachstum und Erhalt, und wenn wir über zu wenig davon verfügen, dann finden diese Schlüsselprozesse nicht mehr statt. Obwohl etwas Wahres an dieser Logik ist, ist sie extrem vereinfacht. Würden wir das Gleiche über unser Gehirn denken, dann würde man uns vielleicht den Verzehr von so viel Gehirn wie möglich empfehlen, stimmt's? Na los, essen Sie diese Neuronen!

In Wirklichkeit sind die Wachstums- und Erhaltungsprozesse der Knochen viel komplexer. Sie binden das Hormonsystem der Nebenschilddrüse mit ein, genauso wie andere Makronährstoffe (zum Beispiel Eiweiß), viele weitere Mikronährstoffe wie Natrium, Vitamin D und Vitamin K, Bewegung sowie die Nierenfunktion. Die Idee, durch den simplen Verzehr von Kalzium bessere Knochen zu bekommen, ist wunderbar. Sie lässt allerdings ein komplexes Netz an Prozessen außer Acht, die schon einsetzen, bevor das Kalzium den Knochen überhaupt erreicht hat. Sogar die Wissenschaft hat uns jetzt gezeigt, dass unsere lächerlich einfache Kalzium-Logik mit der Realität nichts zu tun hat. Viele Studien schauen sich Kalzium zusammen mit Vitamin D an. Diese zwei Nährstoffe arbeiten in den eben genannten Prozessen zusammen und werden somit zur Verbesserung der Knochengesundheit meist in Kombination angewandt.

Die Autoren einer aktuellen kritischen Studie[26] fassen zusammen: »Wir fanden keine einstimmigen Beweise für die Auswirkung von Kalzium auf die Knochengesundheit von Frauen und Männern vor den Wechseljahren. Auch Belege für Kalzium-Präparate zur Verringerung von Knochenbrüchen sind unzureichend und widersprüchlich.« Für Menschen, die in den USA aufgewachsen sind, ist das ziemlich schockierend, denn über Kalzium und seine angeblich einzigartigen Vorteile für die Knochen weiß in unserem Land jedes Kind Bescheid.

Das Institute of Medicine hat in einem Report übrigens ähnliche Ergebnisse veröffentlicht. Die Verfasser des Berichts schreiben: »Die Folgen von Vitamin D und Kalzium auf Knochenbrüche bei selbstständig lebenden Personen waren studienübergreifend widersprüchlich.«[27] Zwar gab es Belege für eine Verringerung der Knochenbrüche bei Heimbewohnern, aber nicht bei Menschen, die noch selbstständig in der Gesellschaft lebten. Einem aktuellen Report[28] der US Preventive Services Task Force zufolge gab es nicht genügend Beweise für oder gegen die Einnahme von Vitamin-D- und Kalzium-Präparaten bei Männern oder Frauen jeglichen Alters vor den Wechseljahren. Gesunden und noch selbstständig lebenden Frauen nach der Menopause wird von der Einnahme niedrig dosierter Vitamin-D- und Kalzium-Präparate ganz abgeraten. Es wird vor deren Anwendung gewarnt, weil sie keinen Nutzen bringen, sondern sogar Schaden anrichten können. Dazu zählt zum Beispiel ein erhöhtes Nierensteinrisiko.[28] Das ist aber noch nicht alles: Eine aktuelle Untersuchung[29] mehrerer Studien fand heraus, dass Kalzium-Mittel eventuell sogar mit schlechter Herz-Kreislauf-Gesundheit in Zusammenhang stehen. In randomisierten Versuchen bestand für Probanden, die Kalzium-Präparate zu sich nahmen, ein höheres Herzinfarktrisiko, und es wurde eine steigende Tendenz zu Schlaganfällen und Todesfällen beobachtet. Furchtbar, nicht? Verstehen Sie jetzt mein Misstrauen?

Mein letzter Rat in der Sache: Fragen Sie Ihren Arzt nach Kalzium-Präparaten, wenn Sie zu einer Risikogruppe gehören. Dazu zählen ein erhöhtes Sturzrisiko, Osteoporose oder frühere Knochenbrüche sowie das Leben in einem Heim. In solchen Fällen könnte es sein, dass Ihnen Kalzium hilft. Sollten Sie aber gesund sein und selbstständig in der Gesellschaft leben, dann empfehle ich Ihnen keine zusätzliche Kalzium-Einnahme, egal wie alt oder welchen Geschlechts Sie sind. In diesem Fall lege ich Ihnen Veränderungen in Ihrer Lebensweise ans Herz, wie sie weiter unten beschrieben sind.

Für alle, die Milchprodukte vermeiden (eine gute Idee), aber auch nicht viel Gemüse zu sich nehmen (eine schlechte Idee) besteht das Risiko eines Kalziummangels. Denjenigen, die sich streng an eine pflanzliche Ernährung halten, empfehle ich täglich mehrere Portionen kalziumreiches Gemüse, besonders dunkelgrünes Blattgemüse wie Grünkohl. Bohnen und eigentlich alle anderen vollwertigen Gemüsesorten enthalten ebenfalls Kalzium. Ebenso garantiert Ihnen ein Glas einer pflanzlichen, mit Kalzium angereicherten Milch pro Tag eine ausreichende Versorgung. Unter Menschen, die sich streng pflanzlich ernähren, scheint es kein erhöhtes Knochenbruchrisiko zu geben, wenn sie wenigstens 525 Milligramm Kalzium pro Tag zu sich nehmen.[30] Tatsächlich wurde festgestellt, dass Menschen mit einer pflanzenreichen Ernährung mit genügend Kalzium ein viel geringeres Bruchrisiko besitzen.[31] Zusätzlich zu diesen Ernährungsumstellungen für die Knochengesundheit rate ich dringend zu regelmäßiger Bewegung.[32] Solche natürlichen Veränderungen bringen viel mehr als ein Kalzium-Präparat.

Vitamin D

Vitamin D unterscheidet sich von anderen Vitaminen, weil wir es nicht durch die Nahrung aufnehmen müssen. In diesem Sinne ist es gar kein »richtiges« Vitamin. Wie viele gesundheitsbewusste Menschen wissen, bildet unsere Haut Vitamin D als Reaktion auf ultraviolette Strahlung (UVB), einen Bestandteil des Sonnenlichts. Der in der Haut entstandene Stoff durchläuft den Körper bis zur Leber und dann weiter bis zu einer Niere. Währenddessen finden zwei Prozesse statt, die ihn in eine aktive Form von Vitamin D umwandeln. Nur wenige Nahrungsmittel enthalten Vitamin D.

In Fischleber, Pilzen, bestimmten Arten von fettreichem Fisch und in ein paar anderen Lebensmitteln kommt es in geringen Mengen vor. Kuhmilch wird schon seit vielen Jahren mit Vitamin D versetzt, um Rachitis – Knochenerweichung – zu vermeiden.

Wer die Ernährungsforschung in den letzten Jahren verfolgt hat, der wird wissen: Vitamin D ist in der Wissenschaft der Hit! Es sind viele Studien im Gange, die seinen Zusammenhang mit verschiedenen Krankheiten und Beschwerden untersuchen. Vitamin D spielt eine wichtige Rolle bei der Aufnahme von Kalzium sowie bei Knochenwachstum und –umbildung. Anscheinend senkt es das Risiko, an bestimmten Krebsarten und Multipler Sklerose zu erkranken. Außerdem mindert es die Wahrscheinlichkeit von Stürzen und Gebrechlichkeit sowie vielen anderen Leiden.[33] Trotz dieses ganzen Interesses haben die Forschungsergebnisse aber nie zweifelsfrei gezeigt, dass Vitamin-D-Ergänzungsmittel in Pillenform besonders positive Auswirkungen auf chronische Krankheiten haben[27], wenngleich es in einigen Untersuchungen das Sturzrisiko von Menschen mit Mangelerscheinungen (wie zum Beispiel ältere Erwachsene in Heimen) leicht senken konnte.[34]

Eine optimale Vitamin-D-Versorgung durch Sonneneinstrahlung ist besonders im Frühjahr, Sommer und Herbst eine leichte Sache. Dabei spielt es keine Rolle, wie weit man vom Äquator entfernt lebt. Es gibt verschiedene Faktoren, die die Aufnahme von Vitamin D beeinflussen: Hautfarbe (je dunkler die Haut, desto weniger Vitamin D bildet sie), Tageszeit, Tageslänge und Hautbedeckung (dazu zählt auch Sonnencreme).[33] Wenn man seine Arme und Beine zweimal die Woche für fünf bis dreißig Minuten der Mittagssonne (zwischen 10 und 15 Uhr) aussetzt, dann ist man gut mit Vitamin D versorgt.[35] Für sehr helle Haut reichen eventuell schon fünf Minuten, bei dunklem Teint müssen es oft mindestens dreißig sein. Aber sogar an bewölkten Tagen bildet man Vitamin D. Wolken, Schatten oder schwere Luftverschmutzung beziehungsweise Smog senken die Vitamin-D-Synthese um fünfzig bis sechzig Prozent[33], trotzdem wird es weiterhin produziert. Fenster filtern UVB-Strahlung aus dem Sonnenlicht (aber nicht die »bräunenden« UVA-Strahlen); beim Autofahren bildet man bei geschlossenen Fenstern also kein Vitamin D. Sonnencreme mit einem vernünftigem

Lichtschutzfaktor bringt fast die ganze Vitamin-D-Synthese an den einge-cremten Stellen zum Stillstand.[36]

Im Winter ist die Vitamin-D-Bildung schon schwieriger. Das trifft be-sonders auf Gegenden zu, die weit vom Äquator entfernt liegen. Zwar kann der Körper Vitamin D speichern und über den Winter abgeben[35], allerdings besteht zu jener Jahreszeit trotzdem für manche Menschen ein Mangelri-siko. Das bringt mich zur wichtigsten Fragen: Wann ist Vitamin D wichtig für uns?

Ich empfehle Vitamin D nie als Ergänzungsmittel zur Vorbeugung von chronischen Krankheiten (weil einfach kein Beweis dafür existiert, dass es effektiv ist). Schwerer Vitamin-D-Mangel führt allerdings sowohl bei Kin-dern als auch Erwachsenen zu Rachitis und Knochenerweichung (Osteo-malazie). Beides sind Probleme einer von Kalzium- und Phosphorman-gel verursachten Störung des Knochen-Stoffwechsels. Vitamin D hilft bei der Kalzium-Aufnahme im Darm. Fehlt es nun dem Körper an Vitamin D, kann er diesen Mineralstoff nicht mehr ausreichend aufnehmen, was unter anderem Veränderungen im Hormonsystem sowie einen Phosphor-mangel hervorruft. Obwohl Rachitis heutzutage selten vorkommen, kann sie für einige Bevölkerungsgruppen ein Risiko darstellen.

Generell sehe ich die Versorgung mit Vitamin D nur zu bestimmten Jahreszeiten und bei bestimmten Bevölkerungsgruppen als Problem. Für viele ist es schwer, im Winter überhaupt an die frische Luft zu kommen. Auch muss noch nicht gesagt sein, dass man im Freien viel Vitamin D pro-duziert. Wer weit vom Äquator entfernt lebt, für den kann es Probleme ge-ben. Ich empfehle Menschen im extremen Norden (oder Süden), wo die Winter lang sind und sie nicht oft ins Freie kommen, ein Vitamin-D-Präpa-rat für die Wintermonate. Ideal wären mindestens 600 IE pro Tag für Kin-der ab 9 Jahren und Erwachsene.

Einige Bevölkerungsgruppen sind das ganze Jahr über einem Mangelri-siko ausgesetzt: Menschen in Heimen (zum Beispiel Alten- oder Pflegehei-me), aus religiösen Gründen komplett verschleierte Frauen, extrem Fett-süchtige und Säuglinge, die ausschließlich Muttermilch zu sich nehmen. Bei den letzteren stellen afroamerikanische oder afroeuropäische Kleinkin-der, die im Winter auf der Nordhalbkugel geboren wurden, eine besonde-re Risikogruppe dar. (Wenn wir alle der gleichen Menge Sonnenlicht ausgesetzt wären, dann würden Menschen mit dunklerer Haut aufgrund ihrer Pigmentierung weniger Vitamin D bilden als Hellhäutige.) Was haben all diese Menschen gemeinsam? Sie werden vielleicht nie der UVB-Strahlung ausgesetzt sein. Ältere Menschen in Heimen sollten mindesten 800 IE Vitamin D am Tag bekommen. Sie sind wahrscheinlich die Gruppe, die besonders von Vitamin-D-Präparaten profitiert. Bei ihnen kommt zur Vorbeugung von Knochenproblemen auch noch ein verringertes Sturzrisiko hinzu.[34] Komplett verschleierte Frauen sollten mindesten 600 IE pro Tag zu sich nehmen, das ganze Jahr über.

Die Erwachsenen in den oben genannten Gruppen sollten mit einer täglichen Dosis von 1000 bis 2000 IE pro Tag beginnen. Wichtig ist zu wissen, dass bei Vitamin D mehr nicht besser ist. Manchmal ist mehr giftig. Wer mehr als 4000 IE pro Tag (die Höchstgrenze für Babys liegt weit darunter) zu sich nimmt, der befindet sich über der vom Institute of Medicine festgelegten »ertragbaren Höchstgrenze« und geht ein Vergiftungsrisiko ein.[27] Eine einfache Blutuntersuchung kann Klarheit über die Vitamin-D-Werte verschaffen. Wer Bedenken hat, der sollte sich an seinen Arzt wenden.

Was Kinder anbelangt, so rät die American Academy of Pediatrics Folgendes: Säuglinge unter sechs Monaten sollten nie der Sonne ausgesetzt werden, um ihr Hautkrebsrisiko zu senken. Zweifellos gibt es viele Eltern, die sich streng an diese Richtlinie halten. Leider macht dieser Rat Kinder viel anfälliger für Rachitis und Knochenprobleme, wenn sie kein zusätzliches Vitamin D bekommen. Muttermilchersatz ist heutzutage immer mit Vitamin D angereichert. Muttermilch selbst enthält je nach Vitamin-D-Wert der Mutter zwar auch etwas davon, aber höchstwahrscheinlich zu wenig, um einem Mangel vorzubeugen. Das gilt besonders dann, wenn die Haut des Kindes nie der Sonne ausgesetzt ist.

Den Verfassern einer Studie im US-Bundesstaat Ohio nach reichen einem nur mit einer Windel bekleidetem Säugling dreißig Minuten, einem voll bekleideten Baby ohne Hut um die zwei Stunden Sonne pro Woche. Das sollte genügen, um einem schweren Vitamin-D-Mangel aus dem Weg zu gehen.[37] Das Dilemma ist hier aber, dass zu viel Sonneneinstrahlung eine Ursache von Hautkrebs ist. Deshalb sollte man immer daran denken, dass Kinderhaut schneller verbrennt als die von Erwachsenen. Babys sagen nun nicht, dass sie verbrennen. Sie machen sich oft erst bemerkbar, wenn es schon zu spät ist und sie vor Schmerzen schreien. Deshalb ist es vernünftig, Babys nicht für längere Zeit der direkten Sonneneinstrahlung auszusetzen. Allerdings ist es auch übertrieben, sich um jede Minute Sorgen zu machen, die das Kind im Freien verbringt. Die Zeit draußen kann gesund und schön sein, solange normale Vorsichtsmaßnahmen getroffen werden. Für Kinder, die ausschließlich gestillt werden – und darunter besonders solche mit dunkler Haut, die im Norden (auf der Nordhalbkugel) leben – empfehle ich 400 IE Vitamin D pro Tag gegen die Entstehung von Rachitis.

Noch eine letzte Bemerkung: Fettleibigkeit hängt mit niedrigeren Vitamin-D-Werten zusammen.[27] Das Vitamin kann nämlich in Fett gespeichert werden. Menschen mit mehr Fettzellen kann es demnach an aktivem Vitamin D mangeln, da das vorhandene im Fettgewebe gespeichert ist. Das ist ein weiterer Grund für ein gesundes Gewicht. Aus der klinischen Perspektive gesehen bereitet mir Vitamin-D-Mangel bei fettleibigen Menschen etwas größere Sorgen.

Vitamin B_{12}

Vitamin B_{12} wird nur in der Natur gebildet und zwar von Bakterien. Einige pflanzenfressende Tiere – speziell die Wiederkäuer – absorbieren B_{12}, das von Bakterien in ihrem Magen-Darm-Trakt produziert wurde. Leider ist das – soweit wir wissen – bei Menschen nicht der Fall. Die größten natürlichen B_{12}-Quellen sind tierische Lebensmittel wie Fleisch, Milch und Eier. Auch Fisch und Schalentiere können reich an diesem Vitamin sein. Es gibt nur ein paar Pflanzen, die aktives B_{12} enthalten (sehr besondere Arten von Algen und Pilzen).[38] Generell können Pflanzen Vitamin B_{12} aufnehmen, wenn sie in Erde oder Wasser wachsen, die reich an B_{12} sind[38]. Allerdings kann man sich für die ausreichende Vitamin-B_{12}-Zufuhr nicht allein auf Pflanzen verlassen.

B_{12} ist ein Grundnährstoff, wir müssen ihn einfach haben. Der Körper braucht ihn für ein gesundes Nervensystem und für die Bildung von Blutkörperchen. Ein klinisch erwiesener Vitamin-B_{12}-Mangel wird mit zwei Krankheiten in Verbindung gebracht: Zum einen gibt es da eine Erkrankung des Nervensystems namens »Subakute Kombinierte Degeneration des Rückenmarks«[39,40,41], die zu Schwäche, Taubheit, Kribbeln und Nerven-störungen in den Armen und Beinen führen kann. Zum anderen kann es zu einer Art Blutarmut (Megaloblastenanämie) kommen, bei der der Körper nicht mehr genügend rote Blutkörperchen bildet. In fortgeschrittener Form führt sie zu extremer Müdigkeit, Blässe und Atembeschwerden. Obwohl Schäden des Nervensystems oft rückgängig gemacht werden können, sind manche leider bleibend.[41,42] Über diese klassischen Symptome hinaus wurde Vitamin-B_{12}-Mangel auch mit recht vagen psychologischen Symptomen in Verbindung gebracht. Dazu gehören Reizbarkeit, Gedächtnisprobleme, Depression und Psychosen[43,44,45] Auch bestehen komplizierte Beziehungen zwischen B_{12}-Mangel und einer verschlechterten Herz-Kreislauf-Gesundheit einschließlich Problemen mit der Blutgefäßfunktion[46] und der Regulierung der Herzfrequenz.[47] Eine schlechte Knochengesundheit kann ebenfalls mit einem Vitamin-B_{12}-Mangel zusammenhängen.[48,49] Viele dieser Sekundärzusammenhänge sind komplex und können oft nicht durch die alleinige Gabe von Vitamin-B_{12}-Präparaten gelöst werden.[50] Wir haben eindeutig noch viel zu lernen.

Diese Liste potenzieller Probleme lässt ahnen, dass heranwachsende Kleinkinder B_{12} brauchen. Dem ist auch wirklich so. Ein B_{12}-Mangel kann bei ihnen zu einer ernsten Entwicklungsstörung führen.[51] Deshalb müssen Schwangere und stillende Mütter auf eine ausreichende Vitamin-B_{12}-Zufuhr achten.

Es gibt viele Gründe für einen B_{12}-Mangel. Ein funktionsgestörter Darm (wie zum Beispiel bei Morbus Crohn oder Zöliakie) oder Magen (wie bei einer autoimmunen perniziösen Anämie) können das Vitamin nicht absorbieren. Auch nach einer großen Darmoperation wie zum Beispiel die teilweise Entfernung des Darms kann es ebenfalls zu B_{12}-Mangel kommen. Bestimmte Medikamente können ebenfalls die B_{12}-Aufnahme beeinflussen. Das ist besonders bei den sehr weit verbreiteten, die Magensäureproduktion unterdrückenden Medikamenten für Sodbrennen der Fall. Zu ihnen zählen Omeprazol, Pantoprazol, Lansoprazol und Esomeprazol.[52]

Außerdem besteht das Risiko eines B_{12}-Mangels, wenn man nicht genug davon durch die Nahrung aufnimmt. Viele Lebensmittel werden mit B_{12} angereichert. Dazu gehören pflanzliche Milchsorten und Frühstückszerealien. Doch manchmal reicht auch das nicht aus. Deshalb rate ich allen, die

Tierprodukte nur eingeschränkt oder gar nicht zu sich nehmen, zur täglichen Einnahme eines Vitamin-B$_{12}$-Präparats.

Am besten eignen sich Kautabletten oder Ergänzungsmittel, die sich vor dem Verzehr auflösen lassen. Sie werden sehr gut vom Körper aufgenommen, da er bereits im Mund mit ihrer Verdauung beginnt. Das einfache Schlucken einer ganzen Tablette, wie wir es von anderen Medikamenten gewöhnt sind, kann hier zu einer dramatischen Verringerung der Wirkung führen.[53] Für gesunde Kinder und Erwachsene sind 100 Mikrogramm B$_{12}$ pro Tag mehr als ausreichend. Das Vitamin ist in zwei Formen erhältlich: Cyanocobalamin und Methylcobalamin. Methylcobalamin ist die metabolisch aktive Form, die natürlich in unseren Körpern vorkommt. Beide Substanzen erhöhen die B$_{12}$-Werte ohne Nebenwirkungen. Viel wichtiger als die Form ist letztendlich die Einnahme.

Letztendlich rate ich, dass Menschen mit Mangelerscheinungen oder Mangelrisiko ihren Arzt hinzuziehen. Ein Mangel kann durch einfache Blutuntersuchungen festgestellt werden. Manche Menschen mit einigen der oben genannten Symptome ziehen zusammen mit ihrem Arzt vielleicht andere Dosen oder Wege der B$_{12}$-Versorgung in Betracht, wie zum Beispiel Injektionen.

Genau wie bei allen Vitaminen rate ich auch hier nur zum Griff von Ernährungsergänzungsmitteln, um keinen klinischen Mangel aufkommen zu lassen. Die meisten Menschen sollten nur gerade so viel zu sich nehmen, dass sie in den Normalbereich der Laborwerte fallen. Es ist das Ziel, einen akuten Mangel zu vermeiden. Ein Mangel entsteht, wenn biologische Prozesse durch Fehlen des Vitamins versagen. Von Ergänzungsmitteln als Garant einer dauerhaft guten Gesundheit oder zur Vorbeugung chronischer Krankheiten rate ich ab.

Fazit

*   Nahrungsergänzungsmittel sind größtenteils unnötig. Sie sind nachgewiesenerweise unwirksame, grobe Vereinfachungen von Prozessen in der Natur.

- Multivitamine bringen bei chronischen Krankheiten keinen Nutzen (mit der Ausnahme von sehr spezifischen Mitteln bei Makuladegeneration). Nehmen Sie keine Multivitamine ein.

- Aktuellen Erkenntnissen zufolge ist Fischöl bei Herzkrankheiten, Schlaganfällen und anderen Leiden unwirksam. Nehmen Sie Fischöl nur nach ärztlicher Verschreibung zu sich, zum Beispiel bei sehr hohem Triglycerid-Spiegel.

- Es gibt keine eindeutigen Beweise dafür, dass Kalzium die Knochengesundheit verbessert (und vor allen Dingen Brüchen vorbeugt). Wenn Sie sonst gesund sind und noch selbstständig in der Gesellschaft leben, nehmen Sie bitte keine Kalzium-Präparate ein. Essen Sie stattdessen viel vollwertige Kost und bewegen Sie sich regelmäßig.

- Vitamin D kann in Gegenden extrem nördlich und extrem südlich des Äquators zum Problem werden. Nehmen Sie täglich 1000 bis 2000 IE ein, falls bei Ihnen ein Mangelrisiko besteht.

- Alle Menschen, aber besonders stillende Mütter oder Schwangere, die nur sehr beschränkt tierische Nahrung zu sich nehmen, brauchen eine tägliche Dosis Vitamin B_{12}.

12.

So füttert man ~~Äffchen~~ Kinder

————————————●————————————

Als Kind machte ich mir keine Gedanken um Ernährung, Gesundheit, Medizin oder ähnliche Themen. Ich baute lieber an meinem Baumhaus, fuhr Ski, spielte Brettspiele, sammelte Baseballkarten und ging anderen Beschäftigungen nach, die man heute als »nerdy« bezeichnen würde. Zwar wusste ich in etwa, dass mein Vater ein erfolgreicher Ernährungswissenschaftler war, aber das kümmerte mich wenig. Ich sah vor allem seine »böse« Seite: Er verknackte uns zu Kinderarbeit, indem wir sonntags bei der Gartenarbeit helfen mussten. Auch zog er mal schnell das Fernsehkabel aus der Steckdose und versteckte es, wenn wir zu viel Fernsehen schauten oder Videospiele spielten.

In meiner frühen Jugend begann meine Mutter langsam damit, die Ernährung der ganzen Familie umzustellen. Wir aßen nicht mehr so viel Fleisch; Huhn kam nur noch ab und zu auf den Tisch, um Reis zu verfeinern. Meinen letzten Hamburger verdrückte ich in einer Autobahnraststätte. Es war ein typischer Fastfood-Burger, irgendwie zäh und grob. Vor meinem inneren Auge erschienen dicke Arterienwände und Knorpelstücke. Ein Bild, das ich nicht mehr aus dem Kopf bekam. Unsere Cornflakes aßen wir nicht mehr mit Milch, sondern mit einer frühen Form von Sojamilch. Damals gab es noch nicht so viel Auswahl, und vegane Milch kam in Pulverform. An den Geschmack mussten wir uns erst gewöhnen.

Ansonsten waren wir eine ziemlich normale Familie. Wir trugen keine langen Leinen- oder Hanfgewänder, trafen uns nicht zum gemeinsamen Trommeln oder zur Anbetung der Baumgeister. Meine Freunde wussten aber schon, dass ich mich anders ernährte als sie. Auf dem Rückweg von

Fußballturnieren hielten wir oft an Fastfood-Restaurants. Ich war der seltsame Spinner, der etwas ganz anderes oder gar nichts bestellte. Ich erinnere mich nicht mehr, ob zu jener Zeit jemals das Wort »Vegetarier« fiel. Auf jeden Fall befanden wir uns auf dem Weg dahin.

Die Ernährung blieb für mich trotz dieser Veränderungen eher nebensächlich. Ich musste mich um viel wichtigere Dinge kümmern, wie zum Beispiel die Verbesserung meiner Frisbee-Technik. Einmal war ich bei einem Freund zu Besuch. Seine Schwester dachte gerade ungläubig darüber nach, wie es wohl wäre, kein Fleisch mehr zu essen. Als sie mich fragte, was es in meiner Familie gab, wusste ich nicht einmal, was ich antworten sollte. »Keine Ahnung«, antwortete ich ihr, »Pflanzen ...?«

Jetzt bin ich älter und Arzt und begegne oft Menschen, die ihre Ernährung umstellen möchten. Manche von ihnen wollen sogar ganz auf Fleisch und verarbeitete Produkte verzichten. Eine ihrer größten Sorgen betrifft dabei ihre Kinder.

Eltern wissen instinktiv, was ihre Säuglinge brauchen. Man gibt ihnen für einige Zeit Muttermilch oder Muttermilchersatz, geht zum Arzt und sieht, wie sie gedeihen.

Doch dann wird es komplizierter. Sicher brauchen sie doch bestimmte Nährstoffe, oder? Bekommen sie auch genug Kalzium? Eisen? Eiweiß? Werden sie groß und stark, bereit für ihr eigenes, wunderbares Leben, wenn sie keine »ausgewogene« Ernährung mit Kuhmilch und Fleisch zu sich nehmen? Ein kleines Ernährungsexperiment mit sich selbst durchzuführen, ist eine Sache. Aber wer will schon mit der Gesundheit seiner Kindern experimentieren?

Bevor wir in die Einzelheiten gehen, verrate ich Ihnen hier den Knackpunkt: Eine Ernährung, die für Sie selbst als Erwachsener gesund ist, ist auch für Ihre Kinder gesund.

Alles beginnt mit der Empfängnis

Am besten fangen wir bei der Schwangerschaft an. Die Ernährung während der Schwangerschaft kann sich auf die lebenslange Gesundheit des Kindes auswirken. 2003 erschien eine bahnbrechende Studie: Forscher gaben schwangeren Mäusen Nahrungsergänzungsmittel. Als die Jungen zur Welt kamen, unterschied sich ihre Fellfarbe von der jener Mäusekinder, deren Mütter kein Ergänzungsmittel erhalten hatten.[1] Nahrungsergänzungsmittel sorgten außerdem dafür, dass Fettleibigkeit in Mäusen nicht von Generation zu Generation weitergegeben wurde.[2] Ganz schön heftig, oder? Obwohl der genetische Code gleich blieb, veränderte sich die Genexpression dramatisch, und das nur durch kleine Abweichungen in der Nährstoffzufuhr. Dadurch wurde aber nicht nur das Aussehen, sondern auch die lebenslange Gesundheit der Jungen beeinflusst. Das Prinzip, dass die Umwelt die Genexpression steuert, ist schon seit Jahrzehnten bekannt. Durch moderne Gentechnik befindet sich das Forschungsfeld momentan im Höhenflug und wird heutzutage als »Epigenetik« bezeichnet. Untersuchungen zufolge gibt es Schlüsselzeiten in der Entwicklung, zu denen Umweltexposition lebenslange Risiken beeinflusst. Folgende Frage ist ein Beispiel dafür: Wirkt sich die Ernährung meiner Mutter und ihr Kontakt mit bestimmten Stoffen während meiner Entwicklung in ihrer Gebärmutter auf mein Herz- oder Krebsrisiko aus?[3]

All das erinnert uns daran, dass die Ernährung ein wichtiges Thema ist. Das gilt sogar für die Zeit vor der Schwangerschaft: Mütter, die bei einer Empfängnis übergewichtig oder fettsüchtig sind, setzen sich selbst und ihr Baby einem größeren Risiko aus. Einer Studie zufolge erhöht die Fettleibigkeit der Mutter Schwangerschaftsrisiken wie Bluthochdruck, Präeklampsie (eine Störung, die bei Müttern zu epileptischen Anfällen und anderen Symptomen führen kann), Diabetes oder Kaiserschnitt. Nach der Geburt kann sich eine eventuelle Fettleibigkeit des Kindes entwickeln.[4] Auch eine übermäßige Gewichtszunahme während der Schwangerschaft kann solche Folgen haben, obwohl es dafür weniger Beweise gibt.[4,5]

Aber wie sieht eine gesunde Gewichtszunahme während der Schwangerschaft aus? Einem aktuellen Bericht des Institute of Medicine[5] zufolge hängt das vom Ausgangsgewicht der Mutter ab. Übergewichtige Frauen sollten während der Schwangerschaft weniger an Gewicht zulegen als unter- oder normalgewichtige. Die Tabelle auf Seite 182 zeigt die empfohlene Gewichtszunahme nach Körperbau.

Empfohlene Gewichtszunahme während der Schwangerschaft

Schwangerschafts-BMI* (kg/m²)	Empfohlene maximale Gewichtszunahme (kg)
Untergewicht (<18,5)	14-20
Normalgewicht (18,5-24,9)	12,5-17,5
Übergewicht (25-29,9)	7,5-12,5
Fettleibigkeit (>30)	5,5-10

*Body-Mass-Index – Körpergewichtsindex

Quelle: Rasmussen, K. M. und Yaktine, A. L. (Hrsgb.) Weight gain during pregnancy: Reexamining the guidelines. Committee to Reexamine IOM Pregnancy Weight Guidelines. Washington, DC: National Academies Press, 2009.

Wir wissen, wie wir Fettleibigkeit, Bluthochdruck und Diabetes in anderen Lebensphasen durch Ernährung vermeiden können. Würde es nicht auch Sinn machen, dass wir uns während der Schwangerschaft genauso ernähren? Tatsächlich ist dieselbe pflanzliche Vollwerternährung auch während der Schwangerschaft gesund. Vegetarische Ernährungsweisen senken das Risiko der übermäßigen Gewichtszunahme; ein höherer Proteinverzehr kann das Gegenteil bewirken.[6,7] Größere Mengen an Hämeisen, das in tierischen Lebensmitteln vorkommt, wurden mit einem erhöhten Präeklampsie-Risiko in Verbindung gebracht.[8] Ein gesteigerter Verzehr von Eiern und Cholesterin (welches nur in Tierprodukten zu finden ist) kann mit einem höheren Schwangerschaftsdiabetes-Risiko zusammenhängen.[9] Gesunde pflanzliche Ernährungsweisen enthalten mehr Magnesium und führen dadurch zu weniger Beinkrämpfen im dritten Trimester.[10]

Leider wissen wir nicht mit absoluter Sicherheit, wie die ideale Ernährung aussieht. Was wir allerdings sehr wohl wissen: Pflanzliche Vollwertkost ist ungefährlich und steckt voller nützlicher Vitamine und Nährstoffe für das heranwachsende Baby. Sogar ein aktuelles Grundsatzpapier der recht konservativen American Dietetic Association (jetzt »Academy of Nutrition and Dietetics«) bestätigt die Sicherheit einer gut geplanten vegetarischen Ernährungsweise während der Schwangerschaft.[11] Als einziges Ergänzungsmittel empfehle ich Vitamin B_{12}. Alle Menschen mit einem niedrigen Verzehr von tierischen Lebensmitteln sollten eine tägliche Dosis Vitamin B_{12} zu sich nehmen, doch für Schwangere ist das besonders wichtig. Ansonsten sind werdende Mütter bei einer nährstoffreichen pflanzlichen Ernährung ausreichend mit allem Nötigen versorgt. Tatsächlich mache ich mir mehr Sorgen um Mütter, die die westliche Standardkost zu sich nehmen; bei ihnen besteht eher die Wahrscheinlichkeit eines Nährstoffmangels.

Wie Sie vielleicht wissen, ist Folsäure ein wunderbares Mittel zur Vorbeugung von Geburtsfehlern wie vor allem Spina bifida (gespaltenes Rückgrat).[12] Folsäure ist die synthetische Form des natürlich vorkommenden B-Vitamins Folat. An ihr kann man sehr gut sehen, wie schlecht unsere westliche Ernährungsweise geworden ist. Es sollte nicht heißen: Folsäuremangel führt zur Geburtsfehlern. Besser wäre: Ein Mangel an pflanzlichen Lebensmitteln führt zu Geburtsfehlern, denn tatsächlich kommt Folat fast ausschließlich in pflanzlicher Nahrung vor (zwei Ausnahmen sind Tierleber und Eier). Idealerweise sollten Erwachsene 400 Mikrogramm Folat (600 Mikrogramm während der Schwangerschaft) pro Tag zu sich nehmen. Die Tabelle auf Seite 184 zeigt eine Liste einfacher pflanzlicher Nahrungsmittel und ihren Folatgehalt. Bohnen sind besonders reich daran, aber auch alle grünen Gemüsesorten sind ebenfalls eine gute Quelle. Folat kommt in allen Pflanzen vor, auch in Weizen, Hafer, Kartoffeln und anderen stärkehaltigen Lebensmitteln. Produkte aus angereichertem Mehl (Brot, viele Frühstückszerealien und Nudeln zum Beispiel) werden künstlich mit Folat versetzt. Bei einer gesunden, vollwertigen und pflanzlichen Ernährungsweise kann sich kaum ein Mangel entwickeln. Einer aktuellen Studie zufolge nehmen viele Frauen zu viele Folat-Ergänzungsmittel zu sich. Eine von zehn übersteigt dabei die Höchstgrenze (1000 Mikrogramm täglich) für Folsäure.[13]

Bin ich also gegen jegliche Folsäure-Präparate? Keineswegs! Als gesundheitspolitische Maßnahme für die allgemeine Bevölkerung finde ich sie sogar gut. Oft verschreibe ich Frauen mit Kinderwunsch Folsäure, denn leider essen viele tagelang überhaupt kein Gemüse oder Bohnen. Obwohl die Gabe von Präparaten unnatürlich ist, ist sie also in solchen Fällen angebracht, da sie das Risiko von Geburtsfehlern senkt. Viele sorgen sich um mögliche negative Folgen der Nahrungsergänzung. Trotz widersprüchli-

cher Aussagen haben aber aktuelle Studien existierender Untersuchungs-
ergebnisse kein erhöhtes Herz- oder Krebsrisiko durch Folsäure-Präparate
festgestellt.[14,15] Frauen, die viel gesunde pflanzliche Kost zu sich nehmen,
werden ihren Folat-Bedarf auf natürliche Weise decken, ganz ohne Ergänzungsmittel.[16] Nehmen Sie mindestens 75 Gramm Bohnen sowie mindestens 120 Gramm gekochtes Blattgemüse pro Tag zu sich. Zusammen mit
den anderen Pflanzen, die Sie essen, sollte ihr Bedarf damit ganz natürlich
gedeckt werden.

Folatgehalt verschiedener pflanzlicher Nahrungsmittel

Lebensmittel	Folatgehalt (Nährfolat in Mikrogramm)
80 g Tiefkühl-Edamamebohnen	482
75 g gekochte Linsen	358
150 g rohe Erdnüsse	350
75 g gekochte Wachtelbohnen	294
225 g gekochtes Rübengrün	170
85 g gekochter Spargel	134
225 g gekochter Sareptasenf	131
110 g Spinat	115
1 große weiße Kartoffel (mit Schale)	114
150 g gekochter Brokkoli	103
250 g Zuckermais	103
140 g Haferflocken	87

Quelle: USDA National Nutrient Database for Standard Reference, Release 26.]

Auch von bestimmten Fetten und ihren Vorteilen für die Gesundheit haben
Sie bestimmt schon gehört. Vielleicht sind Ihnen die Omega-3-Fette DHA
und EPA ein Begriff. Diese sind in Fisch enthalten, aber nicht in den meisten Pflanzen. DHA und EPA muss man nicht zwingend mit der Nahrung

aufnehmen, da der Körper sie in den benötigten Mengen selbst bildet (siehe 6. Kapitel). DHA ist ein wichtiger Bestandteil von Gehirn und Augen, was zu großen Diskussionen über die DHA-Versorgung von Säuglingen für Wachstum und Entwicklung geführt hat. Es ist ein enorm verwirrendes Forschungsgebiet mit widersprüchlichen Ergebnissen. In der Presse wird das Thema oft sehr vereinfacht dargestellt. Nur weil DHA Teil unseres Gehirns und unserer Augen ist, bedeutet das nicht, dass ein erhöhter Konsum zu einem besseren Gehirn und besseren Augen führt. Dieser Logik zufolge würde es auch Sinn machen, zur Stärkung unserer Verdauung Gedärm zu essen und Lungen für eine bessere Atmung. Leider funktioniert das so nicht. Zwischen Mund und Gehirn liegt eine ziemlich komplizierte Biologie!

Kurz und knapp gesagt sollte es Frauen und ihren Kindern auch ohne Fisch und Fleisch gut gehen. Ich habe noch nie von Fällen gehört, bei denen ein Mangel an Fettsäuren aus Fisch zu klinischen Schäden geführt hat. Ich empfehle Schwangeren einen Esslöffel gemahlene Lein- oder ganze Chiasamen pro Tag, um ausreichend ALA (die übergeordnete Fettsäure) aufzunehmen. Außerdem rate ich zur Einschränkung von zusätzlichen Ölen, welche die Umwandlung von ALA in DHA und EPA behindern können.[17,18] Wer Fisch isst, der sollte sorgfältig die Sorte wählen, damit er möglichst reich an Omega-3-Fetten und arm an Quecksilber ist (siehe 7. Kapitel), denn Quecksilber ist ein bekanntes Nervengift. Außerdem kann ein DHA/EPA-Ergänzungsmittel eingenommen werden, das aus Fischöl oder Algen gewonnen wird. Allerdings halte ich persönlich das nicht für nötig. Große aktuelle Auswertungen[19,20] verschiedener Versuche haben nämlich keine überzeugenden Ergebnisse gefunden, denen zufolge sich die Gehirne und die Augen von Säuglingen, die zusätzlich mit solchen Fettsäuren ernährt wurden, besser entwickeln.

Das Baby ist da

Wenn das Baby einmal da ist, dann ist Muttermilch ganz klar die gesündeste Nahrung. Das wurde auch klinisch bestätigt. Das Stillen hat unglaublich viele Vorteile und wirkt sich in den Folgemonaten – möglicherweise sogar auf Lebenszeit – positiv auf die Gesundheit des Kindes aus. Angesichts der neuen »Epigenetik« werden wir in Zukunft höchstwahrscheinlich noch mehr Vorzüge der Muttermilch entdecken. Dauerhafte Veränderungen in der Genexpression können bereits in Zeiten schneller Entwicklung beginnen.

Würde eine einzige Tablette alle positiven Eigenschaften der Muttermilch enthalten, dann würde wahrscheinlich jede einzelne Mutter dazu verpflichtet sein, sie ihrem Kind zu geben.

Vorteile des Stillens[21,22,23]

Bedeutend vermindertes Risiko für das Baby, an Folgendem zu leiden:

- Ohrentzündungen
- Asthma
- Ekzeme
- Magen-Darm-Infektionen
- Leukämie
- Plötzlicher Kindstod
- Morbus Crohn
- Colitis ulcerosa
- Krankenhausaufenthalte wegen Lungeninfektionen
- Typ-1-Diabetes
- Typ-2-Diabetes
- Fettleibigkeit
- Zöliakie
- Verminderte Intelligenz und geringeres Lernvermögen

Bedeutend vermindertes Risiko für die Mutter, an Folgendem zu leiden:

- Blutverlust nach der Geburt
- Typ-2-Diabetes
- Postnatale Depression
- Brustkrebs
- Eierstockkrebs

Stillende Mütter müssen mehr Kalorien zu sich nehmen, die bereits erwähnten Ernährungsprinzipien ändern sich dabei allerdings nicht. Lebensmittel bleiben entweder gesund oder gesund. Eine gesunde Ernährung ist nicht nur während der Schwangerschaft, sondern auch in der Stillzeit besonders wichtig. Durch die Mutter werden dem Kind schon im frühen Alter geschmackliche Vorlieben mit auf den Weg gegeben, die es ein ganzes Leben lang beibehalten kann.[24] Und wir wollen doch alle, dass unsere Kinder ihr Gemüse essen! Wie bereits erwähnt, sollten alle Frauen mit geringem Konsum von Tierprodukten ein Vitamin-B$_{12}$-Präparat zu sich nehmen.

Babys sollten in etwa bis zum sechsten Monat ausschließlich mit Muttermilch ernährt werden. Dann kann man auch langsam feste Nahrung einführen. Obst, Gemüse und Getreide eignen sich besonders gut als erste Mahlzeiten. Zu Beginn sollten neue Nahrungsmittel nur aller paar Tage oder einmal pro Woche gefüttert werden, damit eventuelle allergische Reaktionen nachverfolgt werden können. Ihr Baby braucht kein püriertes Fleisch, und auf keinen Fall sollte man ihm reine Kuhmilch oder Käse geben. Stillen Sie Ihr Kind mindestens noch ein Jahr weiter, während die Menge an festem Essen in der täglichen Ernährung zunimmt.

Feste Nahrung wird zu einem immer wichtigeren Bestandteil der Ernährung des Kindes. Dabei sollte man bedenken, dass Obst und Gemüse weniger Kalorien enthalten. Für Erwachsene, die abnehmen wollen, ist das wunderbar. Aber Babys brauchen für ihr schnelles Wachstum sehr viel Energie. Alle Eltern sollten sich deshalb darüber im Klaren sein: Ihr Baby kann nicht kontrollieren, wann es isst. Anzeichen für Hunger können schnell übersehen werden, bis es das Kind vor Hunger nicht mehr aushält. Ältere Kleinkinder können sich so ins Entdecken und Spielen vertiefen, dass sie überhaupt keine Anzeichen von Hunger zeigen. Also bleiben sie für viel zu lange Zeit ungefüttert. Eltern sollten die Initiative ergreifen und ihre Kinder ausreichend mit einer großen Auswahl an gesunder Nahrung versorgen. Zu energiereicher pflanzlicher Kost für die Zeit nach dem ersten Lebensjahr zählen vollfette Sojamilch, Avocados und alle Arten von Nüssen. Auch Bohnen und Vollkorn habe eine höhere Kaloriendichte. Obst und Gemüse sind enorm gesund, liefern aber weniger Energie. Wenn Sie aus einer großen Auswahl an Nahrungsmitteln schöpfen und nach Anzeichen des Hungers bei Ihrem

Kind Ausschau halten, dann wird es ganz automatisch seinen Energiebedarf decken. Mit der Kalorienzufuhr sollte es überhaupt keine Probleme geben, wenn sie zusätzlich stillen, während Ihr Kind sich an feste Nahrung sowie Esszeiten gewöhnt und seine Vorlieben entwickelt.

Wann sollte man mit dem Stillen aufhören? Dafür gibt es eigentlich natürliche Grenzen, zum Beispiel wenn Kind und/oder Mutter kein Interesse mehr daran haben. Oft geben allerdings kulturelle Normen die Abstillzeit vor. Wir tun eher, was in unseren Familien und in unserer Gesellschaft üblich ist, als was die Natur uns sagt. Die Weltgesundheitsorganisation empfiehlt ein ausschließliches Stillen für sechs Monate und ein ergänzendes Stillen für mindestens zwei weitere Jahre. Ein Experte schätzt in Berufung auf Vergleiche zu Primaten, dass die natürliche Abstillzeit des Menschen irgendwo zwischen zweieinhalb und sieben Jahren liegt.[25] Diese Zeitspanne befindet sich weit über dem, was in den USA und der westlichen Welt üblich ist. Die Hauptsache ist, dass man sich mit der eigenen Entscheidung gut fühlt. Lassen Sie sich nicht davon abhalten, solange zu stillen, bis entweder das Baby oder Sie selbst genug davon haben – auch, wenn es länger dauert als in der Familie oder Nachbarschaft üblich.

Und was ist mit Frauen, die nicht stillen können? Es gibt nur seltene Fälle, in denen Frauen wirklich nicht stillen können. Mögliche Ursachen sind zum Beispiel bestimmte Virusinfektionen, Medikamente, frühere Brustoperationen etc.). Falls Sie davon betroffen sind, dann sollten Sie versuchen, Milch aus einer Muttermilchbank in der Nähe zu beziehen. Wichtig ist dabei, dass die Milch untersucht wurde. Auf der deutschen Website der »La Leche Liga« (www.lalecheliga.de) finden Sie mehr Informationen und Rat. Bitte geben Sie nicht auf, wenn es beim Stillen in den ersten Wochen zu Schwierigkeiten kommt – Stillprobleme sind keineswegs ungewöhnlich. Am besten denken Sie daran, wie gut der Prozess über Millionen von Jahre hinweg funktioniert hat, als es noch gar keine Alternative gab! Wenden Sie sich an eine Beratungsstelle. Tun sie alles in Ihrer Macht stehende, um zu stillen. Wenn es einmal klappt und Sie zurück zur Arbeit gehen, dann sind Zeit und ein Raum (nicht auf der Toilette!) fürs Abpumpen der Muttermilch Ihr gutes Recht. Die Muttermilch ist mit das Wichtigste, was Sie Ihrem Baby geben können. Wenn das Stillen gänzlich unmöglich ist, dann sollten Sie mit Ihrem Kinder- oder Hausarzt über Milchersatz reden.

Und Nahrungsergänzungsmittel? Alle Babys, die kein Fleisch essen und deren Muttermilchverzehr gerade bedeutend reduziert wird, sollten täglich ein Vitamin-B$_{12}$-Präparat bekommen. Suchen Sie nach der kleinsten Dosis B$_{12}$ (wahrscheinlich 100 Mikrogramm), teilen Sie die Tablette in ein paar Stücke, zerdrücken Sie eins davon und mischen Sie es unter die Nahrung Ihres Babys. Kleinkinder benötigen nur um die 0,5 Mikrogramm B$_{12}$ pro Tag[26]; ein winziges Stück der Tablette reicht also vollkommen aus. Zusätzlich sollten ausschließlich gestillte Kinder 400 IE Vitamin D einnehmen, um akutem Vitamin-D-Mangel vorzubeugen, der zur Knochenkrankheit Rachitis führen kann. Vitamin D wird bei Sonneneinstrahlung vom Körper selbst gebildet. Bei vielen Babys – und besonders bei solchen, die weit vom Äquator entfernt leben – besteht die Gefahr, dass sie nicht genug Sonnenlicht bekommen. Die Muttermilch enthält nicht ausreichend Vitamin D. Die Vitamin-D-Empfehlung gilt deshalb für alle ausschließlich gestillten Babys. Dabei kommt es nicht auf die Ernährung der Mutter an (siehe 11. Kapitel).

Die frühe Kindheit und danach

Zu mir kommen viele verzweifelte Eltern mit übergewichtigen Kindern. Sie schaffen es einfach nicht, die Essgewohnheiten ihrer Sprösslinge zu ändern. »Sie essen kein Gemüse«, sagen sie dann. Oder vielleicht: »Noch spät abends essen sie ungesundes Zeug.« Manche dieser Kinder befinden sich auf dem besten Weg zu einem Leben voller ernster Gesundheitsprobleme, die eher früher als später beginnen werden. Die Familie ist entweder der Meinung, dass man da nichts machen kann oder – und das ist viel schlimmer – sie sehen Fettleibigkeit als natürliche Folge der Familiengeschichte. Kinder haben eine starke Willenskraft. Und eins der wenigen Dinge, über die sie Kontrolle haben, ist ihr Essen: Nur sie bestimmen, was sie herunterschlucken. Wahrscheinlich haben die Eltern mehr als einmal um bessere Ernährung gekämpft und verloren. Am Ende ergaben sie sich.

In vielen dieser Fälle haben auch die Eltern Gewichtsprobleme – die Ess- und Gesundheitsgewohnheiten der Kinder hängen fast immer von den Ess- und Gesundheitsgewohnheiten der Eltern ab. Das Allerwichtigste, was man für seinen Sprössling tun kann, ist sich selbst gesund zu ernähren. Versuchen Sie, sich nicht wegen des Essens zu streiten. Das ist leichter gesagt als getan, ich weiß. Hier sind ein paar Tipps für die Ermutigung Ihrer Kinder zu besseren Essgewohnheiten:

1. Ernähren Sie sich selbst gesund. Beide Elternteile – falls man die Kinder als Paar erzieht – müssen dabei mitmachen.

2. Ernähren Sie sich selbst gesund. Reden Sie mit Ihren Kindern über die Gründe einer gesunden Ernährung. Kinder sind schlau!

3. Ernähren Sie sich selbst gesund. Verstehen Sie, was ich meine?

4. Bieten Sie Kleinkindern regelmäßig gesunde Nahrung an, auch wenn sie sie anfangs nicht mögen. Nur weil sie beim ersten Löffel Spinat ein Gesicht ziehen, heißt das noch nicht, dass es nie wieder Spinat geben darf. Bieten Sie Ihnen gesunde Alternativen an, lassen Sie sie probieren.

5. Schränken Sie ungesunde Lebensmittel im Haus ein. Verarbeitete Snacks, Limonaden oder Süßigkeiten sollten nirgends zu finden sein. Immerhin sind Sie es ja, die das Essen beschaffen. Sie bestimmen, was ins Haus kommt. Sie kaufen den Großteil der Lebensmittel und bereiten sie auch weitgehend zu. Damit kontrollieren Sie direkt oder indirekt 72 Prozent der Nahrungsaufnahme Ihres Kindes, zuhause sowie auswärts.[27] Sie sollten sich also nicht aufregen, wenn Ihr Kind einfach nur das isst, was Sie kaufen und ihm vor die Nase stellen. Was meine ich mit »vor die Nase stellen«? Hungrige Kinder finden alles, was es im Haus gibt, und haben es besonders auf Salz, Zucker und Fett abgesehen.

6. Gesunde Zwischenmahlzeiten sollten reichlich vorhanden, praktisch und leicht erreichbar sein. Frisches, unverarbeitetes Obst und Gemüse gibt es das ganze Jahr über. Karotten, Sellerie, selbstgemachter Hummus (Kichererbsencreme), Vollkorntoast und zuckerarme Marmelade können Sie immer bereit haben. Stellen Sie sie dorthin, wo sie gut zu sehen und erreichen sind (beispielsweise auf Augenhöhe vorn im Kühlschrank oder in einer Schüssel auf dem Tisch).

7. Lassen Sie Ihre Kinder selbst entscheiden, was sie essen wollen, aber beschränken Sie die Auswahl auf gesunde Gerichte. So könnten sie sich zum Beispiel zwischen Gemüselasagne (voller Spinat, Tomaten und anderem Gemüse, aber ohne Käse) oder vegetarischer Minestrone mit Vollkornnudeln entscheiden. Wenn sie möchten, können sie auch bei der Zubereitung helfen. Kinder mögen das Gefühl der Verantwortung und zeigen dann auch gleich viel mehr Einsatz.

8. Für Kinder im Schulalter sollten Sie solide, faire, einheitliche und klare Regeln aufstellen, was das Essen betrifft. Eine könnte sein, dass es erst Nachtisch gibt, wenn sich genug Mühe mit dem Verzehr des gesunden Essens gegeben wurde. Wenn man sie von klein auf und immer wieder bestimmten Nahrungsmitteln und Geschmackserlebnissen aussetzt, dann verändern sich mit der Zeit auch ihre Vorlieben. Und das ebenso, wenn ihnen etwas zunächst nicht schmeckt. Über die Regeln sollte auch nicht diskutiert werden. Wenn sich der Sprössling nicht daran hält, dann ist das Abendessen vorbei und es gibt keinen Nachtisch, Punkt. Das Kind hat hier die Wahl und man muss nicht darüber streiten.

Ich hatte mal einen Mentor, der seinen Kindern im Schulalter so eine Regel aufstellte und sie allen seiner Patienten empfahl. Seine Kinder mussten das Gemüse essen, bevor es etwas anderes gab. Wer das Gemüse nicht aß, dessen Teller kam in den Kühlschrank. Das Essen war vorbei und es wurde weder gefeilscht noch gestritten. Die Kinder hatten die Wahl. Wenn sie später hungrig wurden, dann mussten sie das Gemüse von ihren Tellern essen, falls sie wollten, auch aufgewärmt. Ich denke, dass die Kinder nach ein paar ausgiebigen Kämpfen aufhörten, die Grenzen auszutesten. Hungrig blieben sie gewiss nicht. Sie wussten einfach, was zu tun war.

Egal ob Sie diese Methode anwenden oder eine andere, die Regeln sollten immer fair, klar und einheitlich sein. Dann werden Ihre Kinder wachsen und gedeihen.

Das ist natürlich harte Arbeit, ich will auch gar nicht das Gegenteil behaupten. Allerdings ist die Erziehung der Kinder zu gesunden Verhaltensweisen einfach der Mühe wert. Wenn die Erwartungen einmal klar sind und ein Muster geschaffen ist, dann werden Kinder öfter zu Partnern als zu Gegnern. Das Großziehen von gesunden Kindern wird dadurch viel einfacher.

Was das Essen betrifft, sollten Sie sich auf eine breite Auswahl an Vollkorn, Bohnen, Obst, Gemüse und Nüssen konzentrieren. Sie bilden die nährstoffreichste Ernährung, die Sie Ihren Kindern bieten können. Falls sie nicht jeden Tag dunkelgrünes Blattgemüse verzehren, dann kann ihre Kalzium-Zufuhr durch mit Kalzium angereicherte pflanzliche Milch gedeckt werden. Bei Ergänzungsmitteln gilt, was ich immer empfehle: nur B_{12} wenn sie sehr wenige oder gar keine tierischen Produkte zu sich nehmen und besonders dann, wenn angereicherte Nahrungsmittel wie Frühstückszerealien oder Milchersatz kaum auf den Tisch kommen.

Folgen Sie meinen Empfehlungen und Sie geben Ihrem Kind die beste Chance auf ein langes, gesundes und erfolgreiches Leben. Das ist das größte Geschenk, das Sie ihnen machen können und ganz sicher eins der wichtigsten.

Ich bin Onkel von sieben Nichten und Neffen, die alle mit einer pflanzlichen Ernährung groß geworden sind. Aus ganz persönlicher Sicht kann ich also bestätigen, dass eine pflanzliche Ernährung zu bemerkenswerten körperlichen und geistigen Fähigkeiten führen kann. Wir sind, was wir essen. Wer seine Kinder mit außergewöhnlich gutem Treibstoff versorgt, der wird sie wachsen und gedeihen sehen.

Fazit

* Aktuelle Studien zeigen, dass eine gesunde Ernährung während der Schwangerschaft, Stillzeit und frühen Kindheit von höchster Bedeutung ist.

* Eine vollwertige Ernährung auf Pflanzenbasis ist auch während dieser Phasen gesund. Nehmen Sie zusätzlich Vitamin B_{12} ein, wenn Sie nur sehr wenige oder gar keine tierischen Lebensmittel zu sich nehmen.

* Decken Sie während der Schwangerschaft und Stillzeit Ihren Omega-3-Bedarf mit einem Esslöffel gemahlenen Lein- oder ganzen Chiasamen pro Tag. Noch gesünder ist Omega-3, wenn der Verzehr von zusätzlichen Fetten reduziert wird.

- Muttermilch ist bei Weitem die gesündeste Nahrung für alle Babys. Sie hat viele kurz- und langfristige Vorteile. Ausschließlich gestillte Babys sollten zusätzlich Vitamin D bekommen.

- Kinder jeden Alters profitieren von einer vollwertigen Ernährung auf Pflanzenbasis. Die zusätzliche Versorgung mit Vitamin B_{12} ist dennoch wichtig. Falls Sie Bedenken über Wachstum oder eine unzureichende Kalorienzufuhr haben (was selten ist), dann nehmen Sie pflanzliche Lebensmittel mit höherer Kaloriendichte in Ihren Speiseplan auf.

- Gehen Sie in Sachen gesunde Ernährung und gesundes Leben Ihren Kindern als Vorbild voran. Es gibt viele Methoden, um kleine Kinder zu einer gesunden Ernährung zu ermutigen. Die Ernährung ist einer der wichtigsten Aspekte der Erziehung, denn im Kindesalter wird der Grundstein für lebenslange Vorlieben und Gesundheit gelegt.

TEIL 3

---•---

Der Campbell-Plan: Abnehmen und gesund bleiben mit der *China Study*®

13.

Der Campbell-Plan: Alles Alte muss raus

———————————●———————————

Jetzt sitzen Sie vielleicht vor diesem Buch und denken: »Jawohl, ich hab's verstanden! Die Vorteile einer vollwertigen, pflanzlichen Ernährung sind alle Hürden wert! Na, jetzt geben Sie mir schon die Einkaufsliste!« Moment, Moment, nicht so schnell. Die radikale Veränderung einer so wichtigen Angelegenheit wie Ihrer Ernährung gehen Sie am besten ruhig an. Bevor man in die Küche stürmt, müssen auch Kopf und Herz bereit zur Veränderung sein. Sie werden viele alte Gewohnheiten aus Ihrem Leben verbannen, denn zu einer erfolgreichen Umstellung gehört mehr als nur eine Einkaufliste. Die geistige Einstellung spielt dabei eine besonders große Rolle. Einer bekannten Theorie zufolge besteht eine Verhaltensänderung aus fünf Stadien:

1. Absichtslosigkeit (precontemplation): Sie erkennen Ihr problematisches Verhalten nicht. »Ich bin 1,75 Meter groß und wiege 120 Kilo? Kein Problem! Meine ganze Familie ist kräftig gebaut!«

2. Absichtsbildung (contemplation): Sie erkennen das Problem und wollen etwas verändern, haben aber noch keinen genauen Zeitplan – es soll »irgendwann« passieren. »Ich weiß, das ich mit dem Rauchen aufhören muss und habe schon darüber nachgedacht, wie. Ein genaues Datum will ich mir aber noch nicht setzen.«

3. Vorbereitung (preparation): Sie planen Ihre Veränderung und möchten bald, zum Beispiel innerhalb des nächsten Monats, damit beginnen. Sie unternehmen erste Schritte in die neue Richtung. »In zwei Wochen werde ich meine Ernährung umstellen und erstelle dafür jetzt schon einen Speiseplan.«

4. Handlung (action): Sie führen die Verhaltensänderung durch. »Heute ist der zweite Tag meiner zweiwöchigen Probezeit mit dem Campbell-Plan.«

5. Aufrechterhaltung (maintenance): Ein paar Monate nach der Änderung Ihres Verhaltens möchten Sie einen Rückfall vermeiden und das neue Verhalten stabilisieren. »Ich habe vor einem Jahr das Rauchen aufgegeben, trotzdem habe ich ab und zu Lust auf eine Zigarette.«

Die folgenden Fragen helfen Ihnen dabei herauszufinden, in welcher Phase Sie sich befinden[1]:

- Werde ich ernsthaft versuchen, meine Ernährung und mein Leben in den nächsten sechs Monaten umzustellen?
- Wenn nicht, dann befinden Sie sich im Absichtslosigkeitsstadium.
- Wenn ja: Werde ich ernsthaft versuchen, mich innerhalb des nächsten Monats zu verändern?
- Wenn nicht, dann befinden Sie sich im Absichtsbildungsstadium.
- Wenn ja: Verändere ich gerade aktiv mein Verhalten?
- Wenn nicht, dann befinden Sie sich im Vorbereitungsstadium.
- Wenn ja: Habe ich mein Verhalten vor ein paar Monaten verändert und konzentriere mich jetzt darauf, die Veränderung beizubehalten und einem Rückfall vorzubeugen?
- Wenn nicht, dann befinden Sie sich im Handlungsstadium.
- Wenn ja, dann befinden Sie sich im Aufrechterhaltungsstadium.

Der 3. Teil dieses Buches richtet sich vor allem an Leser, die sich in der Vorbereitungs-, Handlungs- oder Aufrechterhaltungsphase befinden. Auch für Menschen in der Absichtsbildungsphase könnten die folgenden Informationen interessant sein. Bestenfalls steigern sie wenigstens die Zuversicht der »Absichtsbilder«. Sie werden sehen, dass eine Umstellung möglich ist. Auch wenn sie noch nicht ganz für eine vollwertige, pflanzliche Ernährung bereit sind.

Der Kopf und das Herz

Ich möchte an dieser Stelle die Voraussetzungen für eine erfolgreiche Verhaltensänderung erläutern.[2] Wir haben sie bereits in der Einleitung kennengelernt. Jetzt habe ich diejenigen mit einem Häkchen versehen, die Sie zu diesem Zeitpunkt schon erfüllen sollten. Um die restlichen kümmern wir uns in Kürze. Diese Aufstellung ist Ihre persönliche Wertungsliste. Sie enthält die nötigen Voraussetzungen für ein erfolgreiches Gelingen.

Voraussetzungen für eine erfolgreiche Verhaltensänderung

1.	Sie haben klare, persönliche Gründe für eine Ernährungsumstellung und wünschen sich diese somit sehr.	☑☐
2.	Sie haben Hindernisse (umweltbedingt, geistig, körperlich) minimiert, die einer Ernährungsveränderung im Weg stehen könnten.	☑☐
3.	Sie verfügen über die nötigen Fähigkeiten und das Selbstvertrauen, die Sie für die Umsetzung der neuen Lebensweise brauchen.	☑☐
4.	Sie stehen den neuen Essgewohnheiten positiv gegenüber und glauben, dass sie Ihnen gut tun werden.	☑☐
5.	Ihre Ernährungsziele stimmen mit Ihrem Selbstbild und sozialen Normen überein.	☑☐
6.	Sie bekommen Unterstützung und Zuspruch von geschätzten Menschen und einer Gemeinschaft, die Ihre Ernährungsumstellung befürwortet.	☑☐

Quelle: Whitlock, E. P., Orleans, C. T., Pender, N. und Allan, J. Evaluating primary care behavioural counseling interventions: An evidence-based approach. American Journal of Preventive Medicine, 2002, 22:267–284.

Na, wie sieht es aus? Gleicht Ihre Wertungsliste meiner? Wenn ja, dann sind Sie bereit. Sie schaffen es mit links. Allerdings glaube ich, dass die meisten von Ihnen noch nicht alle Voraussetzungen erfüllen können. Das ist nicht schlimm. Ihnen fehlt es lediglich noch an der nötigen Vorbereitung, um den 2-Wochen-Plan erfolgreich meistern zu können. Daran sollten Sie arbeiten.

In den Punkten 1 bis 4 geht es meiner Meinung nach um die geistige Vorbereitung. Sie müssen über ein bestimmtes Wissen verfügen, um Ihre Entscheidungen und Wünsche zu verteidigen und einen Plan durchzuführen. Bei den Voraussetzungen 2 und 3 handelt es sich um praktische Fähigkeiten, die weiter hinten im Buch erklärt werden. Falls Sie den Zusammenhang zwischen Ernährung und Ihren gesundheitlichen Zielen nicht erkennen, dann werden Sie die Punkte 1 und 4 nicht abhaken können. In diesem Falle können Sie Ihre Chancen auf eine erfolgreiche Umstellung maximieren, indem Sie sich anderweitig informieren. Lesen Sie die *China Study®* oder belegen Sie einen Ernährungskurs. (Ich empfehle einen eCornell-Onlinekurs – leider nur auf Englisch – des T. Colin Campbell Center for Nutrition Studies – siehe auch nutritionstudies.org). Tragen Sie Informationen zusammen, die Sie davon überzeugen, dass eine Ernährungsumstellung positiv ist und die Mühe lohnt.

In den Punkten 1 und 4 bis 6 geht es um Herzensangelegenheiten. Die erste Voraussetzung können Sie nur erfüllen, wenn Sie persönliche Gründe für eine Veränderung haben. Kennen Sie diese? Ich habe Ihnen diese Frage zwar schon zu Beginn gestellt, aber eine erneute Betrachtung ist nützlich. Wenn Sie keine gewichtigen persönlichen Gründe haben, dann wird eine Veränderung schwerer. Ein 400-Euro-Bonus von Ihrem Arbeitgeber könnte zwar ein guter Ansporn für eine Lebensumstellung sein, wird Sie aber nie so davon überzeugen wie eine persönliche Motivation. Vielleicht wollen Sie für Ihren Ehepartner, Ihre Kinder oder Enkelkinder einfach fitter und gesünder sein, weil Sie so gern Zeit mit ihnen verbringen? Ihr Herz muss eine positive Veränderung wollen. Das hängt auch mit dem 4. Punkt zusammen: positive Gefühle für die Herausforderung vor Ihnen.

Zu guter Letzt müssen Sie von Menschen umgeben sein, die Sie unterstützen und zu Ihrer Veränderung anspornen (Faktor 6). Steht Ihr Partner bei diesem Ernährungsexperiment voll hinter Ihnen? Oder ist das Gegenteil der Fall? Haben Sie Freunde, die Ihre Versuche, etwas Ungewöhnliches in Angriff zu nehmen, kritisieren? All das hat einen Einfluss auf Ihr Herz. Entweder fühlen Sie sich einsam oder mit anderen verbunden. Eine erfolgreiche Umstellung ist viel einfacher und Sie werden mit Ihrer neuen Ernährung viel glücklicher sein, wenn Sie sich in Ihre Umgebung eingebettet und von ihr verstanden fühlen. Dasselbe trifft zum Beispiel auch auf Alkoholiker und Drogenabhängige zu. Sie müssen ihre Beziehungen zu Freunden überprüfen, die sie ständig zu einem Rückfall verführen wollen. Müssen Sie überdenken, wen Sie um sich haben wollen oder wie Sie mit einigen Menschen umgehen? Das hat Auswirkungen auf Punkt 5. Wenn Sie soziale und familiäre Beziehungen auf den Prüfstand stellen, um herauszufinden wer Sie unterstützt, dann müssen Sie wahrscheinlich auch das Wort »normal« neu für sich definieren. Ist es »normal« oder wird sogar von Ihnen erwartet, dass Sie übergewichtig sind und jeden Tagen Süßigkeiten und Fastfood verdrücken? Ist es »normal«, dass die ganze Belegschaft übergewichtig ist und Pizza mit extra Käse und Wurst zu Mittag isst? Denken Ihre Freunde, dass pflanzliche Ernährung etwas für Hippies ist? Wenn ja, dann ist es höchste Zeit, solche sozialen »Normen« zu überdenken. Überprüfen Sie, wie Sie mit den Menschen in Ihrem Leben über derartige Themen reden. Immerhin haben Sie ja die Absicht, sich von solchen »Normen« zu distanzieren.

Leider kann ich Ihnen nicht bei der Lösung spezifischer Probleme in Zusammenhang mit den sechs Faktoren helfen, denn die werden für jeden Leser anders sein. Allerdings stelle ich Ihnen im 16. Kapitel einige Strategien zur Bewältigung von sozialen Situationen vor. Ich hoffe, dass Sie durch die Kenntnisnahme dieser Voraussetzungen verstehen, dass zu einer Verhaltensänderung mehr gehört als nur eine bessere Einkaufsliste. Diese Veränderung – die Verbesserung Ihrer Ernährungsweise und die Umstellung auf ideale, pflanzliche Vollwertkost – ist so überaus wichtig für Ihre momentane sowie zukünftige Gesundheit und Vitalität. Es ist eine sehr persönliche Veränderung. Diese Reise wird in großem Maße von Ihren Beziehungen zu anderen beeinflusst. Und die Reise selbst wird wiederum starke Auswirkungen auf Ihre Beziehungen zu anderen haben. Weiß Ihr Kopf, warum Sie sich auf so eine Veränderung einlassen? Und – was noch wichtiger ist – fühlt sich Ihr Herz wohl bei der Vorstellung einer solchen Veränderung? Ist es eine Veränderung, die zu einer stärkeren Verbundenheit mit den wichtigen Menschen in Ihrem Leben führt? Ist es möglich, dass sich durch Ihre Selbstfürsorge Ihr Leben mit mehr Liebe füllt? Sehen Sie eine Möglichkeit, die oben genannten Faktoren vor der Umstellung auf pflanzliche Vollwertkost zu optimieren?

Falls Ihre Checkliste noch nicht so gut aussieht, dann nehmen Sie sich Zeit und denken Sie darüber nach, wie Sie die Situation verbessern könnten. Entwickeln Sie eine Strategie, die Ihnen das Abhaken der restlichen Faktoren ermöglicht. Diese tragen wesentlich zum Erfolg Ihrer Verhaltensänderung bei und damit auch zu Ihrer Gesundheit und Ihrem Glück.

Ihr ganz persönlicher Zeitplan

Wie bereits erwähnt, zog sich die Umstellung meiner Familie auf eine pflanzliche Vollwerternährung über viele Jahre hin. Wir gingen in ganz kleinen Schritten vor. Meine Eltern stellten meine Familie zunächst auf eine andere Ernährung um, weil sie merkten, dass Gemüse viel wichtiger für uns war als gedacht, und Fleisch viel ungesünder als angenommen. Ein paar Jahre aßen wir mehr magereres Fleisch, Fisch und Gemüse. Die Forschungsergebnisse meines Vaters machten sich immer mehr in unserem Leben bemerkbar. Wir begannen, mageres Fleisch zu meiden und benutzten es nur noch als Geschmacksgeber für gebratenen Reis und Eintöpfe. Unsere Mahlzeiten wurden zunehmend vegetarisch, aber trotzdem nahmen wir noch viel Käse und verarbeitete Lebensmittel zu uns. Jahre später strichen wir einige der verarbeiteten Nahrungsmittel sowie den letzten Rest des Fleisches von unserem Speiseplan. Als ich von der Hochschule ging, war ich einfach nur Vegetarier. Ich aß viel Käse, verarbeitete Lebensmittel und machte mir keine Sorgen um Öle oder zusätzliche Fette. Erst ein paar Jahre später, während ich mit meinem Vater an der *China Study*® schrieb, gab ich mich ganz und gar der pflanzlichen Vollwertkost hin. Ich verabschiedete mich von Milchprodukten sowie vom Großteil des verarbeiteten Getreides und der raffinierten Öle. Das war ungefähr zehn Jahre nachdem meine Familie mit der Ernährungsumstellung begonnen hatte.

Zehn Jahre! Was für eine lange Zeit! Und auch jetzt arbeite ich noch weiter an der Verbesserung meiner Ernährung.

Angesichts dessen sage ich all meinen Patienten dasselbe: Die Informationen in der *China Study*® und in *Abnehmen mit der China Study*® helfen beim Verstehen der meiner Meinung nach gesündesten Ernährungsweise. Was Sie mit diesen Informationen anfangen, hängt ganz von Ihnen ab. Sie haben die Kontrolle. Sie sollten sich keine Vorwürfe machen, wenn Sie den Vorgaben nicht haargenau folgen. Ich biete Ihnen einen zweiwöchigen Speiseplan an, durch den Sie diese Ernährungsweise und verschiedene Kochbücher kennenlernen können. Eine vollwertige, pflanzliche Ernährung ist aber kein kurzfristiges Diätprogramm, mit dem Sie pünktlich zum Sommeranfang wieder in Ihren Badeanzug passen (obwohl es als solches verwendet werden kann). Es geht hier vielmehr um eine neue, gesunde Lebensweise, die von Dauer ist. Den Zeitplan für diese Umstellung gestalten Sie selbst.

Es ist aber nicht alles Friede, Freude, Eierkuchen. Ihre Kontrolle geht nämlich Hand in Hand mit Eigenverantwortung. Wenn Sie bestimmte gesundheitliche Probleme oder Ziele haben (Sie wollen vielleicht Ihre Herzkrankheit heilen oder Gewicht verlieren, um sich von Ihren Blutdrucktabletten zu verabschieden), dann hängen Ihre Erfolgserlebnisse ganz davon ab, wie diszipliniert Sie den Ernährungsprinzipien folgen. Wesentliche Veränderungen können vonnöten sein, bevor Sie überhaupt einen positiven Unterschied merken. Eine vegetarische Mahlzeit pro Tag ist vielleicht für jene in Ordnung, die ihren geschmacklichen Horizont erweitern wollen. Ihr Herzleiden oder andere ernährungsbedingte Probleme werden sich aber höchstwahrscheinlich verschlechtern, wenn Sie Ihre Ernährung nicht radikal umstellen. Dazu gehört eine pflanzliche Vollwerternährung – den ganzen Tag und jeden Tag.

Gleichermaßen wird es unmöglich sein, die Schwierigkeiten oder die Vorteile einer solchen Ernährungsweise einzuschätzen, wenn Sie sich nicht ganz und gar darauf einlassen. Denken Sie daran, dass Lebensmittelsucht ein echtes Problem ist. Nur teilweise Veränderungen werden für manche nicht ausreichend sein, um Vorlieben dauerhaft zu ändern. Deshalb rate ich Ihnen, sich zwei bis vier Wochen ganz hinzugeben, sozusagen einen kalten Entzug über sich ergehen zu lassen. So haben Sie die beste Chance darauf, die positiven Auswirkungen selbst zu erleben. Eine längere Probezeit wäre natürlich noch idealer. Indem Sie sich nämlich an diese Ernährungsweise gewöhnen, schwinden die Herausforderungen einer solchen Umstellung einfach dahin und Sie werden viele weitere Vorteile entdecken. Die positiven Auswirkungen auf die Gesundheit sind überhaupt die beste Motivation, die es für so eine intensive Lebensveränderung gibt.

Also, die Kontrolle liegt ganz bei Ihnen. Aber denken Sie daran: Auf dem Weg zur guten Gesundheit gibt es keine Abkürzungen. Vor allem nicht, wenn Sie schon jetzt Ergebnisse sehen wollen. Wenn es in Ordnung für Sie ist, durch kleine Veränderungen nur kleinere Resultate zu erzielen, dann ist das vollkommen okay. Sie müssen sich nur darüber im Klaren sein.

Vorbereitung: Die Optimierung Ihres Umfelds

Wir haben bereits über die allgemeine geistige Einstellung gesprochen, die man für die Umstellung auf eine pflanzliche Vollwertkost braucht. Jetzt wollen wir uns mit den Einzelheiten beschäftigen. Wie können Sie Ihr Umfeld optimieren und dadurch die Hürden auf dem Weg zu Ihrer neuen Lebensweise verkleinern? Es geht hier um Punkt 2 der obigen Liste: Hindernisse (umweltbedingt, geistig, körperlich) minimieren, die einer Ernährungsveränderung im Weg stehen könnten. Wir Menschen reagieren stark auf feine Umweltreize. Dr. Brian Wansink ist einer der führenden Wissenschaftler, wenn es um die Auswirkung der Umwelt auf das Essverhalten geht. Ihm zufolge treffen wir jeden Tag über zweihundert Entscheidungen, die mit dem Essen zu tun haben. Nur zehn Prozent davon nehmen wir bewusst war.[3]

In einem Versuch[4] über den Süßigkeitenverzehr von Büroangestellten zählten Dr. Wansink und seine Kollegen, wie viele Schokoküsse die Teilnehmer unter bestimmten Bedingungen zu sich nahmen. Die Küsse befanden sich entweder deutlich sichtbar auf dem Schreibtisch, in einem Schubfach oder auf einem Regal in circa zwei Metern Entfernung. Von den Küssen auf dem Regal wurden die wenigsten gegessen. Da die Angestellten zum Erreichen der Süßigkeiten aufstehen mussten, verzehrten sie viel weniger davon, nur drei pro Tag. Dreimal so viele Küsse (8,6 pro Tag) aßen sie, wenn diese sichtbar auf dem Schreibtisch lagen. Das Ergebnis für die griffbereiten Schokoküsse außer Sichtweite in der Schublade lag genau dazwischen (5,7 Küsse).[4] Was können wir aus diesem einfachen Experiment lernen? Wenn wir nicht so leicht an ungesundes Essen kommen, dann ist auch die Versuchung geringer; wir nehmen automatisch weniger davon zu uns.

Bei gesunder Nahrung ist es gerade andersherum, wie Dr. Wansinks Versuch mit Schulkindern beweist. Als das Obst zur Mittagszeit aus einer dunklen Ecke der Essensausgabe genommen und stattdessen in einer hübschen Schüssel in einen gut beleuchteten Bereich gestellt wurde, verdoppelte sich der Obstverkauf des ganzen Semesters.[4] Auch Lebensmittel mit interessanten Namen (»Torpedo-Burrito« zum Beispiel) kommen bei Kindern besser an als langweilige Bezeichnungen (»Gemüserolle«).[3] Und letztendlich zieht uns auch das an, was der vorherrschenden Norm entspricht. Die Kinder entschieden sich eher für weiße Milch anstatt für Schokomilch, als die coolere Sorte – die Schokomilch – fünfzig Prozent weiße Milch enthielt und nicht zehn Prozent.[3] Dr. Wansink ist Autor des Buches *Essen ohne Sinn und Verstand* und seine Forschungsergebnisse zeigen, dass unsere Umwelt und unsere Lebensräume einen riesigen Einfluss auf unsere Essgewohnheiten haben, wahrscheinlich einen viel größeren als gedacht.[5]

Unser Essverhalten besteht aus zwei Teilen: Art und Menge des Lebensmittels. Vielleicht haben Sie, genau wie ich, bereits von unzähligen Strategien gehört, um weniger zu essen. Zweifellos sind das interessante und wertvolle Tipps, aber ich schlage Ihnen Folgendes vor: Ihre erste Sorge sollte der Art des Nahrungsmittels gelten, nicht der Menge. Wer pflanzliche Vollwertkost wählt, der braucht sich um die Menge keine Gedanken zu machen. An Süßkartoffeln, Brokkoli, Vollkornreis oder Bohnen kann man sich nicht überessen. Diese enthalten viele Ballaststoffe, die schnell satt machen. Ihr Körper weist Sie von ganz allein darauf hin, wenn er genug hat. Das passiert schon lange, bevor Sie sich bewusst zu Zurückhaltung ermahnen müssen.

Wie optimiert man seine Chance, sich für die besten Nahrungsmittel zu entscheiden? Dafür können wir die gleichen Prinzipien anwenden wie Dr. Wansink in seinem Experiment mit den Kindern : Die besten Entscheidungen sollten praktisch, ansprechend und selbstverständlich sein, die schlechtesten unpraktisch und versteckt. Das allgemeine Ziel dabei ist es, so wenig Willenskraft wie möglich aufwenden zu müssen. Denn die Willenskraft ist unbeständig und begrenzt, unbewusste Gewohnheiten hingegen sind stabil und einfach.

Die bevorstehenden Veränderungen lassen sich viel erfolgreicher umsetzen, wenn sie ins tägliche Leben integriert werden. Dann werden aus ihnen recht schnell unbewusste Gewohnheiten. Doch zuerst müssen Sie die bösen Geister aus Ihrer Küche vertreiben. Wie auch immer Sie das angehen, Sie müssen die Lebensmittel auf Seite 206 aus Ihrem Haus oder Ihrer Wohnung entfernen, damit Sie gut auf Ihr Ernährungsexperiment vorbereitet sind. Manche Menschen möchten Nahrungsmittel nicht einfach wegwerfen, da sie gutes Geld dafür bezahlt haben. Das gleiche Argument höre ich von Rauchern, und es ist in Ordnung. Wenn Sie sich lieber langsam aus Ihrer ungesunden Ernährung »heraus essen« wollen, dann können Sie das tun. Kaufen Sie diese Lebensmittel dann einfach nicht nach. Einige der Nahrungsmittel auf der Liste sind Grundnahrungsmittel und sehr lange haltbar. Ich lege Ihnen ans Herz, diese unbedingt wegzuwerfen oder zu verschenken. Wollen Sie wirklich etwas in Ihrem Haus haben, das tagtäglich Ihre Willenskraft herausfordert? Das ist keine Erfolg versprechende Strategie, glauben Sie mir. Denken Sie daran, dass es unser Ziel ist, eine gesunde Ernährung so selbstverständlich wie möglich zu machen.

Und wie soll das funktionieren? Planen Sie einen Wochenendtag für das Umräumen Ihrer Küche ein. Bevor es los geht: Gönnen Sie sich eine große, gesunde Mahlzeit, damit der Hunger Sie später nicht herausfordert. Dann nehmen Sie sich alle Schränke, den Kühlschrank und den Gefrierschrank vor und sortieren die ungesunden Lebensmittel einfach aus. Verzweifeln Sie nicht! Bald wird sich Ihre Küche mit praktischem, gesundem und leckerem Essen füllen.

Beim Anschauen der Liste wird Ihnen vielleicht klar, dass Sie Ihre Küche komplett leeren müssen. Falls dem so sein sollte, wiederhole ich: Verzweifeln Sie nicht! Das ist der erste Schritt auf Ihrem Weg zu besserer Gesundheit: Sie machen eine Art Inventur aller schädlichen Nahrungsmittel und diese werden dadurch weniger praktisch, ansprechend und selbstverständlich. Im nächsten Kapitel füllen wir die Leere in Ihrer Küche und Sie werden sehen, dass Sie weder verhungern noch Pappe essen müssen. In Wirklichkeit werden Sie eine große Auswahl an einfachen, leckeren Lebensmitteln kennen und genießen lernen. Wenn Sie einmal den Bogen raushaben, dann ist es nicht schwer, nur anders. Es ist, als ob man in einen Raum käme, in dem das Licht verändert wurde. Anfangs fühlt man sich etwas komisch, gewöhnt sich aber durch das wunderbare Essen schnell an die neue Situation.

Lebensmittel, die nichts in Ihrem Haus oder Ihrer Wohnung zu suchen haben

Reine Fette	Flüssiges Öl aller Art Butter Margarine »Leichte Butter«, auch angeblich »gesunde« Produkte
Mayonnaise	
Ölhaltige Salatsoßen	
Mehl aus raffiniertem Getreide (Weißmehl)	

Nudeln aus raffiniertem Getreide	Alle Produkte, die nicht zu 100 % aus Vollkorn bestehen
Brot aus raffiniertem Getreide	Alle Produkte, die nicht zu 100 % aus Vollkorn bestehen
Croutons	
Zuckerhaltige Süßigkeiten und Nachspeisen	Süßigkeiten Kekse Kuchen Tiefkühl-Desserts
Energieriegel	Wenn sie nicht ausschließlich aus vollwertigen Zutaten bestehen
Frühstückszerealien	Alle, die nicht aus Vollkorn bestehen und mehr als geringfügig Zucker enthalten. Alle, die mehr als 6 g Zucker pro Portion enthalten oder bei denen mehr als 15 % des Kaloriengehalts pro Portion aus Fett besteht.
Weißer Reis	
Künstliche Süßstoffe	
Backmischungen für Kekse und Kuchen	
Trinkschokolade-Pulver und ähnliche	
Kaffeeweißer	
Kuhmilch	
Käse	Alle Arten
Joghurt aus Kuhmilch	Ja, auch der gute griechische!
Saure Sahne	
Fleisch	Rindfleisch, Schweinefleisch, Hühnchen, Truthahn und alle anderen Fleischsorten
Viele Tiefkühl-Gerichte	Alle, die Fleisch, Käse oder Öl enthalten
Viele fertige Soßen	Alle, bei denen mehr als 10 % des Kaloriengehalts aus Fett besteht
Tomatensoße	Alle, bei denen mehr als 10 % des Kaloriengehalts aus Fett besteht

Vorbereitung: Der medizinische Aspekt

Ich rate jedem, sich vor der Ernährungsumstellung mit dem Hausarzt abzusprechen. Das ist besonders wichtig bei der Einnahme von Medikamenten, die von der Ernährung beeinflusst werden können. Eine ärztliche Beratung ist zwingend notwendig, wenn Sie an Diabetes leiden und Insulin beziehungsweise Medikamente brauchen, die Ihren Blutzuckerspiegel senken. Nach ein oder zwei Wochen kann sich die Dosis dieser Medikamente ändern und wenn sie Ihr Arzt nicht richtig einstellt, dann kann es gefährlich werden. Ähnlich ist es bei Blutdrucktabletten. Je mehr Gewicht Sie verlieren, umso geringer sollte Ihre Dosis sein. Vielleicht können Sie sie sogar absetzen. Auch Blutverdünnungsmittel wie Warfarin können von der Ernährung beeinflusst werden. Wer diese Medizin nimmt, der sollte während einer drastischen Ernährungsumstellung eine Zeit lang öfter die Konzentration des Mittels im Blut überprüfen lassen. Auch Medikamente gegen Sodbrennen, hohes Cholesterin, Gicht, Arthritis, Schmerzen und sogar Autoimmunleiden dürfen eventuell herab- oder ganz abgesetzt werden. Aber immer nur in Absprache; jegliche Veränderung muss unbedingt mit einem Arzt abgesprochen werden.

Wenn Sie Ihrem Körper die Selbstheilung ermöglichen, dann können sich Ihre Leiden dramatisch verbessern. Folglich müssen Medikamente neu eingestellt werden. Reden Sie mit Ihrem Arzt, er sollte Teil des ganzen Prozesses sein.

Noch ein Grund für einen Arztbesuch: Durch ihn können Sie die Reaktionen Ihres Körpers auf die neue Ernährung nachverfolgen. Es gibt viele Möglichkeiten für die Aufzeichnung von Veränderungen im Lebensstil. Dazu gehören:

1. Notieren Sie Ihre Nahrungsaufnahme.

2. Notieren Sie Ihren Energieverbrauch (Bewegung, Zahl der Schritte etc.)

3. Notieren Sie gesundheitliche Verbesserungen und Erfolge.

Wenn wir unsere Bemühungen notieren, dann werden wir effektiver. Wenn wir bewusst essen, dann fallen uns Entgleisungen schneller auf; wir können sie in Zukunft besser vermeiden. Die National Weight Loss Registry – ein Register zu Forschungszwecken von Menschen, die erfolgreich abgenommen und ihr neues Gewicht beibehalten haben – hat Folgendes verzeichnet: Wer aufhört sich zu wiegen, der nimmt häufiger wieder an Gewicht zu.[6]

Fall Sie Gewicht verlieren wollen, dann rate ich Ihnen dazu, Ihre Nahrungsaufnahme zu notieren, wenigstens für kurze Zeit. Das muss nicht mühevoll sein und kann Ihnen beim Abnehmen helfen. Je mehr man sich des Essens bewusst ist, umso mehr Gewicht kann man verlieren. Heutzutage gibt es zahlreiche Smartphone-Apps, die Ihre Kalorienaufnahme aus den von Ihnen eingegebenen Kochrezepten, Lebensmitteln und Barcodes berechnen. Ein Esstagebuch kann nicht nur für Menschen nützlich sein, die abnehmen wollen, sondern auch für alle, die sich für ihre Nährstoffaufnahme interessieren. Das geht besonders leicht mithilfe einer App, die auch den Nährstoffgehalt berechnet. Wer so einen Überblick über seine Essgewohnheiten behält, der wird selbstsicherer und merkt, dass er sich Gutes tut (Punkt 3 der obigen Liste).

Außerdem empfehle ich, dass Sie sich aufschreiben, in welchem Maße sich Ihre Gesundheit verbessert. Dafür gibt es mehrere einfache, preiswerte und praktische Methoden. Eine ist natürlich das regelmäßige Wiegen. Wer abnehmen will, der wird merken, dass eine vollwertige, pflanzliche Ernährungsweise zu Gewichtsverlust führt. Und das ohne Einschränkungen, was den Gesamtverzehr betrifft. Sie können von den erlaubten Nahrungsmitteln essen, so viel Sie möchten, und werden trotzdem abnehmen. Wiegen Sie sich regelmäßig. Das hilft Ihnen dabei, Ihr Ziel nicht aus den Augen zu verlieren. Eine andere Methode zur Ernährungskontrolle sind Cholesterin-Tests. Ich rate Ihnen zu einer Cholesterin-Untersuchung, bevor Sie mit der Ernährungsumstellung beginnen. Schon nach zwei Wochen mit der neuen Ernährungsweise werden Sie – wenn Sie sich konsequent daran halten – Verbesserungen an Ihrem Cholesterinspiegel beobachten. Schauen Sie sich Ihre Cholesterinwerte jetzt, vor der Umstellung, an und in einem Monat, wenn Sie bereits mitten in der neuen Ernährung stecken. Die Veränderungen sollten Sie ermutigen und zum Weitermachen motivieren.

Wenn Kopf und Herz am richtigen Ort, Sie von positiven Menschen umgeben sind, ihr Haus frei von ungesundem Essen und Ihr Arzt bei der Sache ist und Sie medizinisch überwacht, dann sind Sie bereit. Wirklich bereit dazu, bei der Umstellung zur vollwertigen Kost auf Pflanzenbasis Ihr Bestes zu geben.

So klären Sie Ihren Arzt auf

Leider zeigte es sich in den letzten Jahrzehnten immer wieder, dass Ärzte in Ernährungsdingen nicht ausgebildet sind und viele gar nichts über pflanzliche Ernährung wissen. Beim Arztbesuch kann es sein, dass man Ihrer Nahrungsumstellung mit Skepsis und Misstrauen begegnet. Womöglich wird der Arzt vielleicht sogar versuchen, Ihnen Ihr Vorhaben auszureden. Eine sich pflanzlich ernährende Mutter bat das T. Colin Campbell Center for Nutrition Studies um Rat. Sie wusste nicht, wie sie dem Kinderarzt ihrer Sprösslinge begegnen sollte. Er behandelte sie sehr unfreundlich, weil sie ihren Kindern keine Milchprodukte gab. Hier meine Antwort:

»Leider ist dies kein Einzelfall. Viele Patienten sind zutiefst frustriert, weil es ihrem Arzt an Wissen über pflanzliche Vollwertkost mangelt. Obwohl Ihr Arzt noch viel über pflanzliche Ernährung lernen muss, ist es keine gute Idee, ihm während der Sprechstunde einen Vortrag über Ernährungswissenschaft zu halten. Das bringt keinem was. Besonders Kinderärzte sind oft Verfechter von Milchprodukten und einer vermeintlich »ausgewogenen« Ernährung. Als Hausarzt mit einer Ausbildung in Kindermedizin kann ich Ihnen sagen, dass wir dazu angehalten werden, eben gerade diese Ernährungsweise zu vertreten. Ich rate Ihnen zu folgender kurzer, unverfänglicher, unwissenschaftlicher und freundlicher Antwort (in der Annahme, dass Folgendes auf Ihre Familie zutrifft):

›In unserer Familie sind nahrhaftes Obst, Gemüse und Vollkorn wichtig. Wir nehmen nicht viel verarbeitete oder raffinierte Lebensmittel zu uns. Wir sind uns sicher, dass unser Bedarf an Eiweiß, Kalzium, Fett und Eisen durch gesunde pflanzliche Quellen wie Bohnen, Blattgemüse und Ähnliches gedeckt ist. Das funktioniert sehr gut und wir bleiben erst einmal dabei. Wir [hier fügen Sie ein, wie Sie auf diese Ernährungsweise gestoßen sind] und wenn Sie möchten, dann bringen wir alle Informationen gern mit in die Sprechstunde. So können Sie sich eine Meinung bilden, was wir sehr schätzen würden. Falls wir Ihrer Ansicht nach auf etwas Besonderes achten sollten (Blutbild, Eisen, Vitamin B_{12}), dann würden wir gern darüber Bescheid wissen.‹

Wenn es weiterhin Probleme gibt und Sie sich bedrängt oder allein gelassen fühlen, dann würde ich mich nach einem neuen Arzt umschauen, besonders, wenn Sie viele Kinder haben!«

14.

Der Campbell-Plan: Neues rein

———————————•———————————

Ab und zu passiert ein Aha-Moment genau vor meinen Augen. Es ist ein wundervoller Augenblick. Vielleicht kommt es gerade dazu, nachdem ich Patienten von ihrem Herzinfarkt- oder Schlaganfall-Risiko erzählt habe. In ihrem Kopf geht dann etwas vor sich. Möglicherweise haben sie kleine Kinder. Nie würden sie sich in einen Bus setzen, der mit zehnprozentiger Wahrscheinlichkeit einen tödlichen Unfall baut. Aber vielleicht habe ich ihnen gerade gesagt, dass sie mit zehnprozentiger Wahrscheinlichkeit einen lebensverändernden Herzinfarkt haben oder in den nächsten zehn Jahren sterben werden. Die Patienten wissen, dass jetzt Tabletten genommen werden müssen, und das wahrscheinlich auf Lebenszeit. Ich sage ihnen, dass das wirkliche Problem ihre Ernährung ist. Und dann beginnt es in ihren Köpfen zu arbeiten. Ehrlich gesagt passieren diese Aha-Momente nicht oft, denn das einfache Erhalten von Informationen führt selten zu Veränderung. Deshalb sind die Faktoren des letzten Kapitels, die der »Wertungsliste«, so wichtig: Sie gehen weit über Fakten und Zahlen hinaus.

Wenn es aber in den Köpfen der Patienten zu arbeiten beginnt, dann stellen sie mir Fragen: »Was soll ich essen? Haben Sie eine Liste mit Lebensmitteln? Haben Sie eine Einkaufsliste?« Oft wissen sie, dass ich meinen eigenen Rat befolge und wollen erfahren, was ich selbst esse.

All diese Fragen beantworte ich in diesem Kapitel. Vor allem aber gebe ich Ihnen damit die nötigen Fähigkeiten mit auf den Weg, mit deren Hilfe Sie diese neue Lebensweise ganz allein und selbständig weiterführen können. Vielleicht kennen Sie den Spruch »Gib einem Menschen einen Fisch und du ernährst ihn für einen Tag. Lehre ihn das Fischen und du ernährst ihn ein Leben lang.« In diesem Kapitel werde ich Sie das Fischen lehren. Und zwar das Fischen nach gesunden, pflanzlichen Lebensmitteln.

Die Grundnahrungsmittel

Im letzten Kapitel habe ich Ihnen die schlechte Nachricht beigebracht: Es ging um die Nahrungsmittel, die Sie aus Ihrem Leben streichen müssen. Jetzt habe ich gute Nachrichten: Die Auswahl an neuen Lebensmitteln, die Ihnen zu guter Gesundheit verhelfen, ist unglaublich. Die folgende Liste könnte sich leicht über mehr als dreißig Seiten hinziehen, aber ich will sie so einfach und überschaubar wie möglich halten.

Die neuen Grundnahrungsmittel

Nudeln:
Nudeln aus 100 % Vollkornweizen
Nudeln aus Vollkornreis (findet man oft in der glutenfreien Abteilung des Supermarkts).

Vollkorn und Hülsenfrüchte:
Haferflocken: Die »altmodische« Variante ohne Zusätze.
Vollkornreis: Egal welche Sorte – Langkorn, Basmati etc.
Lilafarbener thailändischer oder schwarzer chinesischer Reis: Sie sehen gut aus und haben ein einzigartiges Nussaroma. Perfekt für besondere Anlässe.
Instant-Vollkornreis: Wenn es schnell gehen muss.
Quinoa: Wird schnell gar.
Couscous aus Vollkornweizen: Wird sehr schnell gar.
Bohnen! Die meisten Sorten gibt es trocken zu kaufen, sie müssen vor dem Kochen über Nacht eingeweicht werden. Linsen gibt es ebenfalls abgepackt, sie werden schnell gar. Weil ich oft in Eile bin, nehme ich häufig Dosenbohnen. Sie stehen immer griffbereit.

Frühstückzerealien:

Frühstückszerealien sind so eine Sache. Im Supermarkt füllen sie ganze Gänge. Oft sind ihre Etiketten irreführend. Ich muss zugeben, dass nur die langweilig aussehenden Zerealien und Müslisorten wirklich gesund sind. Aufpeppen können Sie sie mit ein paar Rosinen, einer Banane oder anderem Obst. Ich empfehle Haferflocken als Basis (siehe Seite 266 für mein einfaches Müslirezept), denn auch langweilige Zerealien enthalten oft reichlich Natrium. Zerealien und Müslis sollten kein zusätzliches Öl und nicht mehr als fünf oder sechs Gramm Zucker pro Portion enthalten.

Brot:

Brot aus 100 % Vollkorn

Vollkorn-Fladenbrot oder -Tortillas: ölfrei

Knäckebrot: Schmeckt besonders gut mit verschiedenen Belägen und Aufstrichen.

Reiswaffeln: ölfrei

Kartoffel- und Tortilla-Chips: ungesalzen, gebacken

Backen:

Mehl aus 100 % Vollkorn

Rosinen

Datteln

Gewürze: Zimt, Muskatnuss

Backpulver und Natron

Backpapier: Natürlich kein Lebensmittel, aber sehr nützlich zum ölfreien Backen und Rösten.

Wurzelgemüse:

Süßkartoffeln

Kartoffeln

Zwiebeln

Ingwer: Wer ihn nicht so oft verwendet, der kann eine ganze Wurzel schälen, einfrieren und bei Bedarf reiben.

Knoblauch: Am besten frisch.

Es gibt noch viele weitere Sorten Wurzelgemüse. Es lässt sich gut aufbewahren und wird auf der ganzen Welt als verlässliche Nährstoffquelle verzehrt. Bei so einer riesigen Auswahl wird Ihnen sicher nicht langweilig. Wie wäre es mit Kohlrüben, Roter Bete, Karotten, Fenchel oder Pastinaken?

Soßen/Dressings:
Tomatensoße für Nudeln: Aufgepasst! Die meisten Fertigsoßen enthalten viel Öl, Salz und manchmal Fleisch oder Käse. Wählen Sie ölfreie Sorten. Sie können Tomatensoße auch selbst zubereiten.
Essig: Balsamico-, Apfel-, Reis-, Branntweinessig oder andere Sorten (je nach Rezept).

»Light«-Salatsoßen: Hier ist Vorsicht geboten! Selbstgemachtes Dressing ist immer besser, denn die meisten fettarmen Soßen bestehen aus sehr ungesunden Zutaten, viel Zucker und Salz. Nur einige Ausnahmen enthalten weniger als drei Gramm Zucker pro Portion. Am besten sucht man nach Alternativen, die weder Zucker noch Sirup als ersten Inhaltsstoff auflisten und weniger als dreißig Kalorien pro Portion (zwei Esslöffel) enthalten.
Zitronen und Limetten: Gut in Soßen und Dressings sowie zum Würzen von Blattgemüse und in anderen Rezepten.

Konserven:
Bohnen! Natriumarme Sorten wie weiße Bohnen, Kichererbsen, rote Bohnen, schwarze Bohnen, Wachtelbohnen und noch sehr viele mehr.
Tomatenstücke: Natriumarm oder ganz ohne Salz.
Tomatenmark: Praktisch in Tuben.

Im Kühlschrank:
Knoblauchpaste: Die Gourmets unter Ihnen werden frischen Knoblauch bevorzugen, aber für mich und andere faule Köche ist Knoblauchpaste einfach überlebenswichtig.
Ingwerpaste: siehe Knoblauch. Meiden Sie Sorten mit Zucker- oder Salzzusatz.

Hummus (Kichererbsenpaste): Genau wie bei den Dressings kann es auch schwierig sein, Hummus ohne Tahin (gemahlene Sesamsaat) oder Öl zu finden. Selbstgemacht ist viel besser und preiswerter (siehe das Rezept auf Seite 277). Wenn Sie tahin- und ölfreie Varianten finden, dann eignen die sich gut als Snack.

Milch-Alternativen: Ich liebe ungesüßte Mandelmilch. Meiden Sie Sorten mit viel Zucker; pflanzliche Milch sollte weniger als fünf Gramm davon pro Portion enthalten.

Haben Sie immer frisches, dunkelgrünes Blattgemüse zur Hand. Viele Sorten gibt es bereits vorgewaschen und zerkleinert.

Gemahlene Leinsamen: Eine super Quelle für die Omega-3-Fettsäure ALA. Kann man als Topping für Haferflocken oder sogar als Ei-Ersatz zum Backen verwenden.

Tofu: Viele Rezepte enthalten pürierten Seidentofu für eine cremige Konsistenz. Haltbare Varianten sind erhältlich. Fester oder extrafester Tofu schmeckt gut in gelegentlichen Bratgerichten oder als Ei-Ersatz für vegane »Rühreier«.

Viele weitere Gemüsesorten, je nach Speiseplan (mehr dazu, wenn es um die Einkaufsliste geht).

Tiefkühl-Kost:

Spinat und anderes Blattgemüse.

Gemüsemischungen: Leipziger Allerlei, Kaisergemüse etc.

Mais

Würzmittel:

Nährhefe: Wird in Rezepten oft als Käse-Ersatz verwendet, zum Beispiel in Nudelgerichten.

Viele weitere: Eine große Auswahl an Gewürzen ist wichtig. Je mehr Rezepte Sie ausprobieren, umso mehr Gewürze werden sich in Ihrer Küche ansammeln. Sie sind ein bedeutender Bestandteil der pflanzlichen Vollwertküche und sorgen für genussvolle Abwechslung. Sie werden immer neue Geschmacksrichtungen entdecken. Kaufen Sie Gewürze nach Möglichkeit lose (zum Beispiel im Reformhaus oder auf dem Markt). So kann man kostengünstig immer wieder neue ausprobieren und muss nicht immer eine ganze Tüte kaufen.

Vielleicht haben Sie bemerkt, dass ein paar Sachen auf der Liste der Grundnahrungsmittel fehlen. Sie enthält keine Tiefkühl-Fertiggerichte und auch keinen Käse- oder Fleischersatz. Solche veganen Fertigprodukte können Sie zwar ab und zu verwenden, aber viele von ihnen sind hochverarbeitet und stecken voller Salz, Zucker und Fett. Obwohl sie wenig nahrhaft sind, empfehle ich sie manchmal für die Übergangsphase. Sie helfen dabei, sich von der an Fleisch, Milchprodukten, Öl und Zucker überreichen westlichen Ernährungsweise zu entwöhnen. Man kann sie als Schritte in die richtige Richtung betrachten, genau wie die Restaurantspeisen aus dem 4. Kapitel. Positive Auswirkungen auf die Gesundheit haben sie kaum. Diese sieht man erst, wenn man auch die veganen/vegetarischen fett-, salz- und zuckerreichen Fertigprodukte hinter sich lässt.

Je mehr Aromen und Lebensmittel Sie kennenlernen, umso größer wird Ihre Lust auf neue kulinarische Erfahrungen werden. Spezielle ethnische Lebensmittelgeschäfte wie zum Beispiel der Asia-Laden um die Ecke oder der türkische Supermarkt sind einen Besuch wert. Verarbeitete Lebensmittel sollten Sie auch dort meiden, aber viele bieten köstliche frische und preiswerte Erzeugnisse an, die Sie vielleicht noch nie probiert haben. Das Asia-Geschäft in unserer Gegend verkauft zum Beispiel interessantes und günstiges Gemüse sowie guten Reis. Im indischen und fernöstlichen Supermarkt finden wir Gewürze in großen Mengen und gesunde Vollkornprodukte wie Fladenbrot oder Bulgur.

Getränke

1. Das allerbeste Getränk ist Wasser. Es kann Ihre Verdauung verbessern, Kopfschmerzen vermindern und Nierensteine verkleinern. Meines Wissens nach gibt es keine eindeutigen Richtlinien für die Wassermenge, die Sie trinken sollten. Grob geschätzt würde ich sagen, dass acht Gläser pro Tag ein gutes Ziel sind.

2. Meiden Sie Fruchtsäfte, Limonaden und Getränke mit Zuckerzusatz oder Süßstoffen. Sie stecken voller Zucker und künstlicher Süßungsmittel, die Ihnen nichts bringen, sondern schaden können.

3. Alkohol ist in geringen Mengen in Ordnung, aber für viele von uns kann er zu einem großen Problem werden. Wer als Frau mehr als sieben und als Mann mehr als vierzehn alkoholische Getränke pro Woche zu sich nimmt, der geht ein erhöhtes Risiko ein. Und das bedeutet nicht nur, dass man mit höherer Wahrscheinlichkeit alkoholkrank wird, sondern auch ein gesteigertes Krank-

heitsrisiko, unter anderem für Depressionen, Schlafstörungen, bestimmte Krebsleiden, Fettleibigkeit, Bluthochdruck und Magen-Darm-Probleme. Wenn Sie sich diesen Höchstgrenzen auch nur annähern, rate ich Ihnen zur Reduzierung Ihres Konsums. Wer gesund abnehmen will, der sollte ganz auf Alkohol verzichten.

Ersatzprodukte und Alternativen

Okay, jetzt haben wir zwar eine Liste mit neuen Grundnahrungsmitteln, aber was ist bitte schön mit Eiern? Ölen? Käse? Wie kocht man neue Gerichte und ersetzt diese Zutaten? Oft höre ich diese Frage zu Beginn der Umstellung. Typischerweise schauen sich die meisten nach Alternativen um, um weiterhin wie gewohnt kochen und essen zu können. Das ist einfach, denn immerhin kennt man ja die Rezepte schon und mag den Geschmack. Aber je mehr Sie sich an Ihre neue pflanzliche Vollwerternährung gewöhnen, umso mehr verändern sich Ihre kulinarischen Vorlieben. Schon bald wird es Ihnen nicht mehr so wichtig sein, alte Essgewohnheiten an die neue Ernährung anzupassen. Ihre alten Gewohnheiten werden immer uninteressanter.

Nichtsdestotrotz kann es schon sehr praktisch sein, wenn man ein paar einfache Techniken kennt, mit denen man gewohnte Rezepte und Kochbücher an die neue, gesunde Ernährungsweise angleichen kann. Bezüglich dessen gibt es auf den Seiten 219 bis 221 eine Tabelle mit den wichtigsten Alternativen und Techniken für den Beginn eines gesünderen Lebens.

Einkaufen und Etiketten lesen

Disziplin im Lebensmittelgeschäft ist die beste Voraussetzung für ein gesundes Koch- und Essverhalten. Wenn Sie nur gesundes Essen kaufen, dann wird Ihnen diese Ernährungsweise leicht fallen. Sie brauchen sich keine Sorgen um eventuelle Versuchungen oder den Einsatz Ihrer Willenskraft zu machen, wenn sich bei Ihnen zuhause erst gar keine ungesunden Lebensmittel befinden. Denken Sie stets daran: Die Willenskraft ist unbeständig und begrenzt, unbewusste Gewohnheiten hingegen sind für die

Ewigkeit. Ihre Entscheidungen beim Einkauf können Ihre unbewussten Gewohnheiten der ganzen Woche entweder schwächen oder stärken. Ihre Zeit im Supermarkt ist gewissermaßen die wichtigste Zeit der Woche, wenn es um Ihre Gesundheit geht.

1. Schritt: Essen Sie vor dem Einkaufen.

Gehen Sie niemals hungrig in den Lebensmittelmarkt. Für eine Studie[1] ließ man die Teilnehmer nach fünfstündigem Fasten einkaufen gehen. Dabei landeten mit größerer Wahrscheinlichkeit kalorienreichere Nahrungsmittel im Einkaufswagen. Außerdem kaufen Menschen, die zwischen 16 und 19 Uhr in den Supermarkt gehen, kalorienreichere Lebensmittel als die, die zwischen 13 und 16 Uhr einkaufen.[1] Die früheren Einkäufer waren wahrscheinlich nicht so hungrig, da sie erst kurz zuvor Mittag gegessen hatten. Vielleicht haben Sie das auch schon mal bei sich selbst beobachtet: Wenn Sie hungrig einkaufen gehen, dann sehen Fastfood, süße und fettige Nahrung einfach viel verlockender aus. Gehen Sie darum nicht hungrig einkaufen. Essen Sie vorher mindestens einen kleinen Snack und gehen Sie, wenn möglich, direkt nach einer Mahlzeit in den Laden.

2. Schritt: Die wichtigste Abteilung ist die Obst-und-Gemüse-Abteilung.

Zum gesünder werden gehen Sie nicht in die Reformkost-Abteilung, sondern in den Obst-und-Gemüse-Bereich. Letztendlich suchen Sie die Naturkost-Abteilung zwar für ein paar Zutaten auf, aber dabei ist Vorsicht geboten. Nicht selten findet man dort ebenfalls hochverarbeitete, ungesunde Lebensmittel mit hübschen Bildern und verwirrenden Etiketten. Nach der Obst-und-Gemüse- und der Naturkost-Abteilung lohnt sich ein Besuch der Konserven-, Nudel- und Nudelsoßen-, Müsli- und Zerealien-Sektionen sowie der internationalen Abteilung. In letzterer finden sich bestimmt leckere Getreideprodukte und Bohnen. Dann schauen Sie schnell bei den Tiefkühlschränken vorbei und kaufen gefrorenes Obst und Gemüse. Und das war es auch schon. So sieht mein typischer Gang zum Supermarkt aus, nur die nützlichsten Bereiche liegen auf meinem Weg. Halten Sie sich von Snack- und Knabberei-Abteilungen fern. Warum wollen Sie sich Energy-Drinks, Limonaden, Kekse und Kartoffelchips anschauen, wenn Sie diese Sachen gar nicht mehr essen oder trinken?

3. Schritt: Werden Sie zum Nährwert-Experten.

Eins vorweg: Die meisten gesunden Lebensmittel haben gar keine Nährwertangaben. Solange sie nicht verpackt sind, sind Obst und Gemüse frei von Etiketten. Die Abwesenheit eines Etiketts ist ein gutes Zeichen dafür, dass es sich um richtiges, natürliches Essen handelt. Bei allen anderen Produkten müssen Zutatenliste und Nährwertangaben entziffert werden. Egal wie solche Etiketten in Ihrem Land aussehen: Es gibt ein paar wichtige Grundregeln für das Unterscheiden von gesunden und ungesunden Nahrungsmitteln, siehe Seite 223.

Jetzt wissen Sie, was in Ihrer Küche nicht fehlen darf. Sie kennen einige der wichtigsten Ersatzmittel und Techniken. Sie wissen Bescheid über das Lesen von Etiketten und finden sich in den verschiedenen Abteilungen des Supermarkts zurecht. Wenn Sie sich all diese Tipps und Ratschläge zu Herzen nehmen, dann verfügen Sie über das nötige Ernährungswissen, um so gesund wie noch nie zu werden. Das gilt besonders für das Entziffern der Etiketten, wodurch Sie vollwertige, pflanzliche Lebensmittel wählen und zugesetztes Salz, Zucker sowie Fett vermeiden können. Im nächsten Kapitel werden wir das Gelernte in die Tat umsetzen, denn wir schauen uns die Einzelheiten der zwei Probewochen des Campbell-Plans an.

Neues für Altes oder: So ersetzt man gewohnte Lebensmittel mit gesunden Alternativen

Gewohntes Nahrungsmittel	Alternative
Kuhmilch	Milchfreie Alternative wie Soja- oder Mandelmilch. Fürs Müsli oder zum Trinken empfiehlt sich ungesüßte Mandelmilch. Zum Backen eignet sich vollfette Sojamilch, da sie dicker ist. Aber auch jede andere pflanzliche »Milch« passt.
Rührei	Rühr-Tofu mit Gemüse und vielen aromatischen Gewürzen (siehe Rezept auf Seite 265).
Eier (zum Backen)	Eine dieser Alternativen (ersetzen je 1 Ei): 1. 1 Esslöffel gemahlene Leinsamen vermischt mit 3 Esslöffeln Wasser. 2. Fertiger veganer Ei-Ersatz 3. ½ zerdrückte Banane (Nach Belieben vermischt mit ½ Teelöffel extra Backpulver, damit das Gebäck nicht zu derb wird) 4. ¼ Tasse neutraler Tofu, püriert

Gewohntes Nahrungsmittel	Alternative
Öl (zum Braten)	Oje! Es sieht schlecht für Sie aus … Sie sollten Ihre Vorliebe für die dicke Ölschicht aufgeben, die sich so schön in Ihrem Mund und Ihren Arterien ausbreitet und in vielen ungesunden Lebensmitteln steckt. Ein kleiner Trost: Sie werden wahrscheinlich auch keine Tabletten gegen Sodbrennen mehr brauchen! Es gibt einfach keine Alternative zu Öl mit derselben Textur. Aber mit der Zeit werden Sie gar kein Öl mehr wollen, ja Sie werden es sogar eklig finden. So als ob Sie Ihr Essen mit Motorenöl herunterspülten, igitt! Für das Braten und Sautieren empfehle ich haftabweisende Pfannen und Töpfe sowie ein paar Esslöffel Wasser oder Gemüsebrühe statt Öl. Damit gibt es auch keine Einbußen beim Geschmack.
Reine Fette wie Öl, Butter und Margarine (zum Backen)	Hier haben Sie die Qual der Wahl. Fruchtmus eignet sich überraschend gut zum Backen, verändert allerdings die Textur des Gebäcks. Es eignet sich besonders für weiche Backwaren wie Muffins, Brot und weiche Kekse. 1. Trockenpflaumen-Paste. Pürieren Sie $\frac{1}{2}$ Tasse entsteinte Trockenpflaumen mit 60 ml Wasser. Reduzieren Sie die Fettangabe im Rezept auf ein Drittel und ersetzen Sie dieses durch die Paste. Ein Stück Butter (250 g) ersetzt man durch $\frac{1}{2}$ Tasse Pflaumenpaste. Mit Obst wird Gebäck trockener als mit Fett, deshalb sollte man die Backzeit etwas verringern. 2. Apfelmus ohne Zuckerzusatz. Eine einfache Lösung, denn Apfelmus gibt es fertig zu kaufen. Geben Sie ein bisschen weniger Mus hinzu, als bei der Fettmenge angegeben ist: $\frac{1}{3}$ Tasse Apfelmus für $\frac{1}{2}$ Tasse Butter oder Margarine. $\frac{1}{3}$ Tasse Öl ersetzt man durch $\frac{1}{4}$ Tasse Apfelmus. Kleiner Mengen ersetzt man 1:1. Benutzen Sie haftabweisendes oder Silikon-Backzubehör. Backpapier eignet sich wunderbar zum fettfreien Backen und Garen. Selten benutze ich etwas Kochspray und wische ihn wieder fast ganz weg, sodass nur ein sehr dünner Film bleibt. Eine kleine Dose reicht über mehrere Jahre.

Gewohntes Nahrungsmittel	Alternative
Käse	Wieder eine recht schwierige Sache. Ich verspreche Ihnen, dass Sie schon bald den Appetit auf Pizza mit dicker Käseschicht verlieren, die vor Fett nur so trieft. (Was denken Sie, was das Fett wohl in Ihren Arterien anstellt? Es zerstört sie!) Es gibt zwar veganen Käse-Ersatz, der besteht aber oft aus raffinierten Ölen und verarbeiteter Stärke. Meiner Meinung nach ist er ungesund und unnatürlich und sollte vermieden werden. In veganen Kochbüchern kommt oft Käsesoße aus Cashewkernen und Nährhefe (für das Käsearoma) vor. Das schmeckt zwar gut, ist aber auch sehr reich an Fett und könnte sich Ihren gesundheitlichen Zielen in den Weg stellen. Es gibt allerdings gesündere und cremigere Varianten der Käsesoße aus anderen Nüssen, aber auch die sollte man nur sparsam verwenden. Hefeflocken kann man statt Parmesan auf Nudelgerichte streuen, sie sind aber kein perfekter Käse-Ersatz.
Rinderhack	Wie Sie inzwischen vielleicht wissen, bin ich kein Fan von Fleisch-Ersatz. Trotzdem denke ich, dass man pflanzliche Alternativen ab und zu mal einsetzen kann. Besonders Gerichte, die eigentlich nach Rinderhack verlangen (zum Beispiel Chili con Carne), schmecken so wunderbar. Es gibt Produkte aus Soja, Weizen und anderen Pflanzenproteinen.
Fleisch	Bei Problemen mit der Ernährungsumstellung können vegane Alternativen sinnvoll sein. Wer aber zu Mittag vegane »Wurst«, veganen »Käse« und vegane »Mayonnaise« isst, der tut wenig für seine Gesundheit.
Salatsoßen	Siehe Seite 280 und 285. Versuchen Sie außerdem einen aromatisierten, abgelagerten Balsamico-Essig. Vielleicht finden Sie ja fertige ölfreie Soßen mit wenig Zucker, aber die gibt es selten. Falls Sie das Glück haben und eine leckere Sorte auftreiben, schlagen Sie zu!
Frühstückzerealien	Haferflocken mit Obst, Rosinen, gemahlenen Leinsamen und ein paar Walnüssen.
Brot	Brot aus 100 % Vollkorn
Eiscreme	Bananeneis (Seite 317) schmeckt lecker, ist gesund und kann auch aus anderen Früchten und mit verschiedenen Toppings zubereitet werden. Fruchtsorbet ist sehr süß und sollte in Maßen genossen werden. Soja-Eiscreme ist zwar erhältlich, sollte aber nur in sehr kleinen Mengen verzehrt werden.

Was genau ist dieses Lebensmittel?

Lesen Sie aufmerksam die Zutatenliste, sie ist oft in der Nähe der Nährwertangaben zu finden. Auf dieser Liste stehen nach Ihrem Gewicht geordnet die Inhaltsstoffe des Produkts. Die erste Substanz ist demnach die, die mit der größten Menge im Lebensmittel vorhanden ist, die letzte die mit der geringsten Konzentration. Ein Bespiel: Auf der Zutatenliste eines Fantasie-Produkts stehen Maissirup, Wasser und Erdbeeraroma. Daraus können wir ablesen, dass das Produkt gewichtsmäßig aus mehr Maissirup als Wasser besteht und aus mehr Wasser als Erdbeeraroma.

Nach dem Studieren der Inhaltsstoffe stellen Sie sich zwei Fragen um herauszufinden, in welche der drei Nahrungsmittelkategorien das Produkt gehört:

Ist es vollwertig?

Ist es pflanzlichen oder tierischen Ursprungs?

Wenn das Produkt größtenteils vollwertig und pflanzlich ist, dann ist alles in Ordnung. Es ist ein gesundes Lebensmittel und Sie können es getrost in Ihren Einkaufswagen legen. Dabei gibt es nur einen Haken: Manche ganze Pflanzen sind sehr kalorienreich, da sie hauptsächlich aus Fett bestehen. Dazu gehören Nüsse und Samen, Avocados, Kokosnüsse und Oliven. Diese Erzeugnisse sind zwar wunderbar nährstoffreich, aber nicht für jeden geeignet. Wer sein Verlangen nach Fett zügeln, eine Herzkrankheit heilen oder Gewicht verlieren will, der kann sich an solchen Produkten überessen und seine ganzen Mühen zunichtemachen. Abhängig von Ihren individuellen Umständen und Zielen sollten extrem fettreiche Pflanzen nur in Maßen verzehrt werden. Zwei Beispiele: Ich verschreibe einem Patienten Studentenfutter (Rosinen und Erdnüsse) als Snack, wenn er gerade erst eine Ernährungsumstellung (weg von Fastfood) in Erwägung zieht. Würde der Patient allerdings an einer fortgeschrittenen Herzkrankheit leiden und von seinem Kardiologen gesagt bekommen, er solle sein Testament vorbereiten, dann sollte er jegliche fettreiche Kost meiden, auch Erdnüsse. Dann würde ich dem Patienten das Verlangen nach Fett so austreiben wollen, dass ihn Öle und andere fettreiche Nahrung nie wieder in Versuchung führen könnten.

Manchmal ist es schwer zu sagen, ob ein Nahrungsmittel vollwertig ist oder nicht. Für mich ist besonders Getreide sehr verwirrend. Welches Korn ist Vollkorn? Die kurze Antwort: Es muss das Wort »Vollkorn« irgendwo in der Zutat vorkommen, sonst ist es verarbeitet. Die folgende Tabelle soll Ihnen bei der Unterscheidung helfen.[2]

Vollkorn oder nicht?

	Vollkorn	Verarbeitet
Weizen	Vollkornweizen, Vollkorn-Hartweizen, Bulgur, weißer Vollkornweizen (eine Weizenart namens »weißer Weizen«)	Grieß, Hartweizen, Weizen, Weizenmehl, angereichertes Weizenmehl
Roggen	Vollkornroggen, Roggenbeeren	Roggen, Roggenmehl
Haferflocken	Eigentlich alle Haferflocken und Hafermehl; oft gedämpft, geplättet und/oder gerollt, damit sie schneller gar werden. Sie enthalten das volle Korn, egal ob als altmodische Flocken, moderne Instant-Variante oder geschrotet.	
Reis	Vollkornreis, die meisten anderen »bunten« Reissorten (schwarz, lila, rot), Wildreis	Weißer Reis, Reis
Mais	Vollkorn-Maismehl, Vollkorn-Maisgrieß, Popcorn	Maismehl, weißes und gelbes Maismehl, entkeimtes Maismehl
Gerste	Graupen, Vollkorn-Gerste	Perlgraupen
Amarant	Alle Produkte	
Hirse	Alle Produkte	
Quinoa	Alle Produkte	
Teff	Alle Produkte	
Dinkel	Vollkorn-Dinkel	Dinkelmehl, Dinkel
Buchweizen (weder Weizen noch Getreide, aber oft im selben Regal zu finden)	Alle Produkte	

Quelle: Whole Grains Council. Whole grains A to Z. Ohne Datum. http://wholegrainscouncil.
org/whole-grains-101/whole-grains-a-to-z.]

Weiter geht's: Fett, Salz, Zucker

Bis jetzt wissen wir nur, mit welcher Art Lebensmittel wir es zu tun haben. Wenn auf dem Etikett also »Vollkorn-Weizenmehl, Olivenöl, Maissirup, Aroma« steht, dann wissen wir, dass das Produkt gewichtsmäßig mehr aus Vollkorn-Weizenmehl als Olivenöl und mehr aus Olivenöl als aus Maissirup besteht. Wir wissen hingegen nicht, ob es viel Öl und Zucker (Maissirup) enthält oder nur ganz wenig. Jetzt helfen uns die Zahlen in der Nährwerttabelle weiter.

Anmerkung: Wer seine Herzkrankheit heilen möchte, für den sind jegliche Lebensmittel mit Öl als Zutat tabu.

Zusätzliches Fett: Allgemein gilt, dass die Gesamtkalorien einer vollwertigen Ernährung auf Pflanzenbasis ganz ohne zusätzliches Fett zu zehn Prozent aus Fett bestehen. Die Ausnahme von dieser Regel sind eine große Menge an fettreichen Pflanzen. Das bedeutet, dass jedes Produkt mit einem Fettgehalt von über zehn Prozent mit hoher Wahrscheinlichkeit entweder viele fettreiche Pflanzen oder zusätzliches Fett enthält. Schauen Sie sich den Gesamtkaloriengehalt pro Portion (oder pro 100 Gramm) an und rechnen Sie aus, wie viel zehn Prozent davon sind (Sie verrücken das Komma um eine Stelle nach links). Übersteigt die Fettangabe diese Zahl? Oder liegt sie darunter? Wenn der Fettgehalt die zehn Prozent überschreitet und Öl auf der Liste der Inhaltsstoffe steht, ist Vorsicht geboten.

Zusätzliches Salz: Schauen Sie sich den Natriumgehalt an. Idealerweise sollte die Anzahl der Milligramm des Natriums die Gesamtkalorienzahl nicht übersteigen. Die Höchstgrenze des Salzverzehrs liegt bei 2,3 Gramm pro Tag.[3] Obwohl es keine hundertprozentigen Beweise gibt, gehören bei Übersteigung dieser Menge Bluthochdruck (und damit Herzinfarkt und Schlaganfall), schlechte Knochengesundheit und Nierensteine zu den möglichen Folgen.[3] All diese Leiden hängen mit komplexen Vorgängen in den Nieren und anderen Mineralstoffen wie Kalium und Kalzium zusammen. Wenn man also weniger als 2,3 Gramm Natrium und 2000 bis 2300 Kalorien pro Tag verzehrt, dann zeigt eine einfache Rechnung, dass man in etwa dieselbe Anzahl an Milligramm Natrium wie Kalorien zu sich nehmen sollte. Wenn auf dem Etikett Ihres Produktes nun der Natriumgehalt die Kalorien überschreitet, dann sollten Sie es besser im Supermarktregal stehen lassen, um die durchschnittliche Salzaufnahme zu senken.

Zuckerzusatz. Zucker ist eine harte Nuss, da es keine absolut bindenden Regeln gibt, die man befolgen sollte. Ich schlage vor, dass Sie Ihren Verzehr von Zuckerzusatz so weit wie möglich einschränken. Zucker kann sich auf vielen verschiedenen Wegen in Ihre Ernährung einschleichen, denn er versteckt sich unter anderem hinter so exotischen Namen wie Fruktose, Dextrose, Laktose und Glukose. In verarbeiteter Form tauchen diese dann als Sirup, Nektar oder Honig oder unter gesünder klingenden Bezeichnungen wie Fruchtsaftkonzentrat oder Zuckerrohrsaft auf. Gehen Sie sicher, dass Zuckerzusatz keine Hauptzutat in Lebensmitteln ist. Um den genauen Zuckergehalt eines Produktes zu bestimmen, braucht es etwas Kopfrechnen. Sie können diesen Teil überspringen, wenn Mathe nicht Ihre Stärke ist. Wer es aber gern ausprobieren möchte, der multipliziert die Menge des Zuckers in Gramm mit vier. Das Ergebnis ist der Kaloriengehalt des Zuckers. Dann teilen Sie diese Zahl durch den Gesamtkaloriengehalt pro Portion. Weniger als fünf Prozent Ihrer Gesamtkalorienzufuhr sollte durch Zuckerzusatz gedeckt werden. Ganze Früchte enthalten weit über fünf Prozent Zucker und sind gesund, das Problem liegt beim Zuckerzusatz. Verzichten Sie auf Nahrungsmittel, bei denen der Zuckerzusatz offensichtlich ist: Süßigkeiten und fertige Desserts oder Kuchen zum Beispiel. Meiden Sie Sportgetränke, Fruchtsäfte und Limonaden.

15.

Der Campbell-Plan: Speiseplan und Einkaufsliste

---•---

Im Allgemeinen essen Menschen, die zu Hause kochen, nur eine begrenzte Anzahl an Gerichten. Ab und zu wird eine Speise langweilig und durch eine neue ersetzt. Wichtig ist oft eine praktische und einfache Zubereitung. Angesichts dieses vermeintlichen Mangels an Abwechslung in unserem Leben überraschen mich immer wieder die Menüpläne in Ernährungsbüchern. Oft steht dort eine unglaublich verwirrende Vielzahl von Lebensmitteln und Gerichten. Mir würde es nie im Traum einfallen, jeden Tag so viel zu kochen. Meine Frau Dr. Erin Campbell und ich sind durch unseren Beruf immer wahnsinnig beschäftigt. Wer möchte also schon pro Mahlzeit zwei bis drei Gerichte zubereiten und das noch zwei- bis dreimal am Tag?

In diesem Sinne schlage ich einen realistischen Speiseplan vor, den auch Menschen mit wenig Zeit umsetzen können. Trotz seiner relativen Einfachheit bringt er in den kommenden zwei Wochen eine gute Abwechslung in die Küche und wird nicht langweilig. Dieser Menüplan vereint Erins und meine Kochideen und enthält außerdem Rezepte von meinen Lieblingsköchen sowie aus wunderbaren Kochbüchern. Ich rate Ihnen sehr zum Kauf von ein paar Kochbüchern. Sie werden Ihnen dabei helfen, Ihre neue Ernährung noch besser zu meistern. Die von mir ausgewählten Autoren und ihre Bücher sind leicht im Internet zu finden. Oft empfehle ich sie auch Patienten, die gesünder essen wollen. Nutzen Sie die nächsten zwei Wochen, um einen Vorgeschmack auf meine liebsten Rezeptquellen zu bekommen. Alle tragen mein Gütesiegel. Sie können sich also sicher sein, dass Sie bei diesen Köchen in guten Händen sind. Schön wäre es, wenn Sie sich während Ihrer Umstellung und danach von ihnen inspirieren lassen.

Hier meine liebsten »Rezeptschöpfer« und andere Quellen, geordnet nach der Anzahl der von ihnen beigesteuerten Rezepte.

Dr. LeAnne Campbell

»Das offizielle Kochbuch zur China Study: *Über 120 vegane Rezepte*« (riva Verlag)
Basierend auf den Prinzipien der *China Study*® kreierte meine Schwester LeAnne viele leckere und familienfreundliche Rezepte, mit denen sie Ihre zwei gesunden, hungrigen und sportlichen Jungs bei Laune hält.

Lindsay S. Nixon

»Happy Vegan – 150 Rezepte zum Abnehmen und Glücklich-Sein« (Unimedica)
»Happy Vegan Tag für Tag: In weniger als 30 Minuten auf den Tisch – über 175 fettarme und gesunde Rezepte« (Unimedica)
»Happy Herbivore Light & Lean« (bis jetzt nur auf Englisch bei Benbella Books, zu beziehen über Unimedica)
Meinen Patienten empfehle ich Lindsay oft als die ultimative Rezeptquelle. Ihre Kreationen sind lecker, einfach und irgendwie heimelig. Über Ihre Website www.getmealplans.com bietet sie die Erstellung individueller Menüpläne an.

Cathy Fisher

straightupfood.com
Bereits seit vielen Jahren ist Cathy Expertin für gesunde Ernährung; sie gibt schon lange Kurse in gesundem Kochen. Ihre Website (straightupfood. com) enthält unzählige Rezepte für gesunde Gerichte ohne Zusatz von Salz, Öl oder Zucker.

Ann Esselstyn

»Essen gegen Herzinfarkt: Das revolutionäre Ernährungskonzept« von Caldwell B. Esselsytn Jr. (Trias)
Wer an einer Herzkrankheit leidet oder Risikofaktoren bei sich beobachtet, für den ist *Essen gegen Herzinfarkt* überlebenswichtig. Mehr Informationen gibt es auf www.dresselstyn.com (auf Englisch).

Del Sroufe

»Chef Del's Better than Vegan« (Benbella Books – auf Englisch. Auf Deutsch ist sein Buch »Gabel statt Skalpell« beim Scorpio-Verlag erschienen.)

Chef Dels ist eines der besten Beispiele für die Erfolge bei einer vollwertigen Ernährung auf Pflanzenbasis. Nachdem er durch ungesunde vegane (!) Ernährung enorm zugenommen hatte, verlor er über hundert Kilo durch pflanzliche Vollwertkost. Er schrieb daraufhin dieses wunderbare Kochbuch, das beim Abnehmen und dem Heilen von Krankheiten hilft.

Susan Voisin

Fatfree Vegan Kitchen

Eine weiterer ausgezeichneter Blog (blog.fatfreevegan.com) mit einer breiten Auswahl an gesunden Gerichten. Am besten hält man sich an Susans eigene Rezepte, einige andere auf der Website enthalten nämlich Öl.

Denken Sie daran, dass Sie zu Beginn nur eine Handvoll Rezepte für Gerichte benötigen, die Ihnen schmecken. Diese bilden den Grundstock Ihrer Rezeptsammlung und sollten für die Anfangszeit genügen, während sich Ihr geschmacklicher Horizont erweitert.

Ich bin kein Gourmetkoch. Obwohl meine Frau gern den Kochlöffel schwingt, sind wir beide so beschäftigt, dass Einfachheit an erster Stelle steht. Oft essen wir nach demselben Muster. So gibt es zum Frühstück unter der Woche Zerealien, Haferflocken oder selbstgemachtes Müsli mit Obst und ungesüßter Mandelmilch. Zu Mittag wärmen wir fast immer Reste vom Vorabend auf, das ist praktisch für die Arbeit. Als Zwischenmahlzeiten lieben wir Obst, Brot und Hummus. Zum Abendessen gibt es einfache Gerichte, die sich in einem einzigen Topf kochen lassen und dazu eine simple Gemüsebeilage wie zum Beispiel gedämpftes Blattgemüse.

Ich weiß, dass viele von Ihnen genauso ein hektisches Leben führen wie wir. Deshalb haben meine Frau und ich ein paar sehr praktische Produkte in unsere Rezepte aufgenommen. Außerdem haben wir versucht, die komplizierten Gerichte auf das Wochenende zu legen, wenn vielleicht mehr Zeit ist. Reste sind total in Ordnung. Um aber nicht immer nur jeden Tag beim Mittagessen auf den Vortag zu verweisen, haben wir auch einige Mittags-Rezepte mit in den Menüplan aufgenommen. Natürlich ist das Resteessen wie bereits erwähnt einfach und lecker. Bei wem es abends auch schneller gehen soll, der kann die Mittags-Rezepte auf den Abend verschieben.

Sie werden bemerken, dass Blattgemüse immer wieder auf dem Speiseplan erscheint. Jeden Tag dunkelgrünes Blattgemüse, das sollte Ihr Ziel sein. Ein paar rohe Blätter auf Ihrem belegten Brötchen zählen dabei nicht. Sie können mehr davon verzehren, wenn Sie sie dämpfen oder in ein anderes Gericht integrieren.

Zusammenfassend legt der nachstehende zweiwöchige Menüplan besonderen Wert auf Zweckmäßigkeit, Einfachheit und Blattgemüse. Auf ihn folgt eine Einkaufsliste mit allen Dingen, die sie für alle Rezepte der ersten drei Tage brauchen. Damit gewappnet kann Ihre Reise zu besserer Gesundheit getrost beginnen.

Der Menüplan

1. Tag / Sonntag

Frühstück
Dr. Campbells Müsli (S. 266)

Mittagessen
Sandwich mit traditionellem fettarmem Hummus (S. 277)

Abendessen
Einfache Spinat-Pilz-Lasagne

Nach Belieben: Salat aus verschiedenen Blattsalaten,
Tomaten, Gurke und geriebenen Karotten mit Balsamico-Essig

Bananeneis (S. 317)

2. Tag / Montag

Frühstück
Schneller Haferbrei vom Herd (S. 263)

Mittagessen
Einfache Spinat-Pilz-Lasagne vom Vortag

oder

Leckere Tostados (S. 274)

Obst nach Wahl

Abendessen
Schnelle Dreibohnensuppe (S. 293)

Fiesta-Maisbrot (S. 297)

Gedämpfter Grünkohl (S. 298)

3. Tag / Dienstag

Frühstück
Dr. Campbells Müsli (S. 266)

Mittagessen
Schnelle Dreibohnensuppe vom Vortag

oder

Sandwich mit traditionellem fettarmem Hummus (S. 229)

Obst nach Wahl

Abendessen
Ananaspfanne (S. 304) mit Vollkornreis

Sautierter Pak Choi (S. 300)

Bananen-Ahorn-Haferplätzchen (S. 318)

---

4. Tag / Mittwoch

Frühstück

Schongegarter Haferbrei (S. 264)

Mittagessen

Schnelle Burger (S. 275)

Abendessen

Burritos (S. 305)

Gedämpfter Grünkohl (S. 298) mit der
Wunderbaren Walnusssoße (S. 310)

Obstsalat

---

5. Tag / Donnerstag

Frühstück

Rührtofu (S. 265) mit übrigem Burrito-Gemüse vom Vortag

Toast aus 100 % Vollkorn

Mittagessen

Burritos vom Vortag

oder

Leichter Nudelsalat (S. 278)

Obst nach Wahl

Abendessen

Dr. Campbells Mahlzeit für Junggesellen (S. 306)

Rohe Schokocookies (S. 319)

6. Tag / Freitag

Frühstück

Dr. Campbells Müsli (S. 266)

oder

Zuckerarme Frühstückszerealien aus 100 % Vollkorn mit Beeren

Mittagessen

Dr. Campbells Mahlzeit für Junggesellen (S. 306) vom Vortag

oder

Zucchini-und-Pritti-Hummus-Wrap (S. 276)

Obst nach Wahl

Abendessen

Reis mit Salsa, Bohnen und Koriander (S. 292)

Sautierter Babyspinat (S. 302)

Obstsalat

7. Tag / Samstag

Frühstück

Das Allerbeste Bananenbrot (S. 267) mit
zuckerarmer Marmelade aus 100 % Frucht

Milchreis mit Kardamom-Rosinen (S. 268)

Mittagessen

Sandwiches mit Kichererbsen-»Thunfisch« (S. 281)

Süßkartoffel-Pommes (S. 288)

Abendessen

Minestrone (S. 294) mit Brot aus 100 % Vollkorn

Universelles Blattgemüse (S. 301)

Ananas-Biskuit (S. 316)

8. Tag / Sonntag

Frühstück

Bananen-Pfannkuchen (S. 269)

Beerensoße (S. 270)

Mittagessen

Minestrone vom Vortag

oder

Herzhafter Salat (S. 283)

Vinaigrette nach Wahl (S. 280 oder 281) oder Balsamico-Essig

Obst nach Wahl

Abendessen

Fabelhafte Süßkartoffel-Enchiladas (S. 307)

Regenbogen-Blattgemüse (S. 303)

9. Tag / Montag

Frühstück

Dr. Campbells Müsli (S. 266)

Mittagessen

Fabelhafte Süßkartoffel-Enchiladas vom Vortag

oder

Aztekischer Salat (S. 285)

Obst nach Wahl

Abendessen

Cremige Brokkoli-Pasta (S. 308)

Sautierter Babyspinat (S. 302)

---

10. Tag / Dienstag

Frühstück
Schneller Haferbrei vom Herd (S. 263)

Mittagessen
Cremige Brokkoli-Pasta vom Vortag
oder
Sandwiches mit gebackenem Tofu: Gebackener Tofu (S. 287) mit veganer Mayonnaise (S. 287) auf Vollkornbrot mit Tomaten und Babyspinat
Obst nach Wahl

Abendessen
Chili ohne Carne (S. 296), nach Belieben mit Vollkornreis
Gedämpfter Grünkohl (S. 298)
Gemischter Obst-Auflauf (S. 319)

11.Tag / Mittwoch

Frühstück
Schongegarter Haferbrei (S. 264)

Mittagessen
Ofenkartoffeln (S. 289) mit Chili ohne Carne vom Vortag
Obst nach Wahl

Abendessen
Gartenpizza (S. 311)
Sautierter Babyspinat (S. 302)

12. Tag / Donnerstag

Frühstück

Arme Ritter mit Zitrusgeschmack (S. 271)

Beerensoße (S. 270)

Mittagessen

Einfacher Hacksalat (S. 279) mit Vollkorn-Pita- oder Fladenbrot

Obst nach Wahl

Abendessen

Gemüse und Kichererbsen mit Kreuzkümmel auf Quinoa (S. 313)

Gedämpfter Grünkohl (S. 298)

13. Tag / Freitag

Frühstück

Dr. Campbells Müsli (S. XXX)

oder

Zuckerarme Frühstückszerealien aus 100 % Vollkorn mit Beeren

Mittagessen

Gemüse und Kichererbsen mit Kreuzkümmel auf Quinoa vom Vortag

oder

Soba-Erdnuss-Nudeln (S. 266)

Obst nach Wahl

Abendessen

Gutbürgerliche Linsen (S. 314) mit Vollkornbrot oder –reis

Salat aus gemischten Blattsalaten, Tomaten, Gurke und geriebenen Karotten

---

14. Tag / Samstag

Frühstück

Rührkartoffeln (S. 273)

Toast aus 100 % Vollkorn

Mittagessen

Mango-Limetten-Bohnen-Salat (S. 286)

Traditioneller fettarmer Hummus (S. 277)

Getoastetes Pita- oder Fladenbrot aus 100 % Vollkorn

Abendessen

Kürbisgnocchi mit italienischer Gemüsesoße (S. 315)

Sautierter Babyspinat (S. 302)

Unglaublich Köstliche Dattel-Tarte (S. 321)

Einkaufen für den Campbell-Plan

Die Liste mag etwas überwältigend aussehen, aber wir wollten einfach alles berücksichtigen, was Sie zum Zubereiten der Rezepte in den ersten drei Tagen benötigen. Viele der Dinge sind Grundnahrungsmittel, die auch in weiteren Rezepten vorkommen. Sie werden Sie erst nach längerer Zeit wieder nachkaufen müssen.

Die ersten drei Tage

Obst und Gemüse:

- Äpfel und/oder Zitrusfrüchte
- Avocado
- Babyspinat
- Bananen
- Beeren
- Blattgemüse, gemischt (falls gewünscht)
- Champignons, 230 Gramm
- Frühlingszwiebeln
- Gemüsepaprika, rot
- Gurke
- Grünkohl, evtl. vorgewaschen und gehackt, ansonsten zwei kleine Bunde oder einen großen »Kopf«
- Karotten
- Knoblauch
- Kohlkopf, klein
- Koriander (falls gewünscht)
- Pak Choi
- Salatkopf, dunkelgrün
- Tomaten
- Zitronen
- Zwiebeln

Getreide, Gewürze und Kräuter, Backzutaten:

- Ahornsirup
- Backpulver
- Basilikum, getrocknet
- Cayennepfeffer
- Chiasamen (falls gewünscht)
- Datteln, gehackt
- Ei-Ersatz (falls gewünscht)
- Estragon, getrocknet
- Haferflocken, geschrotet
- Haferflocken (4 P. à 500 g)
- Reines Kakaopulver
- Knoblauchpulver
- Kreuzkümmel, gemahlen
- Leinsamen, geschrotet
- Maisgrieß, Vollkorn
- Maisstärke
- Mandeln, gehobelt
- Meersalz (falls gewünscht)
- Nährhefe
- Natron
- Oregano, getrocknet
- Paprikapulver, geräuchert (falls erhältlich)
- Petersilie, getrocknet
- Pfeffer, rot, Flocken
- Pfeffer, schwarz, gemahlen
- Reis, Vollkorn
- Rohrzucker, Vollwert
- Rosinen
- Rosmarin, getrocknet
- Salz (kann auch durch Meersalz ersetzt werden)

- Sesamsaat (falls gewünscht)
- Vanilleextrakt
- Vollkorn-Weizenmehl
- Walnüsse

- Zimt, gemahlen
- Zitronensaft
- Zwiebelpulver

Abgepacktes, Konserven und Tiefkühlwaren:

- Ananas, in Stücken, 2 x 400-600 g, Konserve
- Apfelmus, ungesüßt
- Asia-Soße, scharf (falls gewünscht)
- Balsamico-Essig
- Bohnen, Kidneybohnen, natriumarm, Konserve
- Bohnen, schwarz, natriumarm, Konserve
- Bohnen, Wachtelbohnen, natriumarm, Konserve
- Brot, 100 % Vollkorn ohne Öl
- Chilisoße, süß
- Dijonsenf
- Gemüse, gemischt, Tiefgekühlt
- Gemüsebrühe, natriumarm, ölfrei
- Kichererbsen, natriumarm, 2 x 400 g, Konserve
- Lasagne-Platten, aus 100 % Vollkornweizen oder Vollkornreis
- Mais, tiefgekühlt

- Milch-Ersatz, pflanzlich, ungesüßt, ohne Öl (für die ersten drei Tage eignet sich jegliche Pflanzenmilch)
- Nudelsoße, ölfrei, 2 x 700 g, Konserve
- Oliven, schwarz (falls gewünscht)
- Orangensaft (Direktfruchtsaft ohne Zuckerzusatz)
- Reisessig, Vollkorn oder einfach
- Rote Paprikaschoten, gegrillt, Konserve
- Salatsoße, fettarm, natriumarm
- Soja- oder Tamarisoße, natriumarm
- Spinat, 300 g, tiefgekühlt
- Tofu, fettarm, fest oder extrafest (kein Seidentofu), 2 x 400 g
- Tomaten, evtl. in Stücken, natriumarm, Konserve
- Tortilla-Fladen oder Fladenbrot, Vollkorn, ölfrei

16.

Der Campbell-Plan fürs Leben: So gelingt die langfristige Veränderung

———————•———————

Das Durchhaltevermögen ist ein wiederkehrendes Thema in der Ernährungsforschung. Sogar wer eine Verhaltensänderung anfänglich meistert, für den kann eine dauerhafte Veränderung schwierig sein. Das gilt besonders für Diäten. Denken Sie einmal an die Menschen, die Sie tagtäglich umgeben. Stellen Sie sich jene vor, die nicht fettleibig sind (BMI unter 30). Was denken Sie, welche dieser Personen in Zukunft an Gewicht zunehmen wird? Es gibt viele Anzeichen für eine mögliche Gewichtszunahme, aber ob die Person gerade auf einer kalorienreduzierten Diät ist oder vor Kurzem darauf war, ist eins der verlässlichsten Anzeichen. Ein Report fand heraus, dass in 75 Prozent der untersuchten Studien eine andauernde oder kürzlich beendete Diät eine künftige Gewichtszunahme bei noch nicht fettleibigen Menschen nach sich zog.[1] Machen Sie also bitte keine Diät mit Kalorienrestriktion. Es besteht sonst die Gefahr, dass sie auf lange Sicht zu- und nicht abnehmen werden!

Wie ich bereits im 13. Kapitel erwähnt habe, empfehle ich Ihnen eine vollwertige, pflanzliche Ernährung und bessere Entscheidungen bei der Lebensmittelwahl. So eine Umstellung macht das Kalorienzählen unnötig und Sie können so viel essen, wie Sie möchten. Tatsächlich werden Sie mit meiner Ernährungsweise größere Mengen an Essen über den Tag verteilt zu sich nehmen. Dass Sie so viel essen können, wie Sie möchten, bedeutet allerdings nicht, dass ein Rückfall auf Ihre alten Gewohnheiten ausgeschlossen ist. In jeder Phase Ihrer Umstellung werden Sie verschiedenen Herausforderungen mit verschiedenen Auslösern begegnen. Obwohl ich

Sie hier nur um ein zweiwöchiges Experiment mit dem Campbell-Plan bitte, möchte ich auch die Möglichkeit einer dauerhaften Veränderung der Lebensweise nicht außer Acht lassen. Ich möchte Ihnen in diesem Kapitel darum zusätzlich erklären, wie Sie eine Ernährungsumstellung auf Lebenszeit meistern können. Wenn Sie das schaffen, dann eröffnet sich Ihnen eine ganz neue Welt mit unzähligen Vorteilen für Ihre Gesundheit.

Auf kurze Sicht
(Wochen bis wenige Monate)

In den ersten Wochen und Monaten wird die größte Herausforderung die Umstellung Ihrer Vorlieben und Gewohnheiten sein. Studien zufolge ändert sich unser Appetit für Fett und Salz mit den Lebensmitteln, die wir zu uns nehmen. Menschen, die weniger zusätzliche Fette essen, haben auch weniger Lust auf Fett.[2] Es ist wie die Umstellung von Vollmilch auf Magermilch. Zunächst schmeckt die Magermilch wässrig und man muss sich an sie gewöhnen. Nach einer Weile wird ihr Geschmack aber ganz normal und die Vollmilch scheint zu dick und cremig.

Das Gleiche trifft auch auf Salz zu. Personen auf einer salzarmen Diät hatten schon bald keine Lust mehr auf sehr salzige Nahrung.[3]

Wie lange hat das gedauert? In den von mir berücksichtigten beiden Studien veränderten sich die geschmacklichen Neigungen in ungefähr zwölf Wochen.[2,3] Es muss aber nicht so lange dauern; wahrscheinlicher ist, dass sich Vorlieben schneller an größere Veränderungen in der Ernährung anpassen. Interessanterweise fand man heraus, dass die Häufigkeit des Verzehrs eines bestimmten Lebensmittels und nicht seine Menge entscheidend war für den Grad der Veränderung der Vorlieben.[2] Dazu ein nützlicher Tipp: Wenn Sie verarbeitete pflanzliche sowie tierische Produkte mit der gleichen Häufigkeit, aber in kleineren Portionen als vorher zu sich nehmen, dann hilft Ihnen das wenig bei der Umstellung. Wenn Sie Ihre Vorlieben wirklich ändern wollen, dann müssen Sie auch die Häufigkeit ihres Verzehrs senken, anstatt sich auf die Menge zu konzentrieren.

In den ersten drei Monaten werden Sie nicht nur auf Veränderungen in Ihren Vorlieben Fett und Salz gegenüber warten, sondern auch Entzugserscheinungen aufgrund Ihres niedrigeren Zuckerkonsums bewältigen müssen. Wir wissen, dass Zucker süchtig machen kann. Ratten zum Beispiel, die erst mit viel Zucker gefüttert werden und dann ganz ohne auskommen müssen, werden ängstlich, aggressiv und verändern sich physiologisch.[4]

Genau deshalb ist eine Verhaltensänderung so schwer! Das Ziel ist es, neue Gewohnheiten so schnell und gesund wie möglich zu bilden. Sie stecken tief in uns drin und verbrauchen nicht viel geistige oder körperliche Energie. Darum sind sie so leicht aufrechtzuerhalten. Diese alten Gewohnheiten zu durchbrechen, ist harte Arbeit und verlangt nach Willenskraft.

Was ist eigentlich Willenskraft und wie kann ich Ihnen bei ihrer Stärkung helfen? In ihrem wunderbaren Buch *Die Macht der Disziplin: Wie wir unseren Willen trainieren können*[5] beschreiben Roy Baumeister und John Tierney etliche Experimente, die zu einem Durchbruch in unserem Verständnis von Willenskraft führten. In einer Studie[6] schauten Teilnehmerinnen den traurigsten Teil eines Films, in welchem sich eine sterbende Frau von ihren Lieben verabschiedet. Einige der Teilnehmerinnen sollten sich diese traurige Szene innerlich so wie äußerlich so neutral wie möglich anschauen: keine Tränen und keine innere Traurigkeit. Die anderen Teilnehmerinnen wurden dazu aufgefordert, sich die Szene so natürlich wie möglich anzusehen. Wenn es sie bewegte, dann durften sie weinen oder traurig sein.

Nach dem Filmausschnitt bekamen alle Teilnehmerinnen eine neue Aufgabe. Sie sollten Eiscreme verkosten und beurteilen. Was die Frauen nicht wussten war, dass die Forscher sich überhaupt nicht für ihre Vorlieben in Sachen Eiscreme interessierten. Vielmehr maßen sie, wie viel davon jede Teilnehmerin verspeiste. Die Frauen mit den absichtlich unterdrückten Gefühlen aßen viel mehr Eis. Genauer gesagt aßen sie über 50 Prozent (211 gegen 135 Gramm) mehr als die anderen Frauen. Mit dem Eiscreme-Test wird üblicherweise die Selbstdisziplin gemessen. Man kann also sagen, dass die Teilnehmerinnen mit den unterdrückten Gefühlen weniger Selbstdisziplin hatten. Warum war das so? Schließlich waren die Frauen, die ihren Gefühlen freien Lauf gelassen hatten, doch zu Beginn des Eiscreme-Tests trauriger, emotionaler.

Wie sich herausstellte, ist die Willenskraft etwas endliches, das verbraucht werden kann. Wie das Geld im Portemonnaie zum Beispiel. Auch verschiedene Handlungen, die alle am selben »Vorrat« zehren, verbrauchen das Budget. Die Frauen, die ihre Gefühle während der Filmszene unterdrückten, erschöpften demnach ihren Vorrat an Willenskraft. Tierney und Baumeister beschreiben, dass intensive Denkaufgaben wie das Treffen von Entscheidungen und Taten, die Unterdrückung von Gefühlen sowie der Widerstand gegen Versuchungen unsere Willenskraft schwächen können.[5] Ein anspruchsvoller Job, bei dem wir den ganzen Tag lang schwierige Entscheidungen treffen müssen, führt zu weniger Willenskraft am Abend, um Verlockungen zu widerstehen.

Wie lässt sich dieses Verlieren der Willenskraft über den Tag vermeiden? Ist es unausweichlich, dass wir uns am Ende jedes schwierigen Tages Versuchungen hingeben? Die überraschende Antwort: Der Blutzucker spielt ebenfalls eine große Rolle beim Aufrechterhalten der Willenskraft. Unterdrückung von Gefühlen, schwere Entscheidungen und ein gestresstes Gehirn verlangen nach Blutzucker. In Studien konnten Menschen, die zur Erhöhung ihres Blutzuckers etwas aßen oder tranken, die Verminderung ihrer Willenskraft abschwächen oder sogar ihren Vorrat wieder auffüllen.[5]

Das führt uns zu ein paar nützlichen Strategien, die wir zu Beginn unserer Verhaltensänderung anwenden können. Sie müssen sich in jener Zeit nach wie vor gegen Verlockungen wehren, haben aber noch nicht die guten Gewohnheiten, die das in Zukunft kinderleicht machen werden. Diese Strategien sollen Ihnen dabei helfen, diese Phase gut zu bestehen.

Gehen Sie es langsam an. Sie müssen weder perfekt noch sollten Sie ängstlich sein. Diese Zeit sollte vielmehr von Freude und Entdeckungen geprägt sein. Es ist wahrscheinlich, dass sie schon Wochen nach der Ernährungsumstellung merken, wie sich Ihre Vorlieben immer weiter verändern. Ihre neuen Gewohnheiten werden sich immer mehr stabilisieren, bis sie unbewusst werden. Bald werden Sie sehen, wie positiv sich diese Veränderungen auf Ihre Gesundheit auswirken und dass sich die ganze Mühe lohnt.

Wir sollten nicht aus den Augen verlieren, warum wir uns auf diese Reise begeben. Obwohl wir uns mit den möglichen Schwierigkeiten bei der Ernährungsumstellung auseinandergesetzt haben, möchte ich Ihnen eins versprechen: Mit großer Wahrscheinlichkeit wird dies die einfachste, absolut beste Entscheidung sein, die sie je für Ihre Gesundheit treffen. Dabei muss ich an ein paar Patienten denken, denen diese Ernährungsweise sehr geholfen hat: Ein dreißig Jahre alter Mann konnte sich nach der Ernährungsumstellung von seinen extrem starken Tabletten gegen Sodbrennen verabschieden. Das erste Mal, seit er vierzehn war. Und das passierte schon in den ersten paar Wochen. Dann gab es einen Marathonläufer mittleren Alters, der plötzlich schon nach einer kleinen Strecke Brustschmerzen bekam. Er ging zu Dr. Esselstyn und begann mit einer Diät zur Heilung seines Herzleidens. Schon nach Wochen hatte er weniger Schmerzen und entging einer Operation am offenen Herzen, für die er bereits einen Termin hatte. Oder das Kind mit Asthma und einer chronisch verstopften Nase. Einen Monat nach der Ernährungsumstellung kam seine Mutter in die Klinik und erzählte, dass ihr Kind jetzt keinen Inhalator und keine Allergiemedikamente mehr brauchte.

Angesichts dessen denken wir einmal über das kleinere Übel nach. Schwierigkeiten bei der Umstellung auf Haferflocken zum Frühstück erscheinen im Gegensatz zu lebenslanger medikamentöser Behandlung oder einem gefährlichen Eingriff doch recht belanglos, oder?

So stärken Sie Ihre Willenskraft

1. Sie sollten jederzeit gesundes Essen zur Hand haben. Ein anstrengender Tag auf der Arbeit oder zu Hause zehrt an Ihrem Blutzucker und damit auch an Ihrer Willenskraft. Als Folge wird es schwerer, Versuchungen zu widerstehen. Vermeiden Sie dieses potenzielle Problem, indem Sie durch kleine Zwischenmahlzeiten Ihren Blutzuckerspiegel konstant halten. Der beste Snack für einen gesunden und schnellen Zuckerschub? Obst.

2. Wählen Sie Lebensmittel, die Ihren Blutzuckerspiegel über längere Zeit stabil halten. Das ist ein weiterer Grund für eine vollwertige, pflanzliche Ernährung. Mit Nahrungsmitteln, die reichlich Ballaststoffe (kommen nur in Pflanzen vor) enthalten, gelingt Ihnen das ganz natürlich.

3. Essen Sie einen Snack oder eine ganze Mahlzeit, bevor Sie einkaufen gehen.

4. Beenden Sie wenn möglich alle anstehenden Aufgaben. Unvollendetes zehrt an Ihrer Willenskraft.

5. Halten Sie Ihren Wohnraum ordentlich. Unordnung kann Ihre Willenskraft schwächen. Studien haben gezeigt, dass ein sauberes und aufgeräumtes Zimmer zu besseren Entscheidungen führt, was das Essen angeht.[7]

6. Halten Sie ihr Zuhause möglichst frei von Versuchungen. Jedes Mal, wenn Sie an einer Tüte fettigen Kartoffelchips vorbeigehen, verbrauchen Sie Willenskraft. Und das auch, wenn Sie die Packung gar nicht öffnen. Letztendlich geben Sie der Verlockung nach, ob nun den Chips oder einem ganz anderen Lebensmittel, von dem Sie eigentlich die Finger lassen wollten.

7. Erkennen Sie, dass Sie Versuchungen nicht immer widerstehen können werden. Geben Sie sich aber dieses Versprechen: Jedes Mal, wenn Sie Appetit auf etwas Ungesundes haben, nehmen Sie zuerst etwas Gesundes (eine Frucht zum Beispiel) zu sich, warten fünfzehn Minuten und essen dann, was Sie wollen. Die Wahrscheinlichkeit ist groß, dass Sie nach fünfzehn Minuten gar kein ungesundes Essen mehr wollen.

8. Wenn Sie bereits wissen, dass eine bestimmte Situation Versuchungen auslösen wird, dann planen Sie Ihr Vorgehen im Voraus. Ein Beispiel: Sie wissen, dass jemand Kekse mit ins Büro bringen wird. Nehmen Sie sich vor, erst Ihr Obst und dann die Kekse zu essen. Oder Sie haben Hunger und wissen, dass Sie bald an einem Imbissstand vorbeikommen. Nehmen Sie sich bewusst vor, im nächsten Lebensmittelladen einen gesunden Snack zu kaufen. Entscheidungen im Voraus zu treffen und sich an sie zu halten, bewahrt die Willenskraft.

9. Halten Sie Ihren Arbeitsplatz möglichst frei von Versuchungen. Entfernen Sie die Süßigkeiten!

Auf mittlere Sicht
(Die ersten Monate)

Mit Bewältigung der ersten persönlichen Hürden treffen Sie vielleicht auf Schwierigkeiten, von denen Sie sich überfordert fühlen. Ein solches Problem könnten soziale Situationen sein, über die Sie keine Kontrolle haben.

Schauen wir uns eine der größten sozialen Herausforderungen an: Jemand hat Sie zum Essen eingeladen. Hier gibt es verschiedene Szenarien, wie wir gleich sehen werden. Das Problem ist Folgendes: Jemand, den Sie mögen, gibt sich sehr viel Mühe, kocht für Sie und empfängt Sie als Gast in seinem oder ihrem Zuhause. Eine Extrawurst Ihrer Ernährung wegen zu verlangen, wäre sehr unhöflich. So etwas macht man einfach nicht, das haben die meisten von uns schon als Kind gelernt. Es ist eine schwierige Situation, das kann man nicht leugnen.

Jetzt ist es an der Zeit genau zu prüfen, wer Ihrer Lieben Ihnen den Rücken stärkt. Wer ist der Gastgeber? Will er Sie auf dem Weg zu besserer Gesundheit unterstützen? Wenn es gute Freunde oder Verwandte sind, denen Ihr Wohl am Herzen liegt, dann sagen Sie Ihnen ruhig, dass Sie zusammen mit Ihrem Arzt zur besseren Gesundheit Ihre Ernährung umstellen. (Ihr Arzt sollte bei Ihrer Umstellung sowieso dabei sein, auch wenn Sie gesund sind und nur zu Kontrolluntersuchungen gehen.) Sagen Sie, dass die Diät zu funktionieren scheint, sie aber bestimmte Regeln einhalten müssen. Werden Sie nicht zum Prediger und machen Sie sich auf keinen Fall über deren Lebensweise lustig, nur weil diese anders ist als die Ihre. Das wäre unhöflich und gemein! Schlagen Sie dann vor, dass Sie ein eigenes Gericht mitbringen und es mit den anderen teilen. Am Tag der Einladung kochen Sie etwas sehr Leckeres und bringen dem Gastgeber etwas Tolles mit.

Ist das die perfekte Lösung? Nein. Die Situation wird dadurch nicht automatisch einfacher oder weniger herausfordernd. Es ist dennoch eine respektvolle und verantwortliche Art und Weise, mit der Sie Ihre eigene Gesundheit sowie Ihre Freundschaften und familiären Bindungen schützen können. Tatsächlich wird es wohl gar nicht so schlimm sein, wie Sie es sich vorstellen. Einer Studie zufolge nahm man Köche, die Gemüse zu den Hauptgerichten servierten, als aufmerksamer und rücksichtsvoller wahr und als weniger faul, langweilig und egozentrisch.[8] Noch dazu kam, dass Gemüse zu einem Gericht zu der Auffassung führte, dass die Hauptmahlzeit gut schmecken würde.[8] Sie können ein köstliches, gesundes Gemüsegericht mitbringen und werden so vielleicht zum Helden des Abends! Wenigstens wird man Sie als guten Koch sehen, dessen Gemüse sofort die anderen Gerichte aufwertet.

Was aber, wenn Sie von Leuten eingeladen werden, die Sie gar nicht kennen oder die Sie nicht in Ihrer Ernährung unterstützen? Das ist zwar schade, passiert aber manchmal. Zum Beispiel bei einer Arbeitsveranstaltung, bei der Sie gar nicht über Ihre Ernährung reden wollen. Ich rate Ihnen, dass Sie sich eingehend fragen, warum Sie überhaupt Zeit mit Menschen verbringen, die Ihre Gesundheit nicht interessiert oder die ablehnend reagieren. Neue Freundschaften können Sie später aber immer noch schließen, jetzt bringen wir Sie erst einmal durch das Essen. Sie tun Folgendes: Kurz vor der Veranstaltung/der Zusammenkunft etc. essen Sie zu Hause eine gesunde Mahlzeit. Während des Ereignisses selbst nehmen Sie eine zweite kleine Mahlzeit zu sich, wenn Sie höflich sein wollen und es sein muss. Wählen Sie gesunde Beilagen, Gemüse, Salate und so weiter. Wenn es wirklich zwingend ist, dann können Sie auch vom Hauptgericht probieren.

Ein Restaurantbesuch mit Freunden ist einfacher als die eben beschriebenen Situationen. In einer Gaststätte können Sie ja bestellen, was sie möchten. Es gibt heutzutage wenige Lokale, die keine gesünderen, pflanzlichen Gerichte anbieten. Wahrscheinlich werden Sie ganz neue Restaurants entdecken, in denen Sie sich mit Ihrer neuen Ernährungsweise wohler fühlen als in den alten. Eventuell gefällt einigen Ihrer Freunde Ihre neue Wahl nicht besonders, aber normalerweise findet man schon einen Kompromiss. Die Auswahl an Restaurants ist heute so groß, dass es auf jeden Fall eins gibt, das allen Beteiligten zusagt.

Noch einfacher ist es, wenn Sie selbst Gastgeber sind. Je mehr Sie über eine vollwertige Ernährung lernen, umso mehr eröffnet sich Ihnen die Vielfalt an Gerichten, die Sie zubereiten können. Da ist wirklich für jeden etwas dabei. Von Canapés über Dips, Brote und Snacks bis hin zu Mahlzeiten, die die ganze Familie erfreuen (wie Lasagne zum Beispiel!) und feinen Speisen, die man auch in einem tollen veganen Restaurant findet: Ihrer Kreativität sind keine Grenzen gesetzt. Es gibt außerdem unzählige Kochbücher für jeden Anlass, lassen Sie sich inspirieren! Ich rate Ihnen zur Zubereitung von mehreren Gerichten, nicht nur einer Hauptmahlzeit. Ihre Gäste haben dann einfach mehr Auswahl. Wem zum Beispiel kein Tofu schmeckt, der isst einfach etwas anderes. Ich sehe oft, dass Menschen gesündere Versionen traditioneller Gerichte probieren und gar nicht wissen, dass sie eben etwas Gesundes zu sich genommen haben. Leider gibt es einen weit verbreiteten Irrtum: Gesundes Essen schmeckt fad. Eine Einladung zu sich nach Hause ist Ihre Chance, das Gegenteil zu beweisen.

Gesprächsthema Ernährung

Dr. Doug Lisle ist ein brillanter und bekannter Redner und Psychologe. Berühmt wurde er durch seine kunstvolle Art, zwischenmenschliche Beziehungen im Zusammenhang mit gesundheitlichen Entscheidungen zu erklären. Wer ihm zuhört, der versteht genau, was er meint. Ich lege Ihnen ein Buch ans Herz, das er mitverfasst hat: *Die Lustfalle: Warum Gesundsein so schwerfällt und was Sie dafür tun können.* Darin empfiehlt er die sogenannte »Es scheint …«-Strategie, wenn es darum geht, mit anderen über eigene gesundheitliche Entscheidungen zu reden.

Die Wahl unseres Essens ist etwas sehr Persönliches. Manchmal sogar etwas extrem Persönliches, Unantastbares. Das finde ich bisweilen seltsam. Viele Menschen haben ganz entschiedene Ansichten über ihre Ernährung und wissen, dass sie wichtig ist. Wenn sie nun hören, dass man etwas Neues ausprobieren will, was so gar nicht zu ihrer eigenen Ernährung passt, dann fühlen sie sich oft persönlich angegriffen. Ihr Status ist in Gefahr. Weiß man etwas, was sie nicht wissen? Behauptet man etwa, dass ihre Ernährungsweise schlecht ist? Tut man etwas für die eigene Gesundheit, wozu sie selbst nicht in der Lage sind, egal wie sehr sie es sich auch wünschen?

In der Hierarchie unseres sozialen Umfelds kann so eine drastische Ernährungsumstellung als Angriff auf den Status eines anderen gesehen werden. Das kann relativ unbewusst passieren, aber die Bedrohung ist trotzdem da. Wie zeigt sich so eine Reaktion? In diesen typischen Fragen und Kommentaren:

»Und wie bekommst du genug Eiweiß [oder Eisen, Kalzium etc.]?«

»Was kannst du denn überhaupt essen?« mit der vorgeformten Antwort: »Nichts!«

»Ich hatte auch schon über so eine Ernährung nachgedacht, muss aber fit sein [oder stark, muskulös etc.]«

»Ich könnte nie ohne Fleisch [oder Milch, Käse etc.] leben!«

»Du weißt schon, dass Pflanzen auch Schmerz fühlen.«

Und wenn Ihr Gegenüber isst, dann hört man vielleicht Sachen wie »Oh oh, kann ich das überhaupt vor deinen Augen essen?« oder »Willst du nicht mal kosten?«, während es auf sein Fleisch zeigt.

Meiner Meinung nach sind solche Kommentare die Folge einer Urangst, bei der diejenigen ihren eigenen Status gefährdet sehen. Man will sich doch nicht etwa in der sozialen Rangordnung über sie stellen?

Dr. Lisle hat zwei Tipps für Ihre Reaktion auf solche Kommentare und Feindseligkeiten: Sie müssen erkennen, was gerade passiert und alles daran setzen, Ihr Gegenüber zu beruhigen, damit es sich weniger bedroht fühlt. Die »Es scheint …«-Strategie ist eine behutsame Art und Weise, genau das zu tun. Predigen Sie nicht und deuten Sie nicht an, dass sie es besser wissen (auch wenn das stimmt). Erklären Sie stattdessen, dass Ihre Ernährungsumstellung etwas zu sein »scheint«, dass sie nur einmal ausprobieren wollten. Es »scheint« zu funktionieren. Sie »scheinen« Gewicht zu verlieren und sie »scheinen« sich gut zu fühlen. Verdammt, Sie können sogar so tun, als ob Sie kaum wüssten, was sie tun! Aber, wer weiß, vielleicht probieren Sie diese Diät noch etwas länger aus! Sie sollten sich auf keinen Fall für Ihre neue Ernährung entschuldigen, sondern Ihrem Gegenüber einfach nur versichern, dass sie keine Bedrohung darstellt. Milde ist hier sehr wichtig. Sie weisen niemanden auf seinen Fehler hin oder reiben ihm Ihre gute Gesundheit unter die Nase. Kurz und knapp, versuchen Sie nicht, die andere Person zu verändern.

Ein sehr interessanter Trend begann übrigens nach dem Erscheinen der *China Study*®. In den letzten zehn Jahren hat sich die öffentliche Meinung über pflanzliche Ernährung bedeutend verändert. Deshalb müssen solch schwierige Gespräche heutzutage nicht mehr so oft geführt werden. Eine pflanzliche Ernährung wird immer akzeptabler und als gesunde Lebensweise anerkannt. Vielleicht werden wir bald an einen Punkt kommen, wo wir uns nicht mehr mit den Einwänden anderer herumschlagen müssen. So ähnlich erging es doch auch dem Rauchen. Inzwischen gehört es zum Allgemeinwissen, dass es der Gesundheit schadet. Hoffen wir, dass auch bald die westliche Standard-Ernährung mit ihrem Überschuss an tierischen und verarbeiteten Lebensmitteln allseits als ungesund angesehen wird.

Für alle von Ihnen, die sich in der Anfangs- oder mittleren Phase der Ernährungsumstellung befinden, werden solch soziale Probleme neu sein. Ihre Erfolgschancen werden sich ungemein erhöhen, wenn Sie in Ihrem sozialen Umfeld Unterstützung finden. Darüber haben wir bereits im 13. Kapitel gesprochen. Letztendlich möchten Sie Personen in Ihrem Leben haben, denen Ihr Wohl am Herzen liegt, die Sie respektieren und unterstützen. Sie können sich für lange Zeit mit unangenehmen sozialen Situationen herumquälen, aber am Ende lohnt sich vielleicht ein Wechsel Ihres sozialen Umfelds. Das gilt besonders für jene, die sich aufgrund von Herzkrankheiten, Krebserkrankungen oder anderen schweren Leiden für eine strenge Einhaltung der Diät entschieden haben. Sie müssen Ihre Gesundheit höflich, aber energisch zur höchsten Priorität machen. Wenn andere Menschen Ihre Entscheidung nicht akzeptieren und Ihnen nicht den Raum dafür geben, dann ist es an der

Zeit, sich mit neuen Menschen zu umgeben. Das kann sich auf verschiedene Weisen für Sie bezahlt machen. Aktuellen Studien zufolge breitet sich ein schlechter Gesundheitszustand – Fettleibigkeit zum Beispiel oder seelische Probleme – wie ein Virus in unseren sozialen Kreisen aus.[9,10] Anders gesagt können ungesunde Freunde auch Sie ungesund machen.

Auf lange Sicht
(Monate bis viele Jahre)

Ihre Vorlieben haben sich geändert, Sie haben ein tolles Repertoire an leckeren Rezepten und Ihre Gewohnheiten haben sich so gewandelt, dass Willenskraft gar kein Thema mehr für Sie ist. Ihre familiären und sozialen Beziehungen sind stabil und Ihre Lieben unterstützen Sie. Sie fühlen sich gut mit Ihrer neuen Ernährung, und auch gesundheitlich bemerken Sie schon lange große Veränderungen zum Positiven. Für Sie gibt es keinen Weg zurück.

Jetzt habe ich nur noch ein paar wenige Tipps für Sie und die beziehen sich größtenteils auf das Auswärtsessen.

Beim ersten geht es um das Essen im Restaurant. Die meisten Lokale bieten leckere vegetarische Alternativen an, das Problem hier ist nur das Öl. Zugesetztes Öl so weit wie möglich zu vermeiden, ist die größte Herausforderung beim Auswärtsessen. Für alle, die durch Ihre Diät Herzproblemen vorbeugen oder sie heilen wollen, gibt es eventuell nicht viel Auswahl. Normalerweise bieten gerade asiatische Restaurants und manchmal mexikanische gedämpftes Gemüse an. Ein Salatbüffet wäre natürliche eine ideale Lösung. Um Öl wirklich zu vermeiden, muss man der Bedienung mitteilen, dass man aus gesundheitlichen Gründen kein Öl zu sich nehmen darf. Manchmal hilft es, wenn man eine ernste Allergie als Grund nennt. Leider ist es mir schon oft passiert, dass die Bedienung meine Bitte einfach ignoriert hat oder nickte, ohne die Information an die Küche weiterzugeben. Unter Umständen weiß die Bedienung nicht einmal, dass viele fertige Soßen riesige Mengen Öl enthalten.

Wer seinen Konsum von tierischen und verarbeiteten pflanzlichen Produkten nur einschränken, aber nicht streng vegan essen will, für den sieht es schon besser aus. Die Hinweise im 4. Kapitel über die Bestellmöglichkeiten in Restaurants können Ihnen bei Ihrer Wahl behilflich sein. Obwohl diese kaum gesund sind, schmecken sie oft gut und sind besser als die meisten anderen Optionen.

In den letzten zehn Jahren ist die vegetarische, vegane und teilvegetarische Restaurantszene geradezu explodiert. Das ist besonders in Städten der Fall. Sogar viele traditionellere Lokale bieten inzwischen interessante und schmackhafte Gerichte auf Pflanzenbasis an, die weit über einfallslose Salatteller hinausgehen. Oft ist es möglich, nach fleisch- und milchproduktfreien Alternativen zu althergebrachten Gerichten zu fragen. Selbst Fastfoodketten ziehen langsam nach.

Wer gerne reist, der sollte ebenfalls wenige Probleme mit dem Essen haben. Vielerorts gibt es jede Menge leckere und spannende kulinarische Angebote. Ich liebe es zum Beispiel, mich durch eine neue Stadt zu futtern. Normalerweise besteht kein Mangel an Optionen oder Lokalen.

Ein Problem kann allerdings für Familien entstehen, wenn die Kinder auswärts essen. Das passiert natürlich das ganze Jahr über, besonders in der Schulzeit. Die einfachste Lösung für ein gesundes Mittagessen sind Reste vom Vortag, die nicht unbedingt aufgewärmt werden müssen. Viele der Gerichte in diesem Buch schmecken am nächsten Tag besonders gut und können bei Zimmertemperatur verspeist werden. Auch ein belegtes Vollkornbrötchen ist eine gute Option. Ein paar Ideen für den Belag: Erdnussbutter und Banane, Tofu und frisches Gemüse mit Senf oder Hummus mit Tomaten, Salz, Pfeffer und Gurke. Damit die Kleinen wirklich satt werden, kann die Brotbüchse auch mit frischem Obst, selbstgemachten Keksen oder einer kleinen Portion Bohnen- oder Nudelsalat gefüllt werden. Es gibt viele Möglichkeiten. Am wichtigsten ist, dass die Kinder ihr Essen lieben.

Manche Menschen machen sich Sorgen, dass ihre Kinder durch ihre Ernährung zu Außenseitern werden könnten. Das ist verständlich, denn Kinder können grausam sein. Denken Sie deshalb daran, dass ein »cooler« Trend unter Kindern oft mit etwas Neuem oder Andersartigem beginnt. Dann gibt es eine Art »Vorkämpfer« des Trends, der ihn »cool« macht. Wenn sich Ihre Kinder wohlfühlen, Selbstvertrauen haben und sich ihrer Ernährung nicht schämen, sondern sie als etwas Gesundes sehen, was sie stärker macht, dann färbt das auf die anderen Kinder ab. Vielleicht möchten die Klassenkameraden dann sogar ihr Mittagessen gegen das Ihrer Kinder eintauschen, um etwas Interessanteres zu probieren. Eigentlich muss eine pflanzliche Ernährung gar nicht sonderbar anmuten. Ich esse viel normal aussehendes Essen! In meiner Familie durfte ich einigen Kindern beim Großwerden zuschauen, und es gab nie Probleme. Alle waren gut in der Schule, sportlich und sozial akzeptiert, und das sowohl in Dorfschulen als auch in Großstädten. Die Ernährung ist kein Problem für das Sozialleben, wenn man keins daraus macht. Eine Ausnahme: Davon unabhängige Schwierigkeiten (Mobbing zum Beispiel), die es schon vorher gab. Denken Sie immer daran, dass sie den Grundstein für lebenslange gesunde Gewohnheiten und Vorlieben Ihres Kindes schon in dessen Kindheit legen. Noch über Jahrzehnte wird Ihr Kind auf verschiedene Weise davon profitieren.

Zurück zu Ihnen selbst: Sie befinden sich in einer langfristigen Ernährungsumstellung und ich denke, dass es sich lohnt[11], wenn wir uns noch einmal die Faktoren einer erfolgreichen Umsetzung aus früheren Kapiteln anschauen. Gehen Sie ab und zu zu Ihrer »Wertungsliste« zurück, die ich hier noch einmal für Sie eingefügt habe. Können Sie jeden Punkt abhaken oder gibt es inzwischen ein paar Lücken, die Sie wieder schließen sollten? Falls ja, dann tun Sie das. So werden Sie auch weiterhin erfolgreich Ihre neue Ernährung meistern.

1. Sie haben klare, persönliche Gründe für eine Ernährungsumstellung und wünschen sich diese somit sehr.

2. Sie haben Hindernisse (umweltbedingt, geistig, körperlich) minimiert, die einer Ernährungsveränderung im Weg stehen könnten.

3. Sie verfügen über die nötigen Fähigkeiten und das Selbstvertrauen, die Sie für die Umsetzung der neuen Lebensweise brauchen.

4. Sie stehen den neuen Essgewohnheiten positiv gegenüber und glauben, dass sie Ihnen gut tun werden.

5. Ihre Ernährungsziele stimmen mit Ihrem Selbstbild und sozialen Normen überein.

6. Sie bekommen Unterstützung und Zuspruch von geschätzten Menschen und einer Gemeinschaft, die Ihre Ernährungsumstellung befürwortet.

Es gibt einige Möglichkeiten und Wege, um auf dem richtigen Weg zu bleiben. Einer ist die Selbstkontrolle. Ob Sie Ihr Blutcholesterin ab und an überprüfen lassen, sich regelmäßig wiegen oder für ein oder zwei Wochen ein Esstagebuch führen: Selbstkontrolle macht Sie aufmerksamer. Wenn Sie merken, dass Sie rückfällig werden, verhelfen Ihnen diese Methoden zu mehr Bewusstsein und Motivation für eine dauerhaft gesunde Lebensweise. Lernen Sie weiter; suchen Sie immer wieder nach Wegen, wie Sie mit mehr Herz und Gefühl an soziale und familiäre Beziehungen, Ihre Ziele und Ihre Motivation herangehen können.

Das volle Programm oder: Veränderungen auf Lebenszeit

Ich sehe diese Ernährungsweise nicht unbedingt als Diät, sondern als einen Lebensstil. Indem Sie Ihre Ernährung verbessern, werden Ihnen vielleicht auch andere Bereiche Ihres Lebens wichtiger. Das gilt vor allem für solche, die direkt mit Ihrer Gesundheit zu tun haben. In diesem Buch geht es um Ernährung und Essen, aber auch Bewegung, Schlaf und Stressbewältigung sind weitere wichtige Faktoren, die Ihre Gesundheit beeinflussen. Sie gehören alle zusammen, sind miteinander verbunden.

Bewegung hat unglaublich viele Vorteile. Ihr Herz, Ihr Gehirn, Ihre Knochen, Ihr Stoffwechsel, Ihre Stimmung und viele andere Aspekte Ihrer Gesundheit können von Bewegung profitieren. Erwachsene sollten sich 150 Minuten pro Woche einer mäßigen Belastung wie etwa schnelles Gehen oder 75 Minuten einer hohen sportlichen Belastung (zum Beispiel Joggen) aussetzen. Diese können Sie in zehnminütigen Einheiten über die ganze Woche verteilen. Zusätzlich dazu sollten Sie zweimal die Woche Ihre Muskeln mit Gewichts- oder Widerstandstraining kräftigen.

Ich selbst habe ein paar Marathons absolviert und bin von Bewegung begeistert. Obwohl ich körperliche Fitness für wichtig halte, ist sie kein Allheilmittel für schlechte Ernährung oder dadurch entstandene Leiden wie Herzkrankheiten. Wenn Menschen Gewicht verlieren wollen, dann ist ihre erste Strategie immer die häufigere Benutzung des Fitnessstudios. Wenn Sie überhaupt ihre Ernährung berücksichtigen, dann nur durch kleine Veränderungen wie den gesteigerten Verzehr von magerem Geflügel statt Steak und Braten. Dieser Plan funktioniert oft nur für kurze Zeit, wenn überhaupt. Auf der anderen Seite hatte ich Patienten, die durch eine vollwertige pflanzliche Ernährung ganz ohne Sport abgenommen und gesünder geworden sind.natürlich ist Bewegung extrem wichtig, und ich rate jedem von ganzem Herzen dazu. Allerdings sollte Fitness nicht die Basis Ihrer gesunden Lebensweise bilden, sondern Ihre Ernährung.

Auch Schlaf und Stress sind wichtiger für eine kurz- und langfristig gute Gesundheit als die meisten Menschen glauben. Ich habe viele Patienten mit schlechten Schlafgewohnheiten, oft leiden sie an leichter Depression und Ängsten. Zu Beginn empfehle ich Ihnen eine bessere Schlafhygiene. Dazu gehören unter anderem relativ gleichbleibende Wach- und Schlafzeiten, ein Schlafzimmer, das Entspannung und Schlaf fördert, das Vermeiden von kleinen (Mittags-) Schläfchen, regelmäßige Bewegung (vorzugsweise früh am Tag), eingeschränkter Alkoholkonsum und keine späten Mahlzeiten. Im Internet lassen sich leicht weitere Tipps finden, am besten sucht man nach »Schlafhygiene«. Solche Gewohnheiten sind sehr wichtig und können auch unsere seelische Gesundheit beeinflussen.

Und Stress? Wer kann den schon vermeiden? Wie wir mit ihm umgehen, kann wichtig für unser Wohlbefinden sein. Dr. Ornishs Programm zur Heilung von Herzkrankheiten umfasst ausführliche Meditations- und Yogaeinheiten. Wenn Sie Stress von der Verbesserung Ihrer Gesundheit abhält, dann sollten Sie solche Techniken zur Stressbewältigung in Erwägung ziehen.

All diese und weitere Aspekte der Lebensführung sind von wesentlicher Bedeutung für Glück und Gesundheit. Trotzdem glaube ich, dass die Ernährung grundlegend ist. Wenn Sie nur einen Aspekt Ihres Lebens in Angriff nehmen, dann sollte es Ihre Ernährung sein. Willenskraft ist endlich und kann aufgebraucht werden. Ich mache mir Sorgen um Menschen, die durch ihre Bemühungen in anderen gesundheitlichen Aspekten so abgelenkt werden, dass sie sich mit einer Ernährungsumstellung einfach nur abquälen. Wiederum ist es aber manchmal auch so, dass Bemühungen in einem Lebensbereich auf andere Bereiche abfärben. Erinnern Sie sich an die Ratten, die ich für mein Experiment mit in die Grundschule genommen hatte? Die mit der gesünderen Ernährung erkrankten weniger an Krebs und bewegten sich über den Tag hinweg mehr. Und das aus freien Stücken. Daran erkennen wir, dass die verschiedenen Lebensbereiche nicht voneinander getrennt, sondern miteinander verbunden sind. Veränderungen in einem Bereich können auch zu Veränderungen in anderen führen.

17.

Zusammenfassung

———————•———————

Es besteht eine Kluft zwischen wichtigen Informationen zu Ernährung und Lebensweise und den Behandlungsprinzipien des Gesundheitswesens. Die Prinzipien einer wissenschaftlich fundierten Ernährungswissenschaft sind in unserem Gesundheitswesen größtenteils abwesend. Theoretisch wusste ich das bereits vor meiner medizinischen Ausbildung. Emotional konnte ich die Folgen dieses kaputten Teils des Systems allerdings nicht verstehen, bis ich sie mit meinen eigenen Augen sah. Es war ein Tag in der Anfangszeit meiner Ausbildung. Ich traf eine Patientin, die mir diese Lektion auch praktisch erteilte. (Einige unwichtige Einzelheiten der Geschichte wurden geändert, um die Privatsphäre der Patientin zu schützen.)

An jenem Tag bat mich der mich betreuende Assistenzarzt, eine Dame mit Diabetes zu untersuchen. Der junge Mediziner nahm mich zur Seite und erklärte mir, dass sich die Frau in den letzten Stadien der Krankheit befand. Sie verlor viel Eiweiß mit ihrem Urin und im letzten Jahr waren beidseitig Unterschenkelamputationen nötig gewesen. »Sie geht dem Ende zu«, sagte mir der Assistenzarzt.

Ich klopfte an die Tür und betrat das Behandlungszimmer. Vor mir in einem elektrischen Rollstuhl saß eine übergewichtige Frau mittleren Alters. Der Rollstuhl nahm fast das ganze kleine und sterile Untersuchungszimmer ein. Ich setzte mich hin und fragte sie nach ihrer Krankheitsgeschichte. »Wann war Ihre Operation?« »Hatten Sie in letzter Zeit Probleme?« »Worüber möchten Sie heute sprechen?« Die ganzen Routinefragen.

Meine bleibende Erinnerung an dieses erste Treffen war der Eindruck, dass diese Frau so unglaublich und unwiderruflich verändert worden war. Sie würde nie wieder laufen können. Sie würde sich nie wieder mit der Leichtigkeit durch die Welt bewegen können, mit der ich es tat. Einkaufen, rausgehen, einen Job suchen, kochen, auf Toilette gehen, waschen – alles war für sie so unendlich schwerer geworden. Irgendwie schien mir die Frage nach ihrem Befinden dumpf und banal. Wie konnte ich mir nur einbilden, dass ich jemals verstehen könnte, wie sie sich fühlte!

Ich ging aus dem Zimmer und sprach kurz mit dem Assistenzarzt. Die Patientin litt unter akuten Beschwerden und sie hatte auch nach ihrer Amputation noch Probleme. Darüber informierte ich ihn.

Daraufhin gingen wir beide zurück ins Behandlungszimmer. Ich schaute dem Assistenzarzt bei der geübten und ausführlichen Untersuchung der Patientin selbst und ihrer Krankheitsgeschichte zu. Wir kümmerten uns mehr um die emotionale Verfassung der Frau nach ihrer Operation. Wie ging es ihr zu Hause? Wie kam sie zurecht? Wie sah ihre Stimmung aus und wie fühlte sie sich jeden Tag? Ich stand da und hörte der Patientin zu. Sie hatte Schwierigkeiten, aber suchte nach neuen Wegen, um ihre Situation zu verbessern. Diese Frau ließ sich nicht gehen oder unterkriegen. Sie hatte an einem Ausbildungsprogramm für behinderte Menschen teilgenommen. Uns wurde klar, dass es ihr dabei nicht ums Finanzielle ging. Es war eine Sache, die sie tief in ihrem Inneren spürte, denn sie brauchte einen Sinn in ihrem Leben. Sie wollte sich selbst beweisen, dass sie noch etwas zu geben hatte, dass sie von Nutzen für die Welt war.

Leider waren ihre bisherigen Versuche größtenteils gescheitert. Sie konnte sich nur extrem schwer an ihren wuchtigen Rollstuhl gewöhnen und sich nicht vorstellen, dass ihr jemand in diesem Zustand jemals wieder Arbeit geben würde. Monate hatte sie im Ausbildungsprogramm verbracht, und am Ende stellten sich ihre riesigen tagtäglichen Herausforderungen ihren Hoffnungen in den Weg. Ihr Kampf und ihre Verbitterung klangen in ihren Worten mit. Jeder Versuch der Selbstverbesserung erforderte die Überwindung eines riesigen Bergs von Zweifeln, Angst und Hoffnungslosigkeit. Einmal sprach sie gerade über die relative Abstrusität eines neuen Jobs und sagte bitter: »Ich habe schon überlegt, Hure zu werden. Aber nicht einmal das würde ich schaffen. Keiner würde dafür bezahlen!« Ihre riesige Traurigkeit konnte sie kaum hinter ihrer Frustration verbergen.

Als sie uns sagte, dass sie auch als Prositutierte nutzlos sein würde, fiel ein peinlich-berührtes Schweigen über das Zimmer. Die ganze Bitterkeit, der Schmerz und der Selbsthass hatten in diesen Worten Ausdruck gefunden. In meiner Naivität ließ ich mich von ihren Gefühlen übermannen, konnte es aber verstecken. Der Assistenzarzt sagte ihr daraufhin, dass sie nicht solche Dinge über sich sagen sollte, aber das war eine lahme Antwort. »Ist Ihnen die Situation unangenehm, Doktor?«, fragte sie. Natürlich, das war allen klar.

Wir verließen das Zimmer und wanden uns an die behandelnde Ärztin. Sie war eine gütige und freigiebige Frau, die sich unermüdlich und selbstlos für die Unterversorgten einsetzte. Sie ging auf die Rente zu und hatte selbst einen ganz schön dicken Bauch. Sie hörte uns höflich zu, als wir ihr die Patientin »vorstellten« und ging mit uns zu dritt zurück ins Behandlungszimmer. Die Patientin war inzwischen wieder ruhig und zuversichtlich. Die behandelnde Ärztin begann über Möglichkeiten zu sprechen, die die Patientin zur Verbesserung ihrer Situation hatte. Der Patientin war etwas unklar und sie stellte uns eine Frage, die ich seitdem oft höre: »Was soll ich essen, Doktor? Ich versuche alles in meiner Macht stehende, um Gewicht zu verlieren. Aber nichts scheint zu funktionieren.« Die behandelnde Ärztin riet ihr dann, auf Zucker Acht zu geben, Brötchen zu vermeiden und fettarme Milchprodukte zu sich zu nehmen. Fettarme Milch und fettarmer Frischkäse wären eigentlich ganz schmackhaft, wenn man sich einmal an sie gewöhnt. Die Ärztin gab diesen Rat mit beachtlichem Enthusiasmus und Mitgefühl. Eventuell hoffte sie, dass das Meiden von Brötchen die Patientin vom unaufhaltsamen Fortschritt ihrer sowieso schon vorangeschrittenen Krankheit ablenken würde.

Innerlich zuckte ich zusammen. Nach vier Jahren des Mitverfassens der *China Study*® und unzähligen Stunden der Beschäftigung mit Ernährungsliteratur hatte ich eine große Chance verpasst.

Ich habe diese Patientin nie vergessen. Vielleicht, weil es das erste Mal war, dass ich am eigenen Leib erfahren habe, wie schlecht unser Gesundheitssystem funktionieren kann.

Hier war eine Frau, die durch tagtägliche Entscheidungen krank geworden war. Dennoch schien sie sich noch nicht im Klaren darüber zu sein, warum sie krank war und wie sich ihre Entscheidungen auf ihre Gesundheit auswirkten. Irgendwann einmal war sie zuckerkrank geworden und ging zu Ärzten. Zweifellos stieß sie dort auf mitfühlende und intelligente Mediziner, wie die behandelnde Ärztin an jenem Tag. Sie hatten sie wahrscheinlich mit den neuesten Diabetes-Methoden behandelt, mit Medikamenten und Insulin, und trotzdem war ihre Krankheit fortgeschritten. Folglich suchte sie Spezialisten auf und kam unter das Messer eines OP-Teams, dass seine Arbeit bei den Amputationen so gut machte, dass es zu keinen Komplikationen kam. Und trotzdem schritt ihre Krankheit weiter voran. Sie profitierte vom technischen Fortschritt, der ihr die Benutzung eines elektrischen Rollstuhls ermöglichte, welcher vor fünfzig Jahren noch undenkbar gewesen wäre. Trotzdem ließ sich ihre Krankheit nicht aufhalten. In diesen ganzen Jahren wusste sie immer noch nichts von den Ernährungsempfehlungen, die ihr Leben, ihre Beine, Augen und Nieren hätten retten können. Für lange Zeit bewegte sie sich durchs Gesundheitssystem, und trotzdem war ihre vermeidbare, ja vielleicht heilbare, Krankheit immer weiter fortgeschritten.

Nun saß ich dort in diesem winzigen, engen Zimmer und schaute auf die Stummel unter ihren Knien, überwältigt von der Unbeholfenheit eines unerfahrenen Arztes in der Ausbildung. Das tragische Schicksal dieser Frau berührte mich zutiefst, nach allem von ihr Durchlebten fragte sie immer noch, was sie denn essen sollte. Das Gesundheitssystem sowie Dutzende von mitfühlenden, intelligenten und fähigen Ärzten, Pflegern und anderen Experten hatten bei ihr hochgradig versagt. Wir hatten bei ihr versagt. Sie saß an diesem Tag mit uns zusammen und zeigte ihre tiefsten Gefühle, ihre Bitterkeit und ihren Mangel an Selbstwertgefühl, ihren Schmerz und ihre Schwierigkeiten, ihre Behinderung – soweit hätte es gar nicht kommen müssen. Sie war am Ende. Sie kämpfte verzweifelt und allen Widrigkeiten zum Trotz für eine bessere Zukunft – soweit hätte es einfach nicht kommen müssen. Hätte sie schon vor Jahren ihre Ernährung umgestellt, dann wäre ihr das alles erspart geblieben.

Was sie aß, was Sie essen und was ich esse, hat tief greifende Auswirkungen auf die Gesundheit. Das Essen ist stärker als alles, was Ihnen Ihr Arzt geben oder mit Ihnen anstellen kann.

Ich erkläre meinen Patienten, dass ihre Verhaltensweisen für ihre dauerhafte Gesundheit wichtiger sind und einen größeren Einfluss haben als jegliche Medikamente oder Eingriffe, die ich oder meine Kollegen an ihnen durchführen könnten. Sie als Leser haben jetzt eine kleine Auswahl an Nachweisen und Beweisen kennengelernt, die eine pflanzliche Vollwertkost mit einer Vielzahl von positiven Auswirkungen auf die Gesundheit in Verbindung bringen. Sie haben die Wissenschaft hinter einigen der verwirrendsten Themen und heiß debattierten Fragen in Bezug auf die ideale Ernährungsweise kennengelernt. Wir wissen mit Sicherheit nicht alles über Ernährung und vielleicht wird das auch nie der Fall sein. Einzelheiten und Empfehlungen werden sich weiterentwickeln, das war schon immer so. Die Botschaft dieses Buches und ihre unterstützenden Beweise sind so überzeugend wie sie nur sein können, um zum Handeln aufzurufen. Jeder sollte aktiv werden und Ernährung sowie Gesundheit in die eigene Hand nehmen – ob man nun krank ist oder Krankheiten vorbeugen möchte.

Als Arzt und als Erwachsener wird mir immer klarer, wie vergänglich das Leben ist. Egal wie sehr wir uns an den Zügeln festhalten, wir können doch nie wirklich kontrollieren, was mit uns passiert oder wo wir einmal enden. Ich frage mich manchmal, ob diese Einsicht ein kleiner Teil von der Weisheit ist, die man mit dem Alter gewinnt. Genau wie Sie kann auch ich viele Erfahrungen mit auf meinen Lebensweg nehmen, die meine Sicht auf die Welt prägen – so wie die Unterhaltung mit der Frau im Rollstuhl und viele mehr. So viele von diesen Erfahrungen bestärken mich immer wieder in dem Glauben, dass Ernährung und Lebensweise extrem wichtig sind. Durch sie haben wir die Chance, einige unserer häufigsten und unnötigsten Tragödien abzuwenden. Über die dauerhaften positiven Auswirkungen hinaus hoffe ich allerdings, dass die von Ihnen gewählte Ernährungsweise Ihnen jetzt – in diesem Moment – zu einem besseren Leben verhilft. Einem Leben mit mehr Verbundenheit, mehr Liebe, mehr Wirken und mehr Gesundheit.

Noch nie zuvor gab es eine so große Zahl an umfangreichen und überzeugenden Beweisen zugunsten einer vollwertigen pflanzlichen Ernährung. Noch nie zuvor gab es in unserer Gesellschaft so ein großes Bedürfnis nach richtiger Aufklärung über bessere Lebensweisen und die ideale Ernährung. Noch nie zuvor brauchte unser Planet aufgrund von Raubbau und globaler Erwärmung solche grundlegenden Veränderungen in unserer Ernährungsweise wie heute. Noch nie zuvor war es so einfach, eine vollwertige Ernährung auf Pflanzenbasis in die Tat umzusetzen. Noch nie zuvor war sie so lecker, praktisch, preiswert und erfüllend wie heute.

Jetzt besitzen Sie die Fähigkeiten, um diese Ernährungs- und Lebensweise zu Ihrer eigenen zu machen, sich die besten Chancen auf eine gesunde Gegenwart und Zukunft zu geben und das alles ohne Furcht und Sorge. Lassen Sie es sich gut gehen, viel Glück.

TEIL 4

Rezepte

Frühstück

Schneller Haferbrei vom Herd
ERIN CAMPBELL

Zubereitungszeit: 10 Minuten

Dieses köstliche Basisfrühstück kann durch verschiedene Toppings ständig abgeändert werden. Der herzhafte Haferbrei verleiht Energie für den ganzen Tag.

Für 2 Portionen

75 g Rosinen	Nach Belieben:
140 g Haferflocken	Kleingeschnittenes frisches Obst oder Beeren nach Wahl
	Leinsamenschrot
	Pflanzliche Milch

1. 470 ml Wasser und Rosinen in einem mittelgroßen Topf zum Kochen bringen, dann Haferflocken dazugeben.

2. Hitze auf mittel bis niedrig senken.

3. Haferbrei 3–5 Minuten kochen, bis die Flocken das meiste Wasser aufgenommen haben und weich sind.

4. Von der Herdplatte nehmen und nach Belieben mit Beeren, Leinsamen und Milch servieren.

Tipp:
- Für nur eine Portion die Hälfte der Zutaten verwenden.

Schongegarter Haferbrei

ERIN CAMPBELL

Zubereitungszeit: 10 Minuten, Schongarzeit: 7–9 Stunden

Heißer, cremiger Haferbrei, den man morgens nicht mehr kochen muss! Einfach am Abend vorher zubereiten, und der Schongarer erledigt über Nacht die restliche Arbeit.

Für 2 Portionen:

75 g Haferschrot
470 ml pflanzliche Milch nach Wahl (oder Wasser)
75 g Rosinen
½ TL gem. Zimt
100 g frische oder TK-Beeren oder anderes
  kleingeschnittenes Obst

Nach Belieben:
Leinsamenschrot
Pflanzliche
  Milch

1. In einem 1,4–1,9 l fassenden Schongarer Haferschrot, Flüssigkeit sowie Rosinen und Zimt vermischen.

2. Alles bei niedriger Hitze 7–9 Stunden bzw. über Nacht garen lassen.

3. Morgens den Haferbrei mit dem Obst und nach Belieben mit Leinsamen und pflanzlicher Milch servieren.

Tipps:
- Für mehr Portionen 35 g Haferschrot und 235 ml Wasser pro zusätzlicher Portion hinzufügen.

- Wenn mehr als 2–3 Portionen auf einmal zubereitet werden sollen, einen größeren Schongarer benutzen.

Rührtofu

ERIN CAMPBELL

Zubereitungszeit: 20 Minuten

Ein gutes Rührtofu-Rezept können Sie vielfältig abwandeln. Es schmeckt einfach oder herzhaft mit der Zugabe von Bohnen, Blattgemüse und anderen Resten vom Vortag. Ganz wichtig: Verwenden Sie Ihre Lieblingsgewürzmischung; je mehr Zutaten (die ich »Zugaben« nenne), desto mehr Würze brauchen Sie. In meine absolute Lieblingsvariante kommt eine Southwestern-Gewürzmischung, Blattgemüse und schwarze Bohnen. Dazu passt Toastbrot und Obst.

Ein paar Anmerkungen zum Pressen von Tofu: Durch das Pressen verliert der Tofu an Flüssigkeit – genau das soll bei Gerichten wie hier oder beim Gebackenem Tofu erreicht werden. Lassen Sie die Flüssigkeit aus der Packung abtropfen. Dann entnehmen Sie den Tofu der Packung und wickeln ihn entweder in ein sauberes Geschirrtuch oder mehrere Lagen Küchenpapier ein. Den eingewickelten Tofu zwischen zwei Teller legen und eine schwere Schüssel oder volle Konservendose auf den oberen Teller stellen. Nach 5–10 Minuten Pressen herunternehmen, den Tofu auswickeln und verarbeiten. Durch eine längere Presszeit wird der Tofu fester und trockener. Je nach Vorliebe kann auf Pressen verzichtet werden, v.a. wenn extrafester Tofu verwendet wird. Allerdings verlängert dies die Kochzeit, da der Tofu in dem Fall feuchter ist.

Für 2 – 4 Portionen:

1 mittelgroße gehackte Zwiebel

3 gehackte Knoblauchzehen

450 g fester oder extrafester abgetropfter und gepresster Tofu

1 EL gem. Kreuzkümmel

½ TL Paprika

½ TL gem. Kurkuma

2 TL weißes Miso (mit 60 ml heißem Wasser verrührt)

2 EL Zitronensaft

¼ Tasse Nährhefe

1 Prise schwarzes Salz (nach Wahl – verleiht einen eierhaften Geschmack)

½–1 TL salzfreie »Arizona Dreaming«- Gewürzmischung der Marke Penzeys Spices (wer das Glück hat und sie außerhalb der USA findet)

1 Dose abgespülte und abgetropfte Bohnen nach Wahl (Abtropfgewicht 255 g)

1 Tasse gekochter Vollkornreis oder ölfreie zerkleinerte TK-Kartoffeln (aufgetaut)

2 Tassen frischer gehackter Spinat

¼–½ Tasse frischer gehackter Koriander

1- 2 kleingeschnittene Tomaten

Salz

Pfeffer

1. Eine beschichtete Pfanne bei starker Hitze erwärmen.

2. 2–3 EL Wasser, Zwiebel und Knoblauch beifügen.

3. Alles 3 Minuten kochen, bis die Zwiebel glasig ist. Eventuell etwas mehr Wasser angießen, damit nichts anbrennt.

4. Mit den Händen Tofu klein in die Pfanne bröckeln.

5. Mit Kreuzkümmel, Paprika und Kurkuma würzen.

6. Alles verrühren, mit einem Bratenwender große Tofustücke zerdrücken.

7. Temperatur auf mittlere Stufe senken.

8. Miso-Wasser-Mischung, Zitronensaft, Nährhefe und schwarzes Salz zugeben und verrühren.

9. Alles ca. 10 Minuten köcheln lassen, bis die Flüssigkeit verdampft ist.

10. Übrige Zugaben beifügen und erhitzen.

11. Bei Bedarf etwas Wasser angießen, um Anbrennen zu vermeiden.

12. Mit Salz und Pfeffer abschmecken und servieren.

Dr. Campbells Müsli

THOMAS CAMPBELL

Zubereitungszeit: 10 Minuten

Dieses Haferflocken-Frühstück und dazu pflanzliche Milch, Obst und Leinsamen bringen Sie morgens in Schwung. Investieren Sie ein paar Minuten in die Zubereitung dieses Müslis, das für viele Frühstücksportionen ausreicht. Einfach in einem großen, luftdicht verschlossenen Behälter aufbewahren.

Für ca. 30 Portionen:

1,2 kg Haferflocken	50 g gehackte Datteln
30 g gehackte Walnüsse	150 g Rosinen
20 g gehobelte Mandeln	

➡

1. Alle Zutaten in einer sehr großen Schüssel oder einem großen Aufbewah-
   rungsbehälter mischen.

2. In einem luftdicht verschlossenen Behälter aufbewahren und innerhalb von
   zwei Monaten verbrauchen.

Das Allerbeste Bananenbrot

ANN ESSELSTYN

Essen gegen Herzinfarkt von Dr. Caldwell B. Esselstyn Jr.

Zubereitungszeit: 10 Minuten, Backzeit: 1 Stunde 10 Minuten

Wir bereiten dieses saftige und aromatische Brot mit Vollkornmehl zu. Für
vollständig ölfreies Backen benutzen wir eine Kastenform aus Silikon.

»Getoastet schmeckt es besonders gut. Verwenden Sie entweder 100 %-iges
Vollkorn-Weizenmehl, Gerstenmehl oder Dinkelmehl. Falls Sie nicht an ei-
ner Herzkrankheit leiden, können Sie 60 Gramm gehackte Walnüsse oder 40
Gramm Rosinen und 30 Gramm Walnüsse hinzufügen.« – Dr. Esselstyn

Für 1 Kastenform (ca. 25x11 cm):

140 g Vollkorn-Weizenmehl	130 g Apfelmus
100 g Gersten- oder Dinkelmehl	100 g Ahornsirup, Honig oder Zucker
1 TL Backpulver	70 g Rosinen
1 TL Natron	2 TL Vanilleextrakt
1 TL gem. Zimt	175 ml Hafer-, Mandel-oder fettfreie Sojamilch
3 kleine oder 2 große reife Bananen	1 EL Zitronensaft
1 TL Leinsamenschrot	

1. Den Backofen auf 175 °C (Umluft 155°C) vorheizen. Beide Mehlsorten,
   Backpulver, Natron und Zimt in einer großen Schüssel mischen.

2. In einer mittelgroßen Schüssel die geschälten Bananen zerdrücken. Leinsamen mit 3 EL Wasser verrühren, mit allen übrigen Zutaten zufügen und
   alles mischen.

3. Die Bananen-Masse zur Mehlmischung geben und vorsichtig verrühren. Den Teig in eine große Kastenform füllen und im vorgeheizten Ofen ca. 70 Minuten backen. Mit einem Holzspieß in das Brot stechen: Wenn kein Teig mehr daran klebt, ist es durchgebacken; andernfalls einige Minuten länger backen.

Milchreis mit Kardamom-Rosinen
CATHY FISCHER
straightupfood.com

Zubereitungszeit: 1 Stunde 10 Minuten, einschließlich Kochzeit des Reises

Milchreis zum Frühstück? Wenn er aus Vollkorn sowie pflanzlicher Milch besteht und nur sparsam gesüßt ist – warum nicht! Die Kochzeit können Sie verkürzen, indem Sie den Reis schon vorher zubereiten oder 500 g gekochten Vollkornreis vom Vortag verwenden.

Für 4 – 6 Portionen:

225 g Vollkornreis (Rundkorn, Langkorn, Basmati oder Jasmin)

½ TL gem. Kardamom

½ TL gem. Zimt

75 g Rosinen

35 g gehackte Mandeln

470 ml pflanzliche Milch

4 entkernte Datteln (grob zerkleinert)

1 TL Vanilleextrakt (oder Mark einer 1 Vanilleschote)

gehackte oder gehobelte Mandeln zum Garnieren (nach Belieben)

1. Reis und 470 ml Wasser in einem großen Topf zum Kochen bringen.

2. Hitze reduzieren und zugedeckt (je nach Reissorte) 45–50 Minuten köcheln lassen.

3. Während der Reis gart, Kardamom, Zimt, Rosinen und Mandeln in einer Schüssel vermischen.

4. Pflanzenmilch, Datteln und Vanille in einem Mixer gut verquirlen.

5. Zur Rosinen-Mandel-Mischung geben und verrühren.

6. Die Masse gut unter den gegarten Reis rühren ➡

7. Gut umrühren und bei schwacher Hitze 10 Minuten quellen lassen, damit sich der Geschmack entfalten kann.

8. Nach Belieben mit Mandeln garnieren und warm oder kalt in Dessertschälchen servieren.

Tipps:

*   Gelingt mit jeder Art pflanzlicher Milch. Ich verwende am liebsten Sojamilch, weil sie reichhaltiger und cremiger ist als Reis- oder Mandelmilch.

*   Vergewissern Sie sich, dass sie die Kerne aus den Datteln entfernt sind. Sie sind recht hart, wenn man auf sie beißt.

*   Soll der Milchreis nicht so süß sein, einfach die Anzahl der Datteln verringern.

Bananen-Pfannkuchen

LEANNE CAMPBEL

Das offizielle Kochbuch zur China Study

Zubereitungszeit: 25 Minuten

Tischen Sie dieses Frühstück Ungläubigen auf – sie werden nicht einmal merken, wie gesund es ist!

Für 12 Stück:

240 g Vollkorn-Weizenmehl	1 zerdrückte Banane
1 TL Natron	235 ml pflanzliche Milch
1 TL Backpulver	2 Portionen Ei-Ersatz (2 EL
½ TL Meersalz	gem. Leinsamen gemischt
1 TL gem. Zimt	mit 6 EL Wasser)
	2 EL Ahornsirup

1. Mehl, Natron, Backpulver, Meersalz und Zimt in einer mittelgroßen Schüssel vermischen.

2. In einer zweiten Schüssel zerdrückte Banane, 235 ml Wasser, Milch, Ei-Ersatz und Ahornsirup vermengen.

3. Feuchte mit trockenen Zutaten vermischen und dabei gerade so lange rühren, bis sich alle Klumpen aufgelöst haben. Der Teig sollte flüssig genug zum Gießen sein. Falls er zu zäh scheint, mehr Milch zugießen.

4. Eine beschichtete Pfanne erhitzen.

5. Aus dem Teig darin nacheinander 12 kleine Pfannkuchen backen. Dabei jeweils umdrehen, wenn der Teig Blasen bildet, und die andere Seite goldbraun braten.

6. Sofort servieren.

Tipps:

- Um zu prüfen, ob die Pfanne die richtige Temperatur erreicht hat, eignet sich der Wassertropfen-Test: Spritzen Sie mit den Fingern ein paar Tropfen kaltes Wasser in die Pfanne. Wenn die Tropfen glasklar perlend in der Pfanne tanzen, ist die richtige Temperatur erreicht. Wenn sie rauchen, ist die Pfanne zu heiß.

- Die Pfannkuchen sollten klein gehalten werden. Dadurch lassen sie sich besser wenden.

- Mit frischem Obst, Dosenfrüchten, Apfelmus oder Sirup servieren.

Beerensoße

ERIN CAMPBELL

Zubereitungszeit: 10 Minuten

Diese einfache Soße profitiert von der natürlichen Süße ihrer Früchte und passt hervorragend zu Pfannkuchen, Armen Rittern oder Desserts.

Für 4 Portionen:

600 g Kirschen (entsteint) oder Beeren nach Wahl, frisch oder TK
2 EL Maisstärke
Zitronensaft oder Süßungsmittel nach Wahl

➜

1. In einem beschichteten Kochtopf 120 ml Wasser und Kirschen oder Beeren zugedeckt auf mittlerer Stufe erhitzen. Das Obst sollte ganz und gar heiß sein. (Gefrorenes Obst braucht etwas länger.)

2. Deckel vom Topf nehmen und Hitze auf niedrige Stufe reduzieren.

3. Die Maisstärke mit 60 ml Wasser glattrühren und unter das Obst mischen.

4. Auf mittlerer Stufe 2–5 Minuten unter ständigem Rühren dicklich einkochen lassen. Mit Zitronensaft und/oder Süßungsmittel abschmecken.

Tipps:

- Die Masse lässt sich je nach Vorliebe durch Zugabe von Wasser verdünnen.

- Mit Zitronensaft und/oder geringen Mengen an Süßungsmitteln (z. B. Ahorn-, Agavendicksaft oder Zucker) können Sie die Soße säuerlicher oder süßer machen, je nach Geschmack.

Arme Ritter mit Zitrusgeschmack

ERIN CAMPBELL

Zubereitungszeit: 30 Minuten

Das Kichererbsenmehl verleiht diesem Gericht einen milden, eierähnlichen Geschmack, der an die klassisch zubereiteten »Armen Ritter« erinnert. Im Supermarkt ist dieses Mehl in der glutenfreien Abteilung zu finden, man bekommt es aber auch im Bio-Markt oder Reformhaus. Sie können Kichererbsenmehl auch nach Belieben durch Vollkorn-Weizenmehl ersetzen.

Für 8 Stück:

½ reife Banane	38 g Kichererbsenmehl
235 ml pflanzliche Milch	½ TL gem. Zimt
abgeriebene Schale von 1 Bio-Zitrone	1 Prise gem. Muskat
75 ml Orangen- oder Mandarinensaft (frisch gepresst)	1 Prise Salz
	8 Scheiben Vollkornbrot

1. Banane in einer mittelgroßen Schüssel zu Brei zerdrücken.

2. Mit allen Zutaten außer dem Brot vermengen. Alternativ einen Mixer benutzen.

3. Eine große beschichtete Pfanne auf mittlerer bis hoher Stufe erhitzen.

4. Das Brot scheibenweise in der Bananenmischung wenden, sodass beide Seiten ummantelt werden.

5. Die Brotscheibe sofort in die heiße Pfanne legen und auf jeder Seite 2–3 Minuten goldbraun braten.

6. Mit den restlichen 7 Scheiben ebenso verfahren.

Tipp:

- Heiß und nach Belieben mit Beerensoße (Seite 270), frischem Obst, Apfelmus oder Ahornsirup servieren.

Mittagessen

Rührkartoffeln

CATHY FISCHER
straightupfood.com

Zubereitungs-/Kochzeit: 45 Minuten, Backzeit: 30 Minuten

Dieses wohlschmeckende und herzhafte Rezept ist sehr ergiebig.

Für 4 – 6 Portionen:

900 g Kartoffeln	1 ½ TL Knoblauchgranulat
1 mittelgroße gehackte Zwiebel	1 TL Paprika
1 mittelgroße kleingeschnittene rote Paprikaschote	1 Dose weiße Bohnen (Abtropfgewicht 255 g)
150 g in Scheiben geschnittene Champignons	200 g Tomatenstücke
1 TL getr. Oregano	150 g Kohl, in 1,5 cm große Stücke geschnitten
1 TL getr. Basilikum	

1. Den Backofen auf 200 °C (Umluft 180 °C) vorheizen. 2 Backbleche mit Backpapier auslegen.

2. Kartoffeln gründlich unter fließendem Wasser säubern und mit Schale in 1,5 cm große Würfel schneiden.

3. Kartoffelwürfel gleichmäßig auf den Blechen verteilen und im vorgeheizten Ofen 15 Minuten backen.

4. Aus dem Ofen nehmen, mit einem Pfannenwender umdrehen, wieder in den Ofen schieben und 15 weitere Minuten backen.

5. Eine große Bratpfanne erhitzen. 1 EL Wasser hinzugeben. Wenn das Wasser zu zischen beginnt, Zwiebel, Paprikaschote und Pilze hineingeben und unter ständigem Rühren 3 Minuten dünsten.

6. Oregano, Basilikum, Knoblauch sowie Paprika einrühren und falls nötig noch etwas Wasser zugießen. Temperatur auf mittlere Stufe reduzieren. Bohnen, Tomaten sowie Kohlblätter einrühren. Alles ca. 5 Minuten zugedeckt unter ein- oder zweimaligem Rühren köcheln lassen, bis die Kohlblätter zusammengefallen sind. Falls nötig, erneut etwas Wasser nachgießen, um Anbrennen zu vermeiden.

7. Zum Schluss die gebackenen Kartoffeln unterheben und sofort mit Ketchup oder Salsa (nach Belieben) servieren.

Leckere Tostados

LEANNE CAMPBELL
Das offizielle Kochbuch zur China Study

Zubereitungszeit: 15 Minuten

Wenn es ans Garnieren dieser Tostados geht, sind der Fantasie keine Grenzen gesetzt. Falls sich keine ölfreien dicken Vollkorntortillas finden lassen, können Sie ersatzweise auch einfach 2 dünne Tortillas aufeinander legen.

Für 4 Portionen:

1 Dose abgespülte und abgetropfte Wachtelbohnen (Abtropfgewicht 255 g)
4 dicke Tortillas
50 g fein geraspelter Kohl
1 gewürfelte Avocado
120 ml natriumarme mex. Salsa (Schärfe nach Wahl)

1. Wachtelbohnen in einem Mixer glatt pürieren

2. und in einer Pfanne bei mittlerer Hitze 5–6 Minuten erwärmen.

3. In einer nicht gefetteten 2. Pfanne auf mittlerer Stufe 1 Tortilla erhitzen, bis sie warm und weich ist.

4. Tortilla mit Bohnenmasse bestreichen und je etwa ein Viertel von Kohl, Avocado sowie Salsa darauf verteilen.

5. Ebenso mit den restlichen Tortillas verfahren.

→

Tipps:

- Darauf achten, dass die Tortillas kein Schweineschmalz enthalten.

- Anstatt der Wachtelbohnen können Sie auch weiße, rote oder schwarze Bohnen verwenden.

- Nach Wahl mit frischem Koriander bestreuen.

- Weitere Vorschläge für den Belag: gehackte Zwiebeln, frische Tomaten und Oliven.

Schnelle Burger

LINDSAY NIXON

Happy Vegan Tag für Tag

Zubereitungszeit: 5 Minuten, Backzeit: 15 Minuten

Trotz ihrer einfachen und schnellen Zubereitung sind diese Burger viel besser als die fettarme Fertigvariante aus der Gefriertruhe. Nehmen Sie sich die 15 zusätzlichen Minuten Zeit, um etwas wahrhaft Schmackhaftes zuzubereiten! Falls Sie keine Instanthaferflocken haben, können im Mixer fein gemahlene gerollte Haferflocken verwendet werden.

»Auf das Rezept für diese Burger kam ich in einem Hotelzimmer: Sie sind schnell und einfach zubereitet und benötigen nur wenige Zutaten (tatsächlich fand ich bis auf die Bohnen und Gewürze alle Zutaten gratis in der »Frühstücksbar«). Jedes Mal, wenn ich ein superschnelles Essen brauche oder kaum mehr Zutaten habe, mache ich diese Burger.« – Lindsay Nixon

Für 4 Stück:

1 Dose abgespülte und abgetropfte schwarze Bohnen (Abtropfgewicht 255 g)	1 EL Senf
	1 TL Knoblauchpulver
	1 TL Zwiebelpulver
2 EL Ketchup	⅓ Tasse Instanthaferflocken

1. Den Backofen auf 200 °C (Umluft 180 °C) vorheizen.

2. Ein Backblech mit Backpapier auslegen.

3. Die Bohnen in einer Rührschüssel mit einer Gabel grob zerdrücken. Einige Bohnen sollten nur halb oder gar nicht zerdrückt werden.

4. Ketchup, Senf und Gewürze zugeben und alles gut vermischen.

5. Zum Schluss die Haferflocken einrühren.

6. Die Masse in 4 gleichgroße Portionen teilen und zu dünnen Burgern formen.

7. Auf dem Backblech verteilen und im vorgeheizten Ofen 7 Minuten backen.

8. Vorsichtig wenden und weitere 7 Minuten backen, bis die Bratlinge außen knusprig sind.

Tipp:
- Auf ein Brötchen legen, noch mehr Soßen darübergeben und es sich schmecken lassen!

Zucchini-und-Pritti-Hummus-Wraps
CHEF DEL SROUFE
Chef Del's Better Than Vegan

Zubereitungszeit: 25 Minuten

Hummus-Wraps und -sandwiches sind leicht zubereitet und lecker. Sie können aus verschiedenen Zutaten hergestellt werden. Hier präsentieren wir einen Belag, der sich gut mit Hummus ergänzt.

Für 4 Portionen:

3 große in 1,5 cm dicke Scheiben geschnittene Zucchini

2 mittelgroße gewürfelte Zwiebeln

Meersalz

schwarzer Pfeffer

1 mittelgroße gewürfelte grüne Paprikaschote

1 mittelgroße gewürfelte Tomate

2 Tassen traditioneller fettarmer Hummus (Seite 277)

4 Vollkorntortillas (Ø 25–30 cm)

4 in dünne Scheiben geschnittene Frühlingszwiebeln

1. Einen mittelgroßen Topf auf mittlerer bis hoher Stufe erhitzen.

➜

2. Zucchini und die Hälfte der Zwiebeln hineingeben. 1–2 EL Wasser dazu geben und das Gemüse 6–7 Minuten anbraten, bis die Zwiebeln glasig werden und die Zucchini bräunt.

3. Angebratenes Gemüse mit Salz und Pfeffer würzen, aus dem Topf nehmen und beiseitestellen.

4. Im selben Topf die restlichen Zwiebeln und die Paprikaschote auf mittlerer bis hoher Stufe 5 Minuten anbraten. Etwas Wasser zufügen, damit nichts anbrennt.

5. Tomatenwürfel dazugeben und alles 5 Minuten kochen.

6. Salzen, pfeffern und über die Zucchini gießen.

7. Für die Wraps den Hummus gleichmäßig auf den Tortillas verteilen und das Gemüse darauf geben.

8. Mit Frühlingszwiebeln bestreuen und jede Tortilla aufrollen.

Traditioneller Fettarmer Hummus

CHEF DEL SROUFE

Chef Del's Better Than Vegan

Zubereitungszeit: 15 Minuten

Dieser Hummus ist reich an Aroma, aber nicht an Fett. Für dieses Rezept können Sie alternativ übrigens auch Kichererbsen oder Bohnen aus der Dose nehmen (abgespült und abgetropft). Mit einem Belag aus Tomatenscheiben, Salatblättern oder Babyspinat, Gurkenscheiben, Karottenraspeln und Hummus auf Vollkornbrot lässt sich ein beeindruckendes, köstliches Sandwich zaubern.

Für 4 Portionen: 330 g aufgewärmte gekochte Kichererbsen

6 Knoblauchzehen (oder nach Geschmack)	¾ TL gem. Kreuzkümmel (oder mehr)
3 EL Zitronensaft	Meersalz

1. Alle Zutaten im Mixer zu einer glatten, cremigen Masse verarbeiten. Dabei nach Belieben für eine geschmeidigere Konsistenz evtl. etwas Wasser beifügen.

Leichter Nudelsalat

ERIN CAMPBELL

Zubereitungszeit: 20 Minuten

Super für Grillfeste oder Dinnerparties, bei denen die Gäste etwas zu essen mitbringen müssen. Damit sichern Sie sich nicht nur ein gesundes, sondern auch sättigendes, allseits bekanntes und leckeres Gericht. Keiner wird bemerken, dass der Salat nicht mit Öl angemacht ist. Er ist außerdem kinderfreundlich. Falls Sie ein fettfreies Dressing aus dem Supermarkt verwenden, wählen Sie die zuckerarme Variante.

Für 4 Hauptgerichte bzw. 8 Beilagen-Portionen :

450 g Vollkorn- oder Vollkornreisnudeln

Salz

2 große gewürfelte Tomaten

1 entkernte und gewürfelte rote oder grüne Paprikaschote

½ mittelgroße oder große gewürfelte Zwiebel

1 in Röschen geschnitten und leicht gedämpfter Brokkoli

1 Dose abgespülte und abgetropfte Kidneybohnen (Abtropfgewicht 255 g)

1 Dose abgespülte und abgetropfte Kichererbsen (Abtropfgewicht 255 g)

50 g geschnittene oder ganze schwarze Oliven (nach Belieben)

250 g (oder mehr) fettfreies, natriumarmen Salatdressing

schwarzer Pfeffer

1. Nudeln nach Packungsanleitung in reichlich Salzwasser kochen.

2. Abgießen, mit kaltem Wasser abbrausen, gut abtropfen lassen und in eine große Schüssel geben.

3. Tomaten, Paprikaschote, Zwiebel, gedämpften Brokkoli, Kidneybohnen, Kichererbsen und (falls verwendet) Oliven beifügen.

4. Alles gut vermischen.

5. Nach und nach Salatdressing dazu gießen und unterheben.

6. Den Salat mit Salz und Pfeffer abschmecken, bei Zimmertemperatur servieren.

Tipp:
- Die Brokkoliröschen können Sie leicht mit den Nudeln zusammen kochen: Einfach in den letzten 2–3 Minuten der Kochzeit beifügen, dann mit den Nudeln abgießen und abbrausen.

Einfacher Hacksalat

SUSAN VOISIN
fatfreevegan. com

Zubereitungszeit: 20 Minuten

»Anstatt der unten aufgelisteten Gemüsesorten kann auch jede andere – roh – verwendet werden: zum Beispiel Brokkoli, Blumenkohl, Zuckerschoten usw. Einfach alles in die gleiche Größe schneiden. Das Gemüse können Sie im Voraus zubereiten, aber Blattsalat sollte von wässrigen Sorten, wie zum Beispiel Tomaten, ferngehalten werden, damit es nicht schlapp wird. Zutaten erst kurz vor dem Servieren vermischen.« – Susan Voisin

Für 2 Hauptgerichte bzw. 4 Beilagen-Portionen :

1 Römersalat-Herz

150 g gewürfelte Karotten

200 g halbierte Cocktailtomaten

½ Bund gewürfelte Radieschen

150 g gewürfelte gelbe oder rote Paprikaschote

150 g gewürfelte Gurke

80 g gegarte Kichererbsen

2 EL zerkleinerte Kalamata-Oliven (Nach Belieben)

2 EL fettfreie Vinaigrette aus Balsamico-Essig und Rosinen (Seite 280) oder andere fettfreie Vinaigrette (zum Abschmecken)

1 EL Vegane Mayonnaise (Seite 282) schwarzer Pfeffer aus der Mühle

1 EL gehackte Walnüsse

1. Römersalat längs dreimal einschneiden. Leicht drehen und noch einmal zwei- bis dreimal der Länge nach, dann quer in kleine, mundgerechte Stücke schneiden.

2. In einer Salatschleuder waschen, dann gut trocken schleudern.

3. Römersalat mit dem anderen Gemüse, Kichererbsen und Oliven in eine große Schüssel geben.

4. Mit Vinaigrette und Mayonnaise – nicht zu viel! – sowie großzügig mit schwarzem Pfeffer abschmecken und alles gut mischen.

5. Mit Walnüssen garnieren und servieren.

Fettfreie Vinaigrette aus Balsamico-Essig und Rosinen

SUSAN VOISIN

fatfreevegan.com

Zubereitungszeit: 10 Minuten

Salatsoßen der veganen Küche anzupassen ist eine der größten Herausforderungen, weil die meisten Leute an Rezepte mit Öl oder Sahne gewöhnt sind. Dieses ölfreie Dressing ist eine wohlschmeckende Kombination aus süß und herb ohne Gewissensbisse.

Für 12 Portionen:

120 ml Balsamico-Essig	1 TL getr. Oregano
40 g goldene Rosinen (siehe Tipp)	2 EL Zitronensaft
1 große Knoblauchzehe	2 TL Chiasamen
1 TL getr. Basilikum	1 TL milde weiße Misopaste oder Salz zum Abschmecken

1. Alle Zutaten mit 120 ml Wasser in einem Mixer bei hoher Geschwindigkeit flüssig pürieren.

2. In einen Vorratsbehälter füllen und kühlstellen.

3. Vor Gebrauch gut umrühren oder schütteln.

Tipp:
- Wenn Sie keinen Hochleistungsmixer besitzen, weichen Sie die Rosinen vor dem Verarbeiten in Wasser ein, bis sie prall sind. Dadurch wird die Mischung geschmeidiger.

Gurken-Avocado-Vinaigrette
CATHY FISHER
straightupfood.com

Zubereitungszeit: 10 Minuten

Dieses cremige Dressing schmeckt frisch und ist ein absoluter Blickfang.

Für 230 ml:

85 g geschälte und gewürfelte Gurke	1 TL gehackte Schalotte
30 g Avocadowürfel	1 TL Dijonsenf oder im Mörser
1 ½ EL Vollkorn-Reisessig	zerstoßene Senfkörner
1 EL gehackte frische Petersilie	schwarzer Pfeffer

1. Alle Zutaten mit 60 ml Wasser in einem Mixer zu einer glatten Masse (oder der bevorzugten Konsistenz) verarbeiten.

2. Möglichst bald verbrauchen, da die Avocado sich sonst braun färbt.

Sandwiches mit Kichererbsen-»Thunfisch«
LEANNE CAMPBELL
Das offizielle Kochbuch zur China Study

Zubereitungszeit: 10 Minuten

Falsche Thunfischsalate sind ein Lieblingsgericht in veganen Kochbüchern und das aus gutem Grund: Diese Salate sind lecker, sättigend und jeder kennt ihren Geschmack. Um eine Woche lang etwas von dem Salat zu haben, empfiehlt sich die doppelte Rezeptmenge.

Zutaten für 4 Portionen:

1 Dose abgespülte und abgetropfte Kichererbsen (Abtropfgewicht 255 g)	2 EL Reisessig
5 EL vegane Mayonnaise (Seite 282)	½ TL Seetang-Pulver
1 EL Senf	Meersalz
4 EL gewürfelte Dillgurken	schwarzer Pfeffer
4 EL fein gewürfelte Zwiebel	8 Scheiben
1 gewürfelte Selleriestange	Vollkornbrot
	4 Salatblätter
	4 Tomatenscheiben

➜

1. Die Kichererbsen im Mixer grob hacken und in eine mittelgroße Schüssel umfüllen. Mayonnaise, Senf, Dillgurken, Zwiebel, Sellerie, Reisessig und Seetang-Pulver dazugeben. Salzen, pfeffern und alles gut vermischen.

2. Die Brotscheiben mit der Mischung bestreichen. Mit je 1 Salatblatt und Tomatenscheibe, zusammenklappen und servieren.

Tipp:
- Seetang-Pulver ist im Reformhaus erhältlich. Es verleiht diesem Gericht (und anderen!) einen wunderbaren Meeresgeschmack.

Vegane Mayonnaise
LINDSAY NIXON
Happy Vegan Tag für Tag

Zubereitungszeit: 5 Minuten

Diese Mayonnaise schmeckt lecker auf Sandwiches und in Salaten, in denen sonst herkömmliche Mayonnaise verwendet wird. Im Gegensatz zu vielen Mayonnaisen auf pflanzlicher Basis enthält diese kalorienarme Variante weder Öl noch Nüsse.

Für 4 – 6 Portionen:

340 g weicher Tofu
2–3 TL Dijonsenf
2 TL destillierter weißer Essig

Zitronensaft zum Abschmecken
Agavendicksaft zum Abschmecken

1. In einem Mixer Tofu, Senf und Essig zu einer glatten, cremigen Masse verarbeiten.

2. Nach und nach jeweils einige Tropfen Zitronensaft und Agavendicksaft zufügen und erneut mixen.

3. Nach Geschmack noch etwas mehr Senf untermixen und die Mayonnaise bis zum Verwenden kaltstellen.

Tipp:
- Im Notfall oder für eine sojafreie Variante können Sie den Tofu auch durch ungesüßten veganen Naturjoghurt ersetzen.

Herzhafter Allessalat

ERIN CAMPBELL

Zubereitungszeit: 60 Minuten

Der Allessalat trägt seinen Namen, weil er einschließlich körnigem Reis und Bohnen einfach alles enthält, was schmeckt und satt macht – ganz und gar kein Kaninchenfutter, das vorwiegend aus Blättern besteht und den Hunger nur kurzzeitig stillt! Um Zeit zu sparen, bereiten Sie Linsen und Reis schon vorher zu und erwärmen beides, bevor Sie den Salat anrichten.

Für 4 Portionen:

450 g Vollkornreis

100 g abgespülte braune Linsen

200 g Babyspinat (geputzt und gewaschen)

3 große Tomaten (in dünne Spalten geschnitten)

1 rote oder grüne Paprikaschote (gewürfelt)

1 große Salatgurke (in dünne Scheiben geschnitten)

200 g grüne Bohnen (geputzt und in mundgerechte Stücke geschnitten)

1 rote Zwiebel (gewürfelt)

2 mittelgroße Karotten (geraspelt)

1 Dose abgespülte und abgetropfte schwarze Bohnen (Abtropfgewicht 255 g)

1 Dose abgespülte und abgetropfte Kichererbsen (Abtropfgewicht 255 g)

fettfreies, natriumarmes Salatdressing Ihrer Wahl (fertiges Dressing oder siehe Seite 280 und 284)

1. Reis, Linsen und 1 l Wasser in einem großen Topf aufkochen lassen.

2. Bei schwacher Hitze 40–50 Minuten köcheln lassen, bis der Reis gar ist.

3. Reis 10 Minuten zugedeckt quellen lassen, dann mit einer Gabel lockern.

4. Spinat, Tomaten, Paprikaschote, Gurke, grüne Bohnen, Zwiebel, Karotten, schwarze Bohnen und Kichererbsen in einer großen Salatschüssel vermischen.

5. Die noch warme Reis- und Linsenmischung entweder zum Salat servieren oder vorsichtig unterheben und jede Portion mit Salatdressing würzen.

Tipp:

- Alternativ können Sie Reis und Linsen auch im Reiskocher garen: Einfach die Zutaten hineingeben und gemäß der Anleitung des Geräts zubereiten.

Erdbeer-Vinaigrette

CATHY FISHER
straightupfood.com

Zubereitungszeit: 10 Minuten

Diese süß-saure Vinaigrette mit einer pfeffrigen Note passt ganz wunderbar zu fast jedem Salat, ganz besonders zu Blattsalaten.

Für ca. 2 Portionen:

200 g Erdbeeren (in Scheiben oder Würfeln)

1 EL Apfelessig

1 EL gehackte Zwiebel oder Lauch

1 Medjool-Dattel (entkernt und gehackt)

1 TL Chiasamen

1/8 TL schwarzer Pfeffer

1. Alle Zutaten mit 60 ml Wasser in einem Mixer zu einer glatten Masse verarbeiten.

2. Für eine dünnflüssigere Konsistenz nach Belieben etwas mehr Wasser verwenden. Dressing sofort verbrauchen oder verschlossen 1-2 Tage kühlstellen.

Aztekischer Salat

LEANNE CAMPBELL
Das offizielle Kochbuch zur China Study

Zubereitungszeit: 25 Minuten

Dieser frische, aromatische Salat ist ein köstliches Mittagessen. Nach Belieben können Sie dafür gefrorene Mangos verwenden. (Sie sollten bei Zimmertemperatur aufgetaut werden, bevor man sie zufügt.) Wenn Sie keine Mangos mögen oder ein weniger süßes Dressing bevorzugen, versuchen Sie die Salatsoße einfach nur aus Reisessig, Limettensaft und Ingwer mit Meersalz.

Für 4 Portionen:

2 Dosen schwarze Bohnen, abgetropft und abgespült (Abtropfgewicht je 255 g)

500 g gekochter Quinoa oder Vollkornreis

75 g fein gehackte rote Zwiebel

1 gewürfelte grüne Paprikaschote

1 gewürfelte große Tomate

1 gewürfelte große Avocado

350 g TK-Mais (aufgetaut)

250 g Mangofruchtfleisch (gewürfelt)

1 fein gewürfelte Jalapeño-Chilischote

30 – 40 g frischer Koriander (gehackt)

80 ml ungewürzter Reisessig

2 EL Limettensaft 80 g Agavendicksaft

½ TL geriebener Ingwer

Meersalz

1. Bohnen, Quinoa oder Reis, Zwiebel, Paprikaschote, Tomate, Avocado, Mais, die Hälfte der Mangowürfel, Jalapeño und Koriander in einer großen Salatschüssel vermischen.

2. Restliche Mango mit Essig, Limettensaft, Agavendicksaft und Ingwer im Mixer oder mit einem Pürierstab glatt pürieren.

3. Das Dressing über den Salat gießen und mit sauberen Händen behutsam unterheben. Mit Salz abschmecken und servieren.

Tipp:

- Aufgrund seines milden süß-sauren Geschmacks kann gewürzter Reisessig als eigenständiges Salatdressing verwendet oder mit anderen Zutaten gemischt werden.

Mango-Limetten-Bohnen-Salat

ANN ESSELSTYN

Essen gegen Herzinfarkt von Dr. Caldwell B. Esselstyn Jr.

Zubereitungszeit: 10 Minuten

»Allseits beliebt, weshalb also nicht gleich die doppelte oder dreifache Menge zubereiten? Er ist ruckzuck aufgegessen und kann auch als Salsa verwendet werden. Er ist zweifellos unser liebster Sommersalat aller Zeiten. Die rote Zwiebel bringt Farbe ins Spiel. Die Limettenschale dient als Geschmacksverstärker.«

– Ann Esselstyn

Für 2 Portionen:

1 Mango (geschält und gewürfelt)
1 kleine rote Zwiebel (fein gewürfelt)
1 Dose abgespülte und abgetropfte Cannellini-Bohnen (Abtropfgewicht 255 g)

40 g frischer Koriander (gehackt)
Saft und abgeriebene Schale von 1 Bio-Limette
Salatblätter oder Rucola

1. Mango mit Zwiebeln, Bohnen, Koriander, Limettenschale und –saft in einer Schüssel mischen.

2. Salatblätter oder Rucola putzen, waschen, trockenschleudern und auf Tellern verteilen. Den Salat darauf anrichten und servieren.

Gebackener Tofu

ERIN CAMPBELL

Zubereitungszeit: 15 Minuten, Backzeit: 30 Minuten

Gebackener Tofu kann als leckerer Sandwichbelag dienen und Chili oder Eintopf beigefügt werden. Tofu nimmt den Geschmack der anderen Zutaten an – deshalb großzügig würzen! Fertigmischungen wie Garam Masala, italienische Kräutermischung, Currypulver und andere passen alle gut dazu. Der Fantasie sind keine Grenzen gesetzt, probieren Sie einfach mehrere Varianten aus.

Wie das Pressen von Tofu funktioniert, lesen Sie auf Seite 265.

Für 3 – 4 Portionen:

450 g abgetropfter und gepresster fester oder extrafester Tofu	Knoblauchpulver
	Zwiebelpulver
Kräuter-Gewürzmischung nach Wahl, vorzugsweise salzfrei	Salz
	schwarzer Pfeffer

1. Den Backofen auf 180 °C (Umluft 160 °C) vorheizen. Gepressten Tofu in 8 gleich dicke Scheiben schneiden.

2. Ein großes Backblech entweder mit Backpapier oder einer Silikon-Backmatte auslegen. Tofuscheiben darauflegen. Dabei etwas Abstand zwischen jeder Scheibe lassen.

3. Jede Scheibe beidseitig großzügig mit Kräutermischung, Knoblauch- und Zwiebelpulver sowie Salz und Pfeffer würzen.

4. Tofuscheiben im vorgeheizten Ofen 15 Minuten backen. Herausnehmen und mit einem Pfannenwender umdrehen. Wieder in den Ofen schieben und für weitere 15 Minuten backen, bis die Scheiben leicht gebräunt sind.

Tipp:

*   Falls Sie lieber Tofuwürfel mögen, den Tofu einfach in Würfel schneiden. Gewürze und Kräuter in eine mittelgroße Schüssel geben und die Würfel darin schwenken. Auf das vorbereitete Backblech legen und wie die Scheiben backen. Die Backzeit verkürzt sich für jede Seite von 15 auf 10 Minuten.

Süßkartoffel-Pommes

ERIN CAMPBELL

Zubereitungszeit: 5 Minuten, Backzeit: 30 Minuten

Hier handelt es sich eindeutig nicht um Fastfood-Pommes, aber sie können das neue Notfallessen der Familie werden. Sie sättigen, sind leicht zuzubereiten, lecker und kinderfreundlich.

Für 4 Portionen:

4 große Süßkartoffeln
Salz
Pfeffer

Cayennepfeffer oder salzfreie
Gewürzmischung

1. Den Backofen auf 200 °C (Umluft 180 °C) vorheizen.

2. Die Süßkartoffeln unter fließendem Wasser gründlich bürsten, trocken tupfen und mit Schale in lange, dünne Pommes schneiden.

3. Ein Backblech mit Backpapier oder Silikon-Backmatte auslegen, oder leicht mit Kochspray besprühen.

4. Kartoffeln darauflegen, dabei ausreichend Abstand zwischen den einzelnen Pommes lassen.

5. Großzügig mit Salz, Pfeffer und Gewürzen bestreuen.

6. Im vorgeheizten 15 Minuten backen.

7. Aus dem Ofen nehmen und die Pommes mit einem Pfannenwender umdrehen. Weitere 15 Minuten backen oder bis die Kartoffeln knusprig und leicht gebräunt sind.

Tipp:
- Heiß mit Ketchup oder zu einem Salat servieren.

Ofenkartoffeln

ERIN CAMPBELL

Zubereitungszeit: 5 Minuten, Backzeit: 45–60 Minuten

Ofenkartoffeln sind nicht unbedingt schnell gemacht, aber leicht zubereitet und können später am Tag oder in der Woche auch in anderen Rezepten verwendet werden – zum Beispiel zu Chili ohne Carne (Seite 296). Verwenden Sie entweder weiße oder Süßkartoffeln. Süßkartoffeln sind äußerst gesund und schneller gar.

Für 4 Portionen:

4 große Kartoffeln
Alufolie

1. Den Backofen auf 220 °C (Umluft 200 °C) vorheizen.

2. Die Kartoffeln unter fließendem Wasser gründlich bürsten, trocken tupfen und mehrmals mit einer Gabel einstechen.

3. Jede Kartoffel in Alufolie wickeln und 45–60 Minuten im Ofen backen, bis sich die Kartoffeln leicht mit einer Gabel einstechen lassen.

Tipps:
- Wenn Sie Ofenkartoffeln mit einer knusprigen Schale mögen, backen Sie sie ohne Alufolie.

- Die Backzeit gilt für Kartoffeln – Süßkartoffeln sind schon nach etwa 40 Minuten fertig!

Soba-Erdnuss-Nudeln

LINDSAY NIXON

Happy Herbivore Light & Lean

Zubereitungszeit: 20 Minuten

Dieses kalorien-und fettarme Rezept verdankt seinen einzigartig cremigen Geschmack einer Überraschungszutat: veganem Joghurt! Weil ich einen Klecks Erdnussbutter verwende, nenne ich es »Mogelrezept«, aber es ist immer noch leichter im Vergleich zu anderen Erdnuss-Nudel-Rezepten.« – Lindsay Nixon

Für 2 Portionen:

115 g Buchweizennudeln (oder Spaghetti)

2 EL veganer Naturjoghurt

1 EL feine Erdnussbutter

1 EL Reisessig

1 EL süße rote Chilisoße

1–2 TL natriumarme oder glutenfreie Tamari-Soße

scharfe Asiasoße (z. B. Sriracha, nach Wahl)

Knoblauchpulver

gemahlener Ingwer

2 Frühlingszwiebeln (in Ringe geschnitten)

gewürfelter Tofu (Menge nach Belieben)

Gemüse, z. B. Brokkoli oder Salatgurke (Menge nach Belieben)

1. Die Nudeln nach Packungsanleitung kochen.

2. In einem Sieb kalt abbrausen abtropfen lassen und für 10 – 15 Minuten im Kühlschrank kaltstellen.

3. In der Zwischenzeit Joghurt, Erdnussbutter, Essig und die drei Soßen miteinander verquirlen. Mit Knoblauchpulver und Ingwer abschmecken.

4. Nach Belieben mehr Tamarisoße zufügen.

5. Die Nudeln mit der Soße mischen.

6. Frühlingszwiebeln, Tofu und Gemüse unterheben.

Tipp:
- Trotz des Namens enthält Buchweizenmehl keinen Weizen und auch kein Gluten. Achten Sie darauf, dass die Nudeln zu 100 % aus Buchweizen bestehen, falls Sie allergisch oder empfindlich sind.

Abendessen

Einfache Spinat-Pilz-Lasagne

SUSAN VOISIN
fatfreevegan.com

Zubereitungszeit: 15 Minuten, Backzeit: 60 Minuten

Diese Lasagne ist zu Hause unser Lieblingsessen. Sie ist lecker, herzhaft und bodenständig. Außerdem lässt sie sich gut in Vierecke schneiden, die beim Servieren nicht auseinanderfallen. Um die Garnierung ölfrei zu halten, aber ihr dennoch eine parmesanähnliche Konsistenz zu verleihen, bestreuen wir die Lasagne mit Nährhefe. Oft belegen wir sie außerdem mit Brokkoli für eine Extraportion Gemüse, bevor wir sie mit Tomatensoße übergießen.

Für 4 Portionen:

- 225 g Champignons (in Scheiben geschnitten)
- 1 TL gehackter Knoblauch
- 2 Gläser Tomatensoße für Spaghetti (ca. 800 g)
- 9 Vollkorn-Lasagneplatten (roh)
- 450 g Tofu (fest, fettreduziert empfohlen – nicht weich!)
- 500 g aufgetauter und abgetropfter TK-Spinat
- 1 TL Salz
- 2 EL Nährhefe (verleiht den Käsegeschmack)
- 1 ½ TL getr. Oregano
- 1 TL getr. Basilikum
- ½ TL gerebelter Rosmarin
- ⅛ TL Cayennepfeffer
- ½ TL Knoblauchpulver

1. In einem Topf bei mittlerer Hitze Champignons und Knoblauch in 2 EL Wasser unter gelegentlichem Rühren andünsten, bis sie weich sind. Zwischendurch zudecken, damit die Pilze nicht austrocknen.

2. Den Backofen auf 190 °C (Umluft 170 °C) vorheizen. Das Gemüse von der Herdplatte nehmen, Spaghettisoße dazugeben und umrühren.

3. Tofu und aufgetauten Spinat in einem Mixer kurz zerkleinern. Salz, Hefe, Kräuter und Gewürze zufügen und nochmals kurz durchpürieren.

4. Die Hälfte der Tomatensoße in eine 30 x 20 cm große Lasagneform füllen und 3 trockene Lasagneplatten darauf legen. Dabei etwas Abstand zwischen den einzelnen Platten lassen.

5. Die Hälfte der Tofu-Masse auf den Lasagneplatten verteilen (ich löffle sie erst auf die Platten und verteile sie dann).

6. Mit einer Lage Lasagneplatten (3 Stück) bedecken, dann die restliche Tofu-Massedarauf verteilen. Zum Schluss übrige Lasagneplatten darüber legen und mit der restlichen Tomatensoße übergießen.

7. Die Form mit Alufolie abdecken und die Lasagne im vorgeheizten Ofen 30 Minuten backen. Dann die Folie abnehmen und die Lasagne weitere 30 Minuten garen.

8. Die fertige Lasagne aus dem Ofen nehmen, wieder mit der Alufolie abdecken und vor dem Servieren 10-15 Minuten ziehen lassen (sie lässt sich dann besser schneiden).

Tipps:

- Für eine sojafreie Lasagne den Tofu einfach durch abgespülte, abgetropfte weiße Bohnen (Abtropfgewicht 255 g) ersetzen.

- Wer mag, gibt vor dem Essen noch 1 – 2 Handvoll schwarze Oliven über die Lasagne.

Reis mit Salsa, Bohnen und Koriander

ANN ESSELSTYN

Essen gegen Herzinfarkt von Dr. Caldwell B. Esselstyn Jr.

Zubereitungszeit: 5 Minuten

Dieses Rezept geht fix und schmeckt köstlich. Für die schnellste Variante empfehlen wir, dafür gegarten Reis vom Vortag zu verwenden. Fast genauso schnell geht es aber auch mit Instant-Vollkorn-Couscous, den Sie in nur 10 Minuten zubereiten können.

Für 2 – 3 Portionen:

1 Glas mex. Salsa (450 g)	½ saftige Limette oder
1 Dose abgespülte und	Zitrone reichlich frischer
abgetropfte schwarze Bohnen	Koriander
(Abtropfgewicht 255 g)	Reis vom Vortag

1. Salsa und Bohnen in einer Schüssel mischen. Limette oder Zitrone auspressen und zufügen. Die Korianderblättchen abzupfen, grob hacken und unterheben. Mit aufgewärmtem Reis servieren.

Schnelle Dreibohnensuppe
LEANNE CAMPBELL
Das offizielle Kochbuch zur China Study

Zubereitungszeit: 10 Minuten, Kochzeit: 35 Minuten

Eines der einfachsten Rezepte hier – und eines der gesündesten. Durch die Vielfalt an Hülsenfrüchten wird das Gericht zu einer eiweißhaltigen, ballast- und nährstoffreichen Mahlzeit. Kleinschneiden ist Nebensache, und die meisten Zutaten entstammen Gefriertruhe und Vorratskammer. Die Suppe allein schmeckt schon lecker, aber zusammen mit Vollkornreis ergibt sie einen sättigenden Eintopf. Was übrig bleibt, schmeckt am nächsten Tag noch besser.

Für 4–6 Portionen:

1 gewürfelte mittelgroße Zwiebel	1 Dose Tomatenstücke (400 g)
4 gehackte Knoblauchzehen	400 g gemischtes TK-Gemüse
2 EL Gemüsebrühe	(Mais, grüne Bohnen und/
1 Dose abgespülte und abgetropfte schwarze Bohnen (Abtropfgewicht 425g)	oder Karotten)
	1 TL geräuchertes Paprikapulver
1 Dose abgespülte und abgetropfte Kidneybohnen (Abtropfgewicht 425g)	1 TL gem. schwarzer Pfeffer
1 Dose abgespülte und abgetropfte weiße Bohnen (Abtropfgewicht 425g)	1 gehäufter TL getr. Petersilie
	1 TL getr. Oregano

1. In einem großen Topf Zwiebel und Knoblauch in der Brühe bei mittlerer bis hoher Hitze andünsten, bis die Zwiebel leicht glasig ist.

2. Alle übrigen Zutaten hinzugeben, einen Deckel auflegen und 30 Minuten bei kleiner Hitze köcheln lassen

Tipps:
- Anstatt des Gefriergemüses passt auch fast jedes andere frische Gemüse wie zum Beispiel Blattgemüse (Grünkohl, Spinat oder Mangold) oder anderes Gemüse der Saison.
- Zu dieser Suppe passt das Fiesta-Maisbrot (Seite 297)

Minestrone

CATHY FISHER,
straightupfood.com

Zubereitungszeit: 25 Minuten, Kochzeit: 50 Minuten

Fenchel verleiht diesem Gericht ein wunderbares Aroma. Mit knusprigem Vollkornbrot wird aus der Suppe ein wahres Festessen.

»Minestrone heißt auf Italienisch ›große Suppe‹, weil sie voll bunter Zutaten steckt. Es gibt eigentlich kein Standardrezept, üblicherweise besteht sie aber aus Gemüse in Tomatenbrühe mit Bohnen und Pasta. Diese Version enthält außerdem frischen Fenchel und Fenchel-Samen für noch mehr mediterranes Flair.« – Cathy Fisher

Für 6 Portionen:

- 150 g Vollkorn-Hörnchennudeln (oder andere kurze Pastasorte)
- 1 Fenchelknolle (gewürfelt)
- ½ Zwiebel (in Scheiben geschnitten)
- 4 gehackte Knoblauchzehen
- 1 TL ganze Fenchel-Samen
- ¼ TL Chiliflocken
- 2 Dosen Pizzatomaten (Abtropfgewicht jew. 255 g)
- 3 mittelgroße Kartoffeln (gewürfelt)
- 2 mittelgroße Karotten (gewürfelt)
- 6 mittelgroße Champignons (grob gehackt)
- 1 mittelgroße Zucchini (gewürfelt)
- 1 Dose abgespülte und abgetropfte Kidneybohnen (Abtropfgewicht 255 g)
- 30 – 40 g Basilikum oder Estragon (gehackt)

➜

1. Die Pasta nach Packungsanleitung bissfest kochen. Abgießen, kurz abspülen und abtropfen lassen.

2. In einem großen Suppentopf Fenchel und Zwiebel in einigen EL Wasser ca. 5 Minuten andünsten, bis alles weich ist und duftet. Bei Bedarf etwas Wasser nachgießen, damit nichts anbrennt.

3. Knoblauch, Fenchel-Samen und Chiliflocken mit 100 ml Wasser zufügen und alles weitere 2 Minuten dünsten.

4. 1,4 l Wasser angießen. Tomaten, Kartoffeln, Karotten, Champignons, Zucchini sowie Bohnen hinzufügen. Gut umrühren und auf mittlerer Stufe ca. 30 Minuten kochen, bis die Kartoffeln und Karotten weich sind. Dabei gelegentlich umrühren.

5. Gekochte Pasta in die Minestrone geben und auf niedriger Stufe darin heiß werden lassen. Basilikum darüber streuen und heiß servieren.

Tipp:
- Den Fenchel können Sie nach Belieben auch durch 3 Stangen Staudensellerie ersetzen.

Chili ohne Carne

LINDSAY NIXON
Happy Vegan

Zubereitungszeit: 45 – 60 Minuten

Dieses Rezept ist unglaublich köstlich und herzhaft. Es stellt diejenigen zufrieden, die fleischigen Geschmack und Konsistenz mögen, und ist trotzdem überaus gesund. Das macht die lange Zutatenliste allemal wett.

Für 8 Portionen:

1 gewürfelte Zwiebel

2 Dosen Pizzatomaten (800 g)

2 TL Chilipulver (oder mehr)

1 TL gem. Kreuzkümmel

1 TL getr. Oregano

1 TL Knoblauchpulver

1 Dose abgespülte und abgetropfte Kidneybohnen (Abtropfgewicht 255 g)

1 Dose abgespülte und abgetropfte Wachtelbohnen (Abtropfgewicht 255 g)

175 g TK-Mais

1 EL Ketchup

1 EL Senf

1 TL reiner Ahornsirup

1 TL mildes Currypulver

1 EL vegetarische Worcestershiresoße

400 g Pflanzen- oder Sojaprotein-Stücke

475 ml Falsche Fleischbrühe (Seite 297 – doppelte Menge)

Salz

Pfeffer

Cayennepfefferoder Chilisoße

1. Den Boden eines mittelgroßen Kochtopfes knapp mit Wasser bedecken. Zwiebel darin auf mittlerer Stufe ca. 3 Minuten glasig dünsten, bis der Großteil des Wassers verdampft ist.

2. Pizzatomaten, Chilipulver, Kreuzkümmel, Oregano und Knoblauchpulver dazugeben und zum Kochen bringen.

3. Temperatur reduzieren und alles zugedeckt bei schwacher Hitze 30 – 45 Minuten köcheln lassen, bis ein Teil der Flüssigkeit verdampft ist.

4. Bohnen, Mais, Ketchup, Senf, Ahornsirup, Curry und Worcestershiresoße in den Topf geben und unterrühren. Herd abstellen und den Topf zugedeckt auf der warmen Herdplatte ruhen lassen.

5. Pflanzenprotein in die Brühe geben, dann Chilipulver unterrühren. Offen für 10 Minuten ziehen lassen. Das »Fleisch« mit der Tomaten-Bohnen-Soße erhitzen. Mit Salz, Pfeffer, Cayennepfeffer oder Chilisoße abschmecken.

6. Nach Belieben scharfe Soße hinzufügen.

Falsche Fleischbrühe

»Auf dem Markt bieten einige Hersteller vegetarische oder vegane Würfel für Fleischersatzbrühe, die jedoch für meinen Geschmack alle zu salzig sind. Das hier ist meine selbstgemachte Version.«

– Lindsay Nixon

Für ¼ Liter:

1 EL Sojasoße	¼ TL Knoblauchpulver
1 EL Nährhefe	¼ TL gem. Ingwer
½ TL vegetarische Worcestershiresoße	⅛ TL gem. schwarzer Pfeffer
¼ TL Zwiebelpulver	Salz

1. In einem mittelgroßen Topf alle Zutaten gut mit 235 ml Wasser verrühren. Zum Kochen bringen und für 1 Minute leicht köcheln lassen.

Tipp:
* Falls Sie diese Brühe in einem Suppenrezept verwenden, während des Kochens ein Lorbeerblatt beigeben.

Fiesta Maisbrot

LEANNE CAMPBELL
Das offizielle Kochbuch zur China Study

Zubereitungszeit: 10 Minuten, Backzeit: 35 Minuten

Für 8 – 9 Scheiben:

160 g Maismehl	130 g TK-Mais
150 g Vollkorn-Weizenmehl	85 g ungesüßtes Apfelmus
1 TL Backpulver	2 EL Ahornsirup
1 TL Natron	1 EL Leinsamenschrot (gemischt mit 3 EL Wasser)
½ TL Meersalz	
½ TL getr. Estragon	295 ml Sojamilch

1. Den Backofen auf 175 °C (Umluft 155 °C) vorheizen. Maismehl, Mehl, Backpulver, Natron, Salz und Estragon in einer großen Schüssel gut vermischen.

2. Mais, Apfelmus und Ahornsirup unter die trockenen Zutaten mischen. Die Leinsamen-Wasser-Mischung als Ei-Ersatz sowie die Sojamilch dazugeben und alles gut verrühren.

3. Den Teig in eine Silikon-Backform (Ø 22 cm) füllen. Im vorgeheizten Ofen 35 Minuten backen, bis die Kruste fest ist. Zur Probe mit einem Messer einstechen: Wenn kein Teig mehr daran kleben bleibt, ist das Brot durchgebacken. Vor dem Servieren abkühlen lassen.

Tipps:
- Mit Bohnen und gekochtem Grünkohl oder anderem Blattgemüse servieren.
- Für eine italienische Note 1 TL getrockneten Oregano und 1 TL getrocknetes Basilikum dazugeben.

Gedämpfter Grünkohl
ERIN CAMPBELL

Zubereitungszeit: 12 Minuten, wenn vorgewaschener Grünkohl verwendet wird

Auf diese Beilage greifen wir immer wieder gern zurück. Mit abgepacktem, vorgewaschenem und gehacktem Grünkohl aus der Gemüse-Abteilung lässt sich wunderbar Zeit sparen. Alternativ kann man gefrorenen oder frischen Grünkohl kaufen. Bei frischem Grünkohl nach dem Waschen die dicken Stängel entfernen, Blätter kleinschneiden und bis zur Verwendung in einer Salatschleuder aufbewahren.

Für 2–4 Portionen:

3 gehackte Knoblauchzehen	1 Prise Zwiebelpulver
½ gehackte Zwiebel	1 EL Dijonsenf
250 g küchenfertiger Grünkohl	2 EL natriumarme Sojasoße
1 Prise Knoblauchpulver	(oder Tamari)
	Saft von ½ Zitrone

1. In einer großen hochwandigen Pfanne 120 ml Wasser bei starker Hitze er-
    wärmen. Gehackten Knoblauch und Zwiebel darin für 2–3 Minuten düns-
    ten, bis sie duften.

2. Grünkohl und bei Bedarf mehr Wasser dazugeben, damit nichts anbrennt,
    und bei mittlerer Hitze zugedeckt für 8–10 Minuten dämpfen, bis sich der
    Grünkohl tief- bis dunkelgrün färbt. Knoblauch- und Zwiebelpulver ein-
    rühren.

3. Für die Dijon-Zitronen-Soße den Senf, Sojasoße und Zitronensaft in einer
    Schüssel verrühren. Zum gekochten Grünkohl geben und vorsichtig mi-
    schen.

Tipps:

- Falls Sie keine große Pfanne besitzen, füllen Sie Ihre Pfanne mit Kohl,
  lassen ihn 1–2 Minuten zugedeckt kochen und fügen dann nach und
  nach jeweils eine Handvoll Grünkohl bei, bis er aufgebraucht ist.

- Für Grünkohl mit Pfiff mit etwas Cayennepfeffer bestreuen.

- Wenn das Gericht etwas herzhafter sein soll, gegen Ende der Kochzeit Tomatenstücke und weiße Bohnen dazugeben.

- Alternativ können Sie den Grünkohl auch mit Wunderbarer Walnusssoße (Seite 310) oder aromatisiertem Balsamico-Essig statt der
  Senfsoße servieren.

Sautierter Pak Choi

ERIN CAMPBELL

Zubereitungszeit: 10 Minuten

Nicht viele kennen Pak Choi, aber sein wundervoll sanfter, milder Geschmack passt zu vielen Soßen. Außerdem ist er vollgepackt mit den für dunkles Blattgemüse so typischen Nährstoffen.

Für 4 Portionen:

3 gehackte Knoblauchzehen

1 TL gehackte Ingwerwurzel

1 Prise Chiliflocken

680 g Pak Choi (gewaschener und diagonal in Stücke geschnitten; Enden entfernt)

1 EL natriumarme Sojasoße

1 EL Orangensaft

1 TL Sesamkörner

1. Eine große hochwandige Pfanne mit 60 ml Wasser auf mittlerer Stufe erwärmen. Knoblauch und Ingwer dazugeben und 2–3 Minuten andünsten, bis sie duften.

2. Chiliflocken, Pak Choi und 1 – 2 EL Wasser dazugeben.

3. 2–3 Minuten zugedeckt auf mittlerer Stufe köcheln lassen, bis der Pak Choi tiefgrün und knackig-zart ist.

4. Inzwischen in einer Schüssel Sojasoße, Orangensaft und 1 EL Wasser verrühren. Vorsichtig unter das Blattgemüse mischen.

5. Mit Sesam bestreuen und heiß servieren.

Tipp:
- Frische Ingwerwurzel schälen und in einem Behälter im Tiefkühlfach aufbewahren. Mit einer Reibe oder Raspel so viel gefrorene Ingwerwurzel wie benötigt zerkleinern, dann restliche Wurzel zurück ins Eisfach legen. Der Ingwer bleibt frisch und kann sogleich verwendet werden.

Universelles Blattgemüse

CATHY FISHER

straightupfood.com

Zubereitungszeit: 15 Minuten, Kochzeit: 15 Minuten

»Ich nenne dieses Gericht ›universell‹, weil man es mit verschiedenen Gewürzen zubereiten kann – wählen Sie Ihren Favoriten! Grünkohl, Mangold, Rosenkohl, Lauch und weiße Bohnen lassen sich mit ganzen Senfkörnern schnell in einem Topf zubereiten, einfach wunderbar.«

–Cathy Fisher

Für 2–4 Portionen:

1 Zwiebel (in Streifen geschnitten)

4 gehackte Knoblauchzehen

1 EL Senfkörner

2 TL mex. Gewürzmischung oder andere Mischung nach Wahl (siehe Tipps)

1 Dose abgespülte und abgetropfte Cannellini- oder weiße Bohnen (Abtropfgewicht 255 g)

20 Rosenkohlröschen (geputzt und halbiert)

6–8 große Blätter Grünkohl

4–6 große Blätter Mangold

1. In einer großen Pfanne oder einem Suppentopf 60 ml Wasser auf hoher Stufe erhitzen. Wenn das Wasser zu sieden beginnt und der Topf heiß ist, Zwiebel zufügen und 3–5 Minuten andünsten, bis sie weich und an den Ecken leicht braun wird. Nach Bedarf 1–2 EL Wasser nachgießen, damit nichts anbrennt.

2. Gehackten Knoblauch, Senfkörner, Gewürzmischung und Bohnen dazugeben. Unter Rühren 1 Minute anbraten, bis die Würze aufgenommen ist. Bei Bedarf etwas Wasser nachgießen.

3. Rosenkohl und Blattgemüse hineingeben. Zugedeckt auf mittlerer Stufe 5–7 Minuten köcheln lassen. Dabei gelegentlich umrühren immer wieder etwas Wasser nachgießen, sodass der Topfboden immer mit Flüssigkeit bedeckt ist. Zum Schluss mehrmals umrühren und heiß servieren.

Tipps:
- Gewürzmischungen: Ich verwende eine mexikanische Mischung aus Chilischote, Zwiebel, Paprika, Kreuzkümmel und Oregano. Aber

probieren Sie auch die folgenden: Cajun, Karibisch, Mediterran, Garam Masala, Curry, Italienisch oder Chilipulver. Bei der Verwendung von Curry, Garam Masala oder Chilipulver-Mischungen wegen der Schärfe vorsichtig dosieren und probieren.

- Blattgemüse: Ich verwende Grünkohl und Mangold, aber auch anderes Blattgemüse wie zum Beispiel Rüben- oder Kohlblätter, Palmkohl oder Spinat passt gut zu diesem Rezept. Ich schneide immer die dicksten Teile des Stieles ab und werfe sie weg, aber sie können auch verzehrt werden. Man muss sie nur ein bisschen länger als die Blätter kochen (Stiele waschen und würfeln, dann zu den Zwiebeln geben, damit sie weich werden).

- Topping: Wer mag, kann das Gemüse zum Schluss mit Kürbis- oder Pinienkernen bestreuen.

Sautierter Babyspinat

ERIN CAMPBELL

Zubereitungszeit: 7 Minuten

Junger Spinat schmeckt milder als Herbst- und Winterspinat. Beim Kochen fällt er stark zusammen, deshalb den Topf ruhig ordentlich mit Blättern füllen.

Für 2–4 Portionen:

4 gehackte Knoblauchzehen	¼ TL Knoblauchpulver
250 g Babyspinat (gewaschen und geputzt)	1 EL natriumarme Sojasoße (oder Tamari)
¼ TL Zwiebelpulver	1 EL Orangensaft

1. In einer großen hochwandigen Pfanne bei starker Hitze 80 ml Wasser erhitzen. Knoblauch dazugeben und 2–3 Minuten dünsten, bis er duftet.

2. Spinat zufügen und bei Bedarf etwas Wasser nachgießen, damit die Pfanne nicht austrocknet. Einen Deckel auflegen, auf mittlere Hitze schalten und 3 Minuten garen. Zwiebel- sowie Knoblauchpulver behutsam untermischen.

3. In einer kleinen Schüssel Sojasoße, Orangensaft und 1 EL Wasser verrühren. Sofort über den heißen Spinat gießen und servieren.

Tipps:

- Gehackte Zwiebeln und in mundgerechte Stücke geschnittener Tofu schmecken lecker in gedämpftem Spinat.

- Statt Sojasoße, Orangensaft und Wasser können Sie auch aromatisierten Balsamico-Essig verwenden.

Regenbogen-Blattgemüse

LINSAY NIXON
Happy Vegan Tag für Tag

Zubereitungszeit: 10 Minuten

Die Rosinen verleihen diesem leicht bitteren Gemüse eine angenehm süße Note.

Für 2 Portionen:

1 Bund Regenbogen-Mangold (gut gewaschen, geputzt)	1 TL Apfelessig
	35 g Rosinen
4 gehackte Knoblauchzehen	Salz
1 Prise getr. Oregano	schwarzer Pfeffer

1. Mangoldblätter mit Stielen grob hacken und beiseitestellen.

2. Den Boden eines großen Topfes oder einer Pfanne mit etwas Wasser bedecken. Knoblauch, Oregano und Essig darin zum Kochen bringen und alles bei starker Hitze 1 Minute dünsten.

3. Rosinen dazugeben und 1 Minute kochen, dann Mangold ebenfalls hinzufügen. Unter häufigem Wenden 3-4 Minuten weich garen. Salzen, pfeffern und servieren.

Ananaspfanne

LINDSAY NIXON

Happy Herbivore Light & Lean

Zubereitungszeit: 20 Minuten

»Schnell, leicht und lecker – dieses bekömmliche Pfannengericht schmeckt ganz und gar nicht nach Diät. Wenn Sie für mehr Substanz ein weiteres Gemüse hinzufügen möchten, probieren Sie Brokkoli. Mit Vollkornreis oder Quinoa servieren.« – Lindsay Nixon

Für 2 Portionen:

120 ml Gemüsebrühe	1 EL süße rote Chilisoße
4 Frühlingszwiebeln (in Ringe geschnitten)	1 rote Paprikaschote (in Streifen)
3 gehackte Knoblauchzehen	230 g Ananasstücke
1 EL gehackte Ingwerwurzel	60 ml Ananassaft
1 Prise Chiliflocken	175 g gewürfelter Tofu
1 EL Vollkorn-Reisessig	1 TL Maisstärke
1 EL natriumarme Sojasoße oder glutenfreies Tamari	Scharfe Asia-Soße (z. B. Sriracha)
	2–3 EL gehackter frischer Koriander

1. Den Boden einer Pfanne mit Brühe bedecken. Die weißen und hellgrünen Zwiebelteile sowie Knoblauch, Ingwer und Chiliflocken darin einige Minuten andünsten, bis sie duften.

2. Essig, Sojasoße, Chilisoße, Paprikaschote und so viel Brühe zufügen, dass der Pfannenboden mit Flüssigkeit bedeckt ist.

3. Alles zugedeckt weiter dünsten, bis die Paprikastücke gar, aber immer noch knackig sind. Dabei immer wieder etwas Brühe angießen.

4. Ananasstücke, Saft und Tofu einrühren. Maisstärke mit 1 EL Wasser glattrühren und dazu geben. Unter Rühren weiter kochen, bis die Soße andickt.

5. Mit scharfer Asia-Soße abschmecken. Die dunkelgrünen Zwiebelteile und den Koriander über die Ananaspfanne streuen und servieren.

Tipp:
- Den Vollkorn-Reisessig können Sie durch einfachen Reisessig ersetzen.

Burritos

ERIN CAMPBELL

Zubereitungszeit: höchstens 20 Minuten

Dieses Gericht ist eher ein Konzept als ein richtiges Rezept: einfache Zutaten für Burritos kaufen und zubereiten. Lassen Sie Ihrer Kreativität freien Lauf. Es kommt auf die Anzahl der Tortillas und die Füllmenge an, wie viele Portionen sich herstellen lassen.

Ergibt 2–6 Burritos

Tortillas aus gekeimtem Vollkornweizen (ölfrei)	Gehackt Babyspinat
Vollkorn-Weizentortillas, Maistortillas (ölfrei)	Zerkleinerter Kohl
	Gehackte Paprikaschote
Vollkornreis, mit mex. oder Südwestamerikanischer Gewürzmischung gewürzt	Gehackte rote Zwiebel
	Gewürfelte Tomate
	Salsa
Abgetropfte und abgespülte schwarze Bohnen	Gehackter Koriander
	Gewürfelte Avocado
Fettfreies mex. Bohnenmus (»refried beans«)	Gebackene Tofuwürfel

1. Tortillas in einer trockenen Pfanne auf mittlerer Stufe oder in der Mikrowelle anwärmen, bis sie heiß und weich sind.

2. In einer Pfanne oder Mikrowelle Reis, schwarze Bohnen und Bohnenmus erwärmen.

3. Jede Tortilla mit Zutaten nach Wahl füllen. Beide Enden einschlagen, aufrollen und servieren.

Dr. Campbells Mahlzeit für Junggesellen

THOMAS CAMPBELL

Zubereitungszeit: 15–20 Minuten

Ein Topf, minimaler Abwasch, optimale Resteverwertung – was will ein Junggeselle mehr? Die Dosensuppe bestimmt den Geschmack. Dieses Rezept wird keinen Innovationspreis gewinnen, dafür bekommen Sie etwas Gesünderes in den Magen als Fertigmahlzeiten, wenn Zeit, Energie oder Zutaten fehlen.

Für 4 Portionen:

455 g Vollkornnudeln
510–570 ml ölfreie Suppe auf
pflanzlicher Basis (2 große
Packungen oder Dosen)

255 g Babyspinat (geputzt
und gewaschen)
500 g gemischtes TK-
Gemüse nach Wahl

1. Alle Zutaten mit 470 ml Wasser in einen großen Suppentopf geben, zum Kochen bringen und dann bei schwacher Hitze köcheln lassen, bis die Nudeln bissfest sind.

2. Fügen Sie nach Belieben mehr oder weniger Wasser zu, je nachdem, ob Sie lieber ein eintopfartiges Gericht oder eine dünnflüssige Suppe möchten.

Tipp:
- Achten Sie darauf, ölfreie oder fettarme Suppen zu verwenden.

Fabelhafte Süßkartoffel-Enchiladas

LEANNE CAMPBELL
Das offizielle Kochbuch zur China Study

Zubereitungszeit: 20 Minuten, Backzeit: 25 Minuten

Diese Enchiladas schmecken toll und sättigen auf angenehme Weise. Die Salsa verleiht dem Gericht seine Schärfe, wählen Sie deshalb eine, die Ihnen schmeckt – Sie können auch gern mehr davon zufügen als im Rezept angegeben. Wählen Sie natriumarme Sojasoße, um den Salzgehalt zu reduzieren (der Geschmack bleibt unverändert lecker).

Für 6–8 Portionen:

120 ml Gemüsebrühe	500 g gehackter Blattspinat
150 g schwarze Bohnen (aus der Dose)	4 EL Sojasoße
1 gewürfelte mittelgroße Zwiebel	600 g gekochtes Süßkartoffelpüree
3 fein gehackte Knoblauchzehen	Meersalz zum Abschmecken
1 TL gem. Koriander	10 große Tortillas
1 TL gem. Kreuzkümmel	1 Glas Ihrer Lieblingssalsa

1. Den Backofen auf 175 °C (Umluft 155 °C) vorheizen. Die Bohnen in einem Sieb abspülen und so pürieren, dass noch Stückchen im Püree zu sehen sind.

2. In einem großen Topf 2 EL Gemüsebrühe erhitzen. Zwiebel und Knoblauch dazugeben und glasig dünsten. Koriander und Kreuzkümmel zufügen, unter ständigem Rühren 1 weitere Minute kochen.

3. Restliche Gemüsebrühe, Spinat, Bohnen, Sojasoße und Süßkartoffelpüree in dem Topf geben. Unterrühren und weitere 3–5 Minuten kochen.

4. Vom Herd nehmen und mit Salz abschmecken. Jeweils etwa 100 g der Mischung in die Mitte einer Tortilla löffeln, aufrollen und in eine beschichtete Backform legen.

5. Wenn alle Burritos zubereitet sind, mit der Lieblingssalsa übergießen, mit Alufolie bedecken und im vorgeheizten Ofen 25 Minuten backen. Heiß servieren.

Cremige Brokkoli-Pasta

CHEF DEL SROUFE
Chef Del's Better Than Vegan

Zubereitungszeit: 35 Minuten einschließlich Blumenkohlpüree von S. 309)

Im Gegensatz zu mit Nüssen zubereiteten veganen Nudelrezepten schmeckt dieses soßige Nudelgericht nicht nur super, sondern ist gleichzeitig sehr bekömmlich.

Für 4 Portionen:

340 g Vollkornnudeln	2 EL Nährhefe
1 Brokkoli (in Röschen geschnitten)	2 TL Dijonsenf abgeriebene
2 große Stangen Lauch (in dünne Ringe geschnitten)	Schale von 1 Bio-Zitrone
120 ml Weißwein	1 Prise gem. Muskatnuss
2 Portionen Blumenkohlpüree (Seite 309)	Meersalz
	schwarzer Pfeffer

1. Nudeln nach Packungsanleitung kochen; in den letzten 4 Kochminuten Brokkoli dazugeben.

2. Den Lauch mit 2 EL Wasser in einer großen Pfanne 7–8 Minuten andünsten, bis er weich ist. Von Zeit zu Zeit 2 EL Wasser zufügen, damit nichts anbrennt.

3. Die Hitze auf hohe Stufe schalten, den Wein angießen und auf etwa die Hälfte der Flüssigkeit einkochen.

4. Blumenkohlpüree, Hefe, Senf, Zitronenschale und Muskat dazugeben. Mit Salz und Pfeffer abschmecken. Brokkoli und Nudeln abgießen, alles mischen und servieren.

Blumenkohlpüree

CHEF DEL SROUFE
Chef Del's Better Than Vegan

Zubereitungszeit: höchstens 20 Minuten

»Traditionelle Béchamelsoße wird mit Sahne oder Milch hergestellt, vegane normalerweise mit pflanzlicher Milch oder weichem Tofu. Meine Lieblingsvariante besteht aus Blumenkohlpüree und ist eine meiner wandlungsfähigsten Soßen. Wie ihr mit Milch zubereitetes Gegenstück nimmt sie den Geschmack der jeweils verwendeten Gewürze an.« – Chef Del

Für 2 Portionen:

350 g Blumenkohlröschen
175–235 ml Gemüsebrühe

1. Blumenkohlröschen mit der Gemüsebrühe in einen Topf geben. Deckel auflegen und das Gemüse in ca. 15 Minuten sehr weich kochen.

2. Den Blumenkohl abgießen und dabei die Brühe in einer Schüssel auffangen. Die Röschen in einen Mixer geben und fein pürieren. Dabei so viel Brühe zufügen, dass eine cremig-flüssige Konsistenz entsteht.

Tipp:
- Vorgeschnittener Blumenkohl oder gefrorene Röschen verkürzen die Zubereitungszeit.

Wunderbare Walnusssoße

ANN ESSELSTYN
Essen gegen Herzinfarkt von Dr. Caldwell B. Esselstyn Jr.

»Großartig auf Blattgemüse! Sparsam verwenden, da diese Soße sehr kalorienhaltig ist. Unbedingt beachten: Die Soße ist für Herzkranke ungeeignet, sofern sie nicht sparsam angewendet wird.« –Ann Esselstyn

Für 1 Portion:

50 g Walnusshälften	1–2 EL natriumarme Sojasoße
1 Knoblauchzehe	oder Tamari

1. Walnüsse, Knoblauch und Sojasoße im Mixer oder mit einem Mixstab pürieren.

2. Dabei etwa 120 ml Wasser dazu gießen. Die Soße sollte eher dünnflüssig sein.

Tipp:

• Diese Soße passt zu fast allem. Gut verschlossen und im Kühlschrank gelagert hält sie sich wochenlang.

Gartenpizza

ERIN CAMPBELL

Zubereitungszeit: 15 Minuten (nachdem der Teig zubereitet wurde),
Backzeit: 13 Minuten

Pizza ohne Käse? Mit jeder Menge Soße und Belag erfüllt auch eine gute käse-freie Variante die Ansprüche aller Pizza-Fans. Bei den Mengen haben Sie freie Hand – je nach Appetit und Geschmack können Sie von den folgenden Zutaten mehr oder weniger wählen.

Für 2–4 Portionen:

Tomatensoße (dickflüssige, ölfreie Sorte)	In Scheiben geschnittene rote Zwiebel
2 Vollkorn-Pizzaböden (Seite 312)	Halbierte Cocktailtomaten
In Scheiben geschnittene Pilze	Nährhefe
Entkernte und in dünne Streifen geschnittene grüne Paprikaschote	Schwarzer Pfeffer und italienische Kräuter
Brokkoli in Röschen	Gehackter Babyspinat

1. Den Backofen auf 220 °C (Umluft 200 °C) vorheizen. Die ungebackenen Pizzaböden dünn mit Tomatensoße bestreichen.

2. Alles vorbereitete Gemüse außer dem Spinat gleichmäßig auf den Pizzaböden verteilen.

3. Alles mit Nährhefe, Pfeffer und italienischen Kräutern bestreuen. Im vorgeheizten Ofen 12–13 Minuten backen. Noch heiß mit Spinat garnieren.

Tipp:
- Anstatt der selbstgemachten Pizzaböden können auch Vollkorn-Pizzateig oder Böden ohne zusätzliches Öl verwendet werden. Im Notfall kann auch mal Vollkorn-Pitabrot als Böden für Minipizzen herhalten.

Pizzateig aus Vollkornmehl
CHEF DEL SROUFE
Chef Del's Better Than Vegan

Zubereitungszeit: 1 Stunde 20 Minuten (einschließlich Gehzeit)

Für 2 Stück:

1 Päckchen Trockenhefe	½ TL Meersalz
1 EL Rohrzucker	ca. 300 g Vollkornweizenmehl

1. 235 ml lauwarmes Wasser, Hefe und Zucker in einer großen Schüssel vermischen. Ruhen lassen, bis die Mischung zu schäumen beginnt.

2. Das Salz dazugeben Und mit einem Schneebesen 150 g Mehl einrühren. Den Teig 75 Mal durchschlagen. Nach und nach so viel Mehl zufügen, dass ein fester, aber noch leicht klebriger Teig entsteht.

3. Die Schüssel mit Frischhaltefolie abdecken und den Teig ca. 45 Minuten an einem warmen Ort zu doppelter Größe aufgehen lassen.

4. Den Teig mit leicht bemehlten Händen kräftig durchkneten, wieder abdecken und weitere 20 Minuten gehen lassen.

5. Teig in zwei gleich große Stücke teilen und zu zwei runden, flachen Böden ausrollen.

Tipp:
- Diese Böden können Sie für jedes Rezept verwenden, das nach Vollkorn-Pizzateig oder -Böden verlangt. Einfach den Belag- und Backanweisungen des jeweiligen Rezepts folgen.

Gemüse und Kichererbsen mit Kreuzkümmel auf Quinoa

SUSAN VOISIN
fatfreevegan.com

Zubereitungszeit: 20 Minuten, Kochzeit: 30 Minuten

Keine Angst vor der etwas längeren Zutatenliste! In diesem Rezept wird eine Vielfalt an Gewürzen verwendet, damit gewöhnliches Gemüse geradezu exotisch schmeckt.

Für 4 Portionen

½ gehackte Zwiebel

3 gehackte Knoblauchzehen

2 TL gem. Kreuzkümmel

½ TL gem. Kurkuma

1 TL geräuchertes Paprikapulver

¼ TL gem. Kardamom

⅛ TL Cayennepfeffer (oder mehr nach Geschmack)

350 g Blumenkohlröschen

½ mittelgroße Aubergine

1 Dose abgespülte und abgetropfte Kichererbsen (Abtropfgewicht 255 g)

1 Dose Pizzatomaten

75 g Rosinen

1 in 1,5 cm große Würfel geschnittene mittelgroße Zucchini (in 1,5 cm große Würfel geschnitten)

130 g Quinoa (gut durchgespült und abgetropft)

355 ml Gemüsebrühe

Harissa oder scharfe Chilisoße für den Esstisch

1. Eine große beschichtete Pfanne auf mittlerer bis hoher Stufe erhitzen. Zwiebel hineingeben und 2 Minuten anbraten.

2. Etwa 2/3 vom Knoblauch sowie Kreuzkümmel, Kurkuma, Paprika, Kardamom und Cayennepfeffer einstreuen und weitere 2 Minuten unter häufigem Rühren kochen.

3. Blumenkohl, Aubergine, Kichererbsen, Tomaten, Rosinen und 120 ml Wasser unterrühren. Zugedeckt auf mittlerer Stufe unter gelegentlichem Rühren 10 Minuten köcheln lassen.

4. Die Zucchiniwürfel zufügen und alles zugedeckt weitere 10 Minuten köcheln lassen. Mit Salz abschmecken.

5. Während das Gemüse gart, einen großen Topf erhitzen. Quinoa hineingeben und unter ständigem Rühren rösten, bis er fast trocken ist.

6. Den übrigen Knoblauch und die Gemüsebrühe dazugeben, leicht salzen und aufkochen lassen. Auf kleinster Stufe zugedeckt 15–20 Minuten quellen lassen, bis alle Flüssigkeit aufgesogen ist.

7. Quinoa von der Herdstelle nehmen, mit einer Gabel lockern und anrichten. Das Gemüse in die Mitte geben und mit Harissa oder Chilisoße zum individuellen Nachwürzen servieren.

Gutbürgerliche Linsen

ANN ESSELSTYN
Essen gegen Herzinfarkt von Dr. Caldwell B. Esselstyn Jr.

Zubereitungszeit: 10 Minuten, Kochzeit: 60 Minuten

Dieses kinderfreundliche Rezept ist die leckere, herzhafte und leichte Variante eines uralten Klassikers. Scheuen Sie sich nicht, jede Menge Koriander zu verwenden. Er verleiht dem Essen eine wundervoll frische Note!

Für 8–10 Portionen:

1 große gehackte Zwiebel

1 gehackte Paprikaschote (Farbe nach Belieben)

1 EL Chilipulver

300 g getr. braune oder grüne Linsen

1 Dose Pizzatomaten

1 EL natriumarme Tamari- oder glutenfreie Sojasoße

2 EL mittelscharfer Senf

1 EL brauner Zucker

1 EL Reisessig

1 TL vegetarische Wocestershiresoße

1 Bund gehackter Koriander

schwarzer Pfeffer aus der Mühle

1. 80 ml Wasser in einem großen Topf erhitzen. Zwiebel und Paprika darin ca. 5 Minuten unter gelegentlichem Rühren dünsten, bis die Zwiebel etwas weicher ist. Chilipulver unterrühren.

2. 750 ml Wasser, Linsen, Tomaten und übrige Zutaten (bis auf den Koriander) dazugeben. Gut verrühren, zum Kochen bringen und zugedeckt 55 Minuten bei schwacher Hitze quellen lassen. Gelegentlich umrühren.

3. Wenn die Linsen weich sind, mit Pfeffer abschmecken, Koriander darüber streuen und heiß servieren.

Kürbisgnocchi mit italienischer Gemüsesoße

LEANNE CAMPBELL

Das offizielle Kochbuch zur China Study

Zubereitungszeit: 25 Minuten, Kochzeit: 25–30 Minuten

Dieses leckere Rezept ist erstaunlich leicht zuzubereiten und ein Augenschmaus dazu: Die orangefarbenen Gnocchi bilden einen appetitlichen Kontrast zum roten und grünen Gemüse.

Für 6 Portionen:

425 g Kürbispüree (Glas oder Dose)
260 g Vollkorn-Weizenmehl
Meersalz
1 mittelgroße Zwiebel (in lange Streifen geschnitten)
2 EL Gemüsebrühe
1 TL getr. Basilikum

1 EL getr. Oregano
800 g Pizzatomaten (Dose)
2 große Zucchini (in Scheiben geschnitten)
schwarzer Pfeffer

1. Kürbispüree und Mehl zu einem weichen Teig verkneten. Falls nötig, mehr Mehl zugeben, damit der Teig nicht zu klebrig wird (Teig nicht zu lange bearbeiten).

2. Teig in 4–5 Stücke teilen und auf eine bemehlte Oberfläche legen. Jedes Stück zu einem Strang von ca. 1 cm Durchmesser rollen. Von den Strängen 1 cm dicke Scheiben abschneiden.

3. In einem großen Topf reichlich Wasser mit etwas Salz zum Kochen bringen. Die Gnocchi hineingeben und ca. 5 Minuten kochen, bis sie an der Oberfläche schwimmen. (Je nach Größe des Topfes müssen sie etappenweise gekocht werden.) Aus dem Wasser nehmen und beiseitestellen.

4. In einem großen Kochtopf Zwiebel, Gemüsebrühe, Basilikum und Oregano auf mittlerer Stufe ca. 4–5 Minuten anbraten, bis die Zwiebel weich ist.

5. Tomaten und Zucchini dazugeben. Zugedeckt 5–7 Minuten köcheln lassen, bis die Zucchini weich ist. Mit Salz und Pfeffer würzen, auf die Gnocchi geben und servieren.

Tipp:
- Fertiges Kürbispüree im Glas gibt es in gut sortierten Bio-Läden oder im Internet.

Desserts

Ananas-Biskuit

LINDSAY NIXON

Happy Vegan Tag für Tag

Zubereitungszeit: 10 Minuten, Backzeit: 20 Minuten

Dieses Dessert erhält seine Süße nur von den Ananasstückchen und ihrem Saft, lässt sich schnell zubereiten und ist dennoch extravagant.

Für 9 Stücke:

etwas Fett für die Kuchenform
1 Dose Ananasringe (in 100 % Saft, Gesamtgewicht 440 g)
75 g Vollkorn-Weizenmehl
1 TL Backpulver
1 TL Natron
1 Prise Salz
3 Prisen gem. Ingwer
1 TL Vanilleextrakt abgeriebene Schale von 1 Bio-Orange

1. Den Backofen auf 180 °C (Umluft 160 °C) vorheizen. Eine Kuchenform (Ø 22 cm) fetten.

2. Ananas abtropfen lassen, dabei den Saft in einer Schüssel auffangen und beiseitestellen.

3. In einer Rührschüssel Mehl, Backpulver, Natron, Salz und Ingwer vermischen. Vanille und Orangenschale hinzufügen und beiseitestellen.

4. Ananasringe sehr klein schneiden oder im Mixer zu einer groben Masse verarbeiten (aber nicht zu Mus) und unter die Mehlmischung rühren.

5. Nach und nach Ananassaft hinzufügen: erst 60 ml, dann löffelweise (ca. 6 EL) bis der Teig glatt und feucht ist. Nicht zu lange verrühren. In die Backform füllen und im vorgeheizten Ofen ca. 20 Minuten backen.

6. Kurz vor dem Servieren mit dem restlichen bzw. zusätzlichem Saft übergießen. Der Kuchen sollte feucht sein und fast auseinanderfallen.

Tipp:
- Darauf achten, Ananasringe in 100 % Saft zu kaufen – nicht Sirup.

Bananeneis mit Schokosoße

LEANNE CAMPBELL
Das offizielle Kochbuch zur China Study

Zubereitungszeit: 15 Minuten

Bei uns zu Hause ein Grundnahrungsmittel! Das Eis ist fein, cremig und süß – der perfekte Abschluss einer gesunden Mahlzeit. Sollten Sie der Schokoladensoße überdrüssig werden oder sich nach Abwechslung sehnen, garnieren Sie das Bananeneis stattdessen mit Obst oder Beerensoße (Seite 270).

Für 2–4 Portionen:

3 EL Kakaopulver	240 ml Sojamilch
3 EL Vollrohr- oder brauner Zucker	4 gefrorene Bananen
	½ TL Vanilleextrakt

1. Kakaopulver, Zucker und 120 ml Sojamilch in einem kleinen Topf zum Kochen bringen.

2. Hitze reduzieren und unter ständigem Rühren weiter kochen, bis die Masse eindickt. Vom Herd nehmen und beiseitestellen.

3. Bananen, übrige Sojamilch und Vanilleextrakt im Mixer glatt pürieren. In Schälchen geben, mit Soße übergießen und sofort servieren.

Tipp:

- Für das Eis können Sie natürlich auch eine andere Milchalternative nehmen. Sehr gut schmeckt es zum Beispiel auch mit Haselnuss- oder Mandelmilch.

Bananen-Ahorn-Haferplätzchen

SUSAN VOISIN
fatfreevegan.com

Zubereitungszeit: 15 Minuten, Backzeit: 12 Minuten

Diese saftigen, herrlich süßen und gesunden Plätzchen backe ich am liebsten, wenn eine Menge Leute versorgt werden will. Sie sind im Handumdrehen aufgegessen, und keiner merkt, dass sie gesünder sind als herkömmliche Plätzchen.

Für 18 Stück:

1 TL gem. Chiasamen (oder 2 TL Ei-Ersatzpulver oder 2 TL gem. Leinsamen)
85 g Haferflocken
150 g Vollkorn-Weizenmehl
½ TL Natron
½ TL Backpulver

½ Teelöffel Salz
1 TL Zimt
40 g Rosinen
½ TL Vanilleextrakt
155 g Ahornsirup
1 pürierte Banane
½ TL Zitronensaft

1. Den Backofen auf 200 °C (Umluft 180 °C) vorheizen.

2. In einer kleinen Rührschüssel Chiasamen, Ei-Ersatz oder Leinsamen mit 2 EL Wasser verrühren. Beiseitestellen, bis die Masse andickt. (Die Wartezeit entfällt, wenn Sie abgepackten Ei-Ersatz verwenden.)

3. Haferflocken, Mehl, Natron, Backpulver, Salz und Zimt vermischen. Rosinen hinzufügen.

4. Vanille, Ahornsirup, Bananenpüree und Zitronensaft zur Chia-Ei-Ersatz- (oder Leinsamen-) Masse geben und gut vermischen. Kräftig, aber nicht zu lange unter die Mehlmischung rühren.

5. Ein Backblech mit Silikon-Backmatte oder Backpapier auslegen. Aus dem Teig mit Esslöffeln 18 Häufchen abstechen, auf das Backblech geben und jeweils mit einer Gabel leicht flach drücken.

6. Die Plätzchen im vorgeheizten Ofen 8–12 Minuten backen, bis Unterseiten und Ecken leicht braun sind. Vor dem Servieren Plätzchen auf einem Kuchengitter mindestens einige Minuten abkühlen lassen.

Rohe Schokocookies

KAREN CAMPBELL

Zubereitungszeit: 15 Minuten

Aus diesem alten Familienrezept lässt sich ein super einfacher, sättigender, ballast-stoffreicher Nachtisch zaubern, den die Kinder mit in die Schule nehmen können.

Für 18 Stück:

3 EL Kakaopulver	65 g Erdnussbutter
55 g brauner Zucker	1 TL Vanilleextrakt
80 ml pflanzliche Milch	85 g Haferflocken

1. In einem kleinen Topf alle Zutaten außer Haferflocken vermischen. Bei niedriger Hitze zu einer glatten Masse verrühren, bis sich der Zucker auf-gelöst hat.

2. Von der Herdstelle nehmen und die Haferflocken unterrühren.

3. Den Teig auf Handwärme abkühlen lassen, dann mit 2 Teelöffeln 18 Porti-onen davon abstechen und zwischen den Handflächen zu Kugeln formen. Auf Zimmertemperatur abkühlen lassen und servieren.

Gemischter Obst-Auflauf

LEANNE CAMPBELL

Zubereitungszeit: 10 Minuten, Backzeit: 25Minuten

Traditioneller Obstauflauf wird mit einer ungesunden Masse aus Butter und Weißmehl (Streuseln!) überzogen. Dieser Auflauf erhält die gesunden Tugen-den – das Obst – und verzichtet auf die unbekömmlichen Zutaten.

Für 6 Portionen:

500 g gemischte Beeren	4 EL brauner Zucker
3 EL Ahornsirup	1 TL Backpulver
1 Tasse Vollkorn-Weizenmehl	120 ml Mandelmilch

1. Den Backofen auf 200 °C (Umluft 180 °C) vorheizen. Beeren und Ahornsirup in einer großen Schüssel behutsam vermischen und in einer feuerfesten Form (Ø 22 cm) verteilen.

2. In einer zweiten Schüssel Mehl, Zucker und Backpulver für den Teig mischen. Mit der Milch verrühren.

3. Den Teig auf die Beeren gießen (sie müssen nicht vollständig bedeckt sein) und ca. 25 Minuten goldbraun backen. 10 Minuten auskühlen lassen und lauwarm servieren.

Tipp:
- Je nach Saison können Sie auch TK-Beeren verwenden, sie sollten allerdings vor dem Backen aufgetaut sein.

Schokoladenpudding

ERIN CAMPBELL

Zubereitungszeit: 15 Minuten

Dieser Pudding ist einfach zuzubereiten, kinderfreundlich und enthält keine Tiermilch.

Für 4 Portionen:

3 EL Maisstärke	470 ml pflanzliche Milch
75 g Vollrohr- oder brauner Zucker	1 ½ TL Vanilleextrakt
30 g Kakaopulver	Obst zum Garnieren
½ TL gem. Zimt	(nach Belieben)

1. In einem mittelgroßen Topf Maisstärke, Zucker, Kakaopulver und Zimt vermischen.

2. Pflanzliche Milch mit einem Schneebesen unterrühren. (Die Masse muss nicht vollkommen vermischt und glatt gerührt sein.)

3. Nun den Topf auf mittlerer Stufe erwärmen. Die Masse leise köcheln und 5–7 Minuten unter ständigem Rühren eindicken lassen. Vanille einrühren und den Pudding warm oder gekühlt servieren.

4. Vor dem Servieren nach Belieben mit Obst garnieren.   →

Tipps:

- Gewürze wie Zimt, Muskat, Ingwer und Kardamom intensivieren einen süßen Geschmack und helfen dabei, Zucker und andere Süßungsmittel zu sparen.

Unglaublich köstliche Dattel-Tarte

LEANNE CAMPBELL
Das offizielle Kochbuch zur China Study

Zubereitungszeit: 25 Minuten (zzgl. 1 Stunde Abkühlzeit)

In Geschmack und Aussehen ist dies ein opulentes Dessert. Der Fantasie sind keine Grenzen gesetzt, wenn es an die Obstfüllung geht. Heraus kommt eine wahrhaft entzückende Nachspeise. Wer bei einer Party oder bei einem Menü Eindruck schinden will, sollte hierauf zurückgreifen.

Für 8 Portionen:

200 g Datteln (entsteint)	½ TL Zimt
150 g Walnusskerne	je 100 g Erdbeeren,
30 g Kokosraspeln	Brombeeren, Heidelbeeren,
1 TL Vanilleextrakt	Mango und Kiwi

1. Datteln, Walnüsse, Kokosraspel, Vanille und Zimt in einem Mixer auf hoher Stufe mischen, bis sich ein Teig bildet.

2. Den Teig mit den Händen nochmals verkneten und dann in einer Tarte-Form legen. Mit den Händen flachdrücken, bis der Teig die Form ausfüllt, und dabei einen kleinen Rand formen.

3. Die Früchte waschen, trocken tupfen und putzen. Je nach Sorte schälen und in Scheiben schneiden. Den Dattel-Boden damit belegen und vor dem Servieren 1 Stunde kühlstellen.

Danksagung

Ich möchte mich besonders bei meiner Frau Erin Campbell bedanken, denn erst durch sie wurde dieses Buch möglich. Sie hat dem Projekt viel Zeit und Energie geschenkt, um aus ihm einen praktischen Ratgeber zu machen. Sie hat die Rezepte überprüft und geschrieben, während sie gerade ihre Facharztausbildung beendete. Das war bestimmt nicht leicht. Des Weiteren wäre dieses Buch auch nicht ohne die bedingungslose Unterstützung meiner Eltern T. Colin und Karen Campbell möglich gewesen. Sie waren meine besten Lehrer. Schon seit fünfzehn Jahren ist mein Vater mein hoch geschätzter professioneller und wissenschaftlicher Mentor.

Über diese persönliche Unterstützung hinaus möchte ich mich außerdem bei meiner Agentin Celeste Fine und allen Mitarbeitern von Rodale bedanken. Ich freue mich so sehr, dass Mary Ann Naples und ihr Team an dieses Projekt geglaubt haben. Mein besonderer Dank gilt meiner Lektorin Jennifer Levesque für ihre ausgezeichnete Arbeit und Beratung sowie an Christopher DeMarchis für sein fast tägliches Bemühen, mich auf dem richtigen Kurs zu halten. Nancy Elgin hat durch ihre sorgsame redaktionelle Bearbeitung mein Manuskript in großem Maße verbessert. Es gibt noch so viele weitere Verlagsmitarbeiter, unter ihnen Brent Gallenberger, Aly Mostel und Susan Turner, denen ich zu danken habe. Einige von ihnen habe ich noch nicht einmal kennengelernt, doch auch für sie gilt: Zusammen haben wir dieses Buch ins Leben gerufen und uns für seinen Erfolg eingesetzt.

Bei Eric Lindstrom und Jeremy Rose möchte ich mich für ihre Hilfe bei der Vermarktung und Web-Entwicklung bedanken. Das Team des T. Colin Campbell Center for Nutrition Studies – darunter Jenny Miller, Anne Ledbetter, Sarah Dwyer und Juan Lube – und der Rest der Belegschaft sind ein ganz wesentlicher Teil der Botschaft dieses Buches und meiner Bemühungen, sie zu verbreiten.

Dank geht ebenso an das University of Rochester Medical Center und besonders an das Programm für Assistenzzeit in der Allgemeinmedizin sowie an Betty Rabinowitz und das Primary Care Network. Sie alle geben mir

die Chance, meine Leidenschaft für eine gesunde Ernährung und Lebensweise in der Vorbeugung und Heilung von Krankheiten einzusetzen.

Zu guter Letzt möchte ich mich bei meinen Patienten bedanken. Sie
waren meine besten Lehrer, was die Entwicklung einer hilfreichen und interessanten Diskussion über die Umstellungen der Ernährungs- und Lebensweise betrifft. Veränderungen sind nie einfach, vor allem, wenn es ums
Essen geht. Gerade deshalb hat mich der Erfolg vieler meiner Patienten
ganz besonders inspiriert.

Stimmen zu *Abnehmen mit der China Study®*

»*Dieses Buch ist ein würdiger Begleiter zur ›China Study®‹. Wieder einmal weist uns Dr. Thomas Campbell in grandioser Weise unseren Weg zur bestmöglichen Gesundheit. Was den Leser besonders beeindrucken wird, ist Dr. Campbells bemerkenswerte Kombination von Selbstsicherheit und Bescheidenheit. Wenn er sich bei etwas nicht sicher ist, dann nennt er uns den Grund dafür. Wenn er überzeugt ist, dann erklärt er uns das Wie und Warum. Unbedingt lesenswert!*«

– Dr. Douglas J. Lisle, Mitautor von *Die Lustfalle: Warum Gesundsein so schwerfällt und was Sie dafür tun können*

»*›Abnehmen mit der China Study®‹ ist eine wunderbare Ergänzung zur ›China Study®‹. Mit ihr wird Ihr Weg zu besserer Gesundheit nicht nur einfach, Sie werden ihn sogar genießen!*«

– Dr. Alona Pulde und Dr. Matthew Lederman, Autoren von *The Forks Over Knives Plan* und Gründer des Transition to Health Center

»*›Abnehmen mit der China Study®‹ präsentiert eine sehr gut strukturierte, prägnante und umfangreiche Methode für alle, die mithilfe einer pflanzlichen Vollwert-Ernährung ihre Gesundheit in Schwung bringen wollen. Es könnte dabei keinen besseren Wegbegleiter geben als Dr. Tom Campbell!*«

– Rip Esselstyn, Bestseller-Autor von *The Engine 2 Diet* und *Stärker als Fleisch*

»In ›Abnehmen mit der China Study®‹ *vereint Dr. Tom Campbell sachkundig wissenschaftlich fundierten Rat mit praktischen Informationen. Lesen Sie dieses Buch – und die Zubereitung Ihrer Mahlzeiten aus Obst, Gemüse, Getreide und Hülsenfrüchten wird zum Kinderspiel. Ihr Körper und Ihr Arzt werden sich freuen.«*

– Dr. Amy Joy Lanou, Vorsitzende und Dozentin der
Fakultät für Gesundheit und Wohlbefinden an der
University of North Carolina, Asheville

»Die bahnbrechende Forschungsarbeit der ursprünglichen ›China Study®‹ *setzte eine wahre Revolution des Denkens in Gang. Heute bestätigt die internationale wissenschaftliche Gemeinschaft den klaren Zusammenhang zwischen gesunder Ernährung und einer geringeren Erkrankungswahrscheinlichkeit für viele Krebsarten.«*

– Marilyn Gentry, Präsidentin des World Cancer
Research Fund International

»Ich bin von Dr. Tom Campbells neuem Buch ›Abnehmen mit der China Study®‹ *sehr begeistert. Es verwandelt die wissenschaftlichen Erkenntnisse seines bahnbrechenden Erfolgs ›China Study*®‹ *in eine leicht verständliche und umsetzbare Methode zum Gesundwerden und Gesundbleiben! Dieses Buch wird zur Pflichtlektüre für all unsere Patienten.«*

– Dr. Alan Goldhamer, Leiter des TrueNorth Health
Center in Santa Monica, Kalifornien

»In ›Abnehmen mit der China Study®‹ *spürt man die Haltung eines fürsorglichen und erfahrenen Arztes, der die typisch westliche Ernährungsweise als Hauptschuldigen für die größten Krankheiten unserer Zeit anklagt: Fettleibigkeit, Diabetes, Bluthochdruck,*

Herzinfarkt, Schlaganfall, viele Krebsleiden und Autoimmunkrankheiten.
Das ist ein ›Arzttermin‹, der Ihnen gefallen wird und von dem
Sie Ihr Leben lang profitieren werden. Sehr zu empfehlen!«

– Dr. Michael Klaper, Oberarzt, TrueNorth Health
Center in Santa Monica, Kalifornien

»Als man das Rauchen in den 1960er-Jahren als ungesund eingestuft
hatte, gingen viele Ärzte mit gutem Beispiel voran und gaben es auf.
Inzwischen gehört es zum Standard jedes Arztes, rauchende Patienten
zum Aufhören zu bewegen. Eine ähnliche Wirkung prophezeie ich
diesem Buch: Je mehr Belege es für die Vorteile einer Vollwertkost auf
Pflanzenbasis geben wird, umso mehr Ärzte und Mediziner werden
selbst ihre Ernährung umstellen und ihre Patienten dazu auffordern,
es ihnen nachzutun. Das Buch ist wie ein frischer Wind.«

– Dr. Gary A. Giovino, Professor und Vorsitzender
der Fakultät für Gesundheitswesen und -verhalten
an der University of Buffalo, SUNY

»Dieses Buch ist eine wunderbare und hilfreiche Fortsetzung der ›China
Study®‹. Darin fasst Tom Campbell die wissenschaftlichen Beweise für die
gesundheitsfördernde Wirkung einer pflanzlichen Vollwert-Ernährung
zusammen (er erklärt uns, warum wir unsere Ernährung umstellen sollten)
und gibt uns dann sehr praktische Tipps für die Umsetzung einer solchen
Ernährungsweise. Es enthält sogar so nützliche Sachen wie Menüpläne,
Rezepte und Einkaufslisten. Ich empfehle ›Abnehmen mit der China Study®‹
wärmstens Medizinern, Patienten und der allgemeinen Öffentlichkeit.«

– Dr. Thomas L. Campbell, Vorsitzender der Fakultät für
Familienmedizin an der University of Rochester School
of Medicine (nicht mit dem Autor verwandt)

Stichwortverzeichnis

Anmerkungen

Einleitung

1 Whitlock E. P., Orleans, C. T., Pender, N., and Allan, J. Evaluating primary care behavioural counseling interventions: An evidence-based approach. American Journal of Preventive Medicine, 2002, 22:267–284.

1. Kapitel

1 Youngman, L. D. and Campbell, T. C. The sustained development of preneoplastic lesions depends on high protein intake. Nutrition and Cancer, 1992, 18:131–142.

2 Schulsinger D. A., Root, M. M., und Campbell, T. C. Effect of dietary protein quality on development of aflatoxin B1-induced hepatic preneoplastic lesions. Journal of the National Cancer Institute,1989, 81:1241–1245.

3 Brody, J. Huge study of diet indicts fat and meat. *New York Times*, 8. Mai 1990.

4 Campbell, T. C. und Junshi, C. Diet and chronic degenerative diseases: Perspectives from China. American Journal of Clinical Nutrition, 1994, 59:1153S–1161S.

5 Jolliffe, N. und Archer M. Statistical associations between international coronary heart disease death rates and certain environmental factors. Journal of Chronic Diseases,1959, 9:636–652.

6 Scrimgeour, E. M., McCall, M. G., Smith, D. E. und Masarei, J. R. Levels of serum cholesterol, triglyceride, HDL-cholesterol, apoproteins A-I and B, and plasma glucose, and prevalence of diastolic hypertension and cigarette smoking in Papua New Guinea highlanders. Pathology, 1989, 21:46–50.

7 Campbell, T. C., Parpia, B., und Chen, J. Diet, lifestyle, and the etiology of coronary artery disease: The Cornell China study. American Journal of Cardiology, 1998, 82:18T–21T.

8 Ornish D., Scherwitz, L. W., Billings, J. H., Gould, L. et al. Intensive lifestyle changes for reversal of coronary heart disease. JAMA: The Journal of the American Medical Association, 1998, 280:2001–2007.

9 Himsworth, H. Diet and the incidence of diabetes mellitus. *Clinical Science*,1935, 2:117–148.

10 Barnard, R. J., Lattimore, L., Holly, R. G., Cherny, S. und Pritikin, N. Response of non-insulin-dependent diabetic patients to an intensive program of diet and exercise. Diabetes Care, 1982, 5:370–374.

11 Fraser, G. E. Vegetarian diets: What do we know of their effects on common chronic diseases? American Journal of Clinical Nutrition, 2009, 89:1607S–1612S.

12 Newby, P. K., Tucker, K. L. und Wolk, A. Risk of overweight and obesity among semivegetarian, lactovegetarian, and vegan women. American Journal of Clinical Nutrition, 2005, 81:1267–1274.

13 Dwyer, J. T. Health aspects of vegetarian diets. American Journal of Clinical Nutrition, 1988, 48:712–738.

14 Vergnaud, A. C., Norat, T., Romaguera, D., Mouw, T. et al. Meat consumption and prospective weight change in participants of the EPIC-PANACEA study. American Journal of Clinical Nutrition, 2010, 92:398–407.

15 Campbell, T. M. 2nd und Campbell, T. C. The breadth of evidence favoring a whole foods, plant-based diet: Part I: Metabolic diseases and diseases of aging. Primary Care Reports, 2012,18:13–23.

16 Barnard, N. D., Cohen, J., Jenkins, D. J. A., Turner-McGrievy, G. et al. A low-fat vegan diet and a conventional diabetes diet in the treatment of type 2 diabetes: A randomized, controlled, 74-wk clinical trial. American Journal of Clinical Nutrition, 2009, 89:1588S–1596S.

17 Ornish, D., Weidner, G., Fair, W. R., Marlin, R., et al. Intensive lifestyle changes may affect the progression of prostate cancer. Journal of Urology, 2005, 174:1065–1069.

18 Ornish, D., Magbanua, M. J. M., Weidner, G., Weinberg, V. et al. Changes in prostate gene expression in men undergoing an intensive nutrition and lifestyle intervention.*Proceedings of the National Academy of Sciences of the United States of* America, 2008,105:8369–8374.

19 Ornish, D., Lin, J., Chan, J. M., Epel, E. et al. Effect of comprehensive lifestyle changes on telomerase activity and telomere length in men with biopsy-proven low-risk prostate cancer: 5-year follow-up of a descriptive pilot study. Lancet Oncology, 2013, 14:1112–1120.

20 Brown, K., DeCoffe, D., Molcan, E. und Gibson, D. L. Diet-induced dysbiosis of the intestinal microbiota and the effects on immunity and disease. Nutrients, 2012, 4:1095–1119.

21 Zhang, C., Zhang, M., Wang, S., Han, R. et al. Interactions between gut microbiota, host genetics and diet relevant to development of metabolic syndromes in mice. ISME Journal, 2010, 4:232–241.

22 De Filippo, C., Cavalieri, D., Di Paola, M., Ramazzotti, M. et al. Impact of diet in shaping gut microbiota revealed by a comparative study in children from Europe and rural Africa. Proceedings of the National Academy of Sciences of the United States of America, 2010;107:14691–14696.

23 Turnbaugh, P. J., Ridaura, V. K., Faith, J. J., Rey, F. E. et al. The effect of diet on the human gut microbiome: A metagenomic analysis in humanized gnotobiotic mice. Science Translational Medicine, 2009;1:6ra14.

24 Koeth, R. A., Wang, Z., Levison, B. S., Buffa, J. A. et al. Intestinal microbiota metabolism of L-carnitine, a nutrient in red meat, promotes atherosclerosis. Nature Medicine, 2013, 19:576–585.

2. Kapitel

1 Varki, N., Anderson, D., Herndon, J. G., Gregg, C. J. et al. Heart disease is common in humans and chimpanzees, but is caused by different pathological processes. Evolutionary Applications, 2009, 2:101–112.

2 Popovich, D. G. und Dierenfeld, E. S. Gorilla nutrition. In: Ogden, J. und Wharton, D. (Hrsgb.). *Management of gorillas in captivity: Husbandry manual, Gorilla Species Survival Plan.* Atlanta: Gorilla Species Survival Plan and Atlanta/Fulton County Zoo, Inc., 1997.

3 Less, E. H. »Adiposity in zoo gorillas (Gorilla gorilla gorilla): The effects of diet and behavior« (Doktorarbeit, Case Western Reserve University, 2012), https://etd.ohiolink.edu/rws_etd/document/get/case1322582620/inline.

4 Popovich, D. G., Jenkins, D. J. A, Kendall, C. W. C., Dierenfeld, E. S. et al. The western lowland gorilla diet has implications for the health of humans and other hominoids. *Journal of Nutrition,* 1997,127:2000–2005.

5   Schmidt, D. A., Ellersieck, M. R., Cranfield, M. R. und Karesh, W. B. Cholesterol values in freeranging gorillas (Gorilla gorilla gorilla and Gorilla beringei) and Bornean orang-utans (Pongo pygmaeus). Journal of Zoo and Wildlife Medicine, 2006, 37:292–300.

6   Eaton, S. B., Cordain, L. und Lindeberg, S. Evolutionary health promotion: A consideration of common counterarguments. Preventive Medicine, 2002, 34:119–123.

7   Caspari, R. und Lee, S. H. Older age becomes common late in human evolution. Proceedings of the National Academy of Sciences of the United States of America, 2004, 101:10895–10900.

8   Trinkaus, E. Late Pleistocene adult mortality patterns and modern human establishment. Proceedings of the National Academy of Sciences of the United States of America, 2011, 108:1267–1271.

9   Cordain, L, Miller, J. B., Eaton, S. B., Mann, N. et al. Plant-animal subsistence ratios and macronutrient energy estimations in worldwide hunter-gatherer diets. American Journal of Clinical Nutrition, 2000, 71:682–692.

10 Murdock, G. P. Ethnographic Atlas: A summary. *Ethnology*, 1967, 6:109–236.

11 Cordain, L. *The Paleo diet: Lose weight and get healthy by eating the foods you were designed to eat* (überarbeitete Ausgabe). Hoboken, NJ: Wiley, 2011.

12 National Cancer Institute. Table 1A: Mean intake of energy and percentage contribution of various foods among US population, by age, NHANES 2005–06. Abgerufen am 18. Oktober 2013. http://appliedresearch.cancer.gov/diet/foodsources/energy/table1a.html.

13 Frassetto, L. A., Schloetter, M, Mietus-Synder, M., Morris, R. C. Jr. und Sebastian, A. Metabolic and physiologic improvements from consuming a Paleolithic, hunter-gatherer type diet. European Journal of Clinical Nutrition, 2009, 63:947–955.

14 Jönsson, T., Granfeldt, Y., Ahrén, B., Branell, U. C. et al. Beneficial effects of a Paleolithic diet on cardiovascular risk factors in type 2 diabetes: A randomized cross-over pilot study. Cardiovascular Diabetology, 2009, 8:35.

15 Lindeberg S., Jönsson, T., Granfeldt, Y., Borgstrand, E. et al. A Palaeolithic diet improves glucose tolerance more than a Mediterranean-like diet in individuals with ischaemic heart disease. Diabetologia, 2007, 50:1795–1807.

16 Osterdahl, M., Kocturk, T., Koochek, A. und Wandell, P. E. Effects of a short-term intervention with a Paleolithic diet in healthy volunteers. European Journal of Clinical Nutrition, 2008, 62:682–685.

17 Milton K. Hunter-gatherer diets—A different perspective. American Journal of Clinical Nutrition, 2000,71:665–667.

18 Eaton, S. B. und Konner, M. Paleolithic nutrition: A consideration of its nature and current implications. New England Journal of Medicine, 1985, 312:283–289.

19 Richards, M. P. A brief review of the archaeological evidence for Palaeolithic and Neolithic subsistence. European Journal of Clinical Nutrition, 2002, 56:1270–1278.

20 Warinner, C., Robles-Garcia, N., und Tuross, N. The isotopic diversity of the Middle American Dietome: Implications for Paleodiet reconstruction and the origins of maize agriculture. Posterpräsentation auf der UK Archaeological Science Biennial Conference, 8.-10.September 2009, Nottingham, Großbritannien.

21 Warinner, C. »Life and death at Teposcolula Yucundaa: Mortuary, archaeogenetic, and isotopic investigations of the early colonial period in Mexico« (Doktorarbeit, Harvard University, 2010), http://christinawarinner.com/wpcontent/uploads/2012/02/Warinner_Dissertation_June252010.pdf.

22 Warinner, C. »Debunking the Paleo Diet.« Gefilmt 2012, TEDxOU-Video, 22:18. Hochgeladen am 12. Februar 2013. https://www.youtube.com/watch?v=BMOjVYgYaG8.

23 Henry, A. G., Brooks, A. S. und Piperno, D. R. Microfossils in calculus demonstrate consumption of plants and cooked foods in Neanderthal diets (Shanidar III, Iraq; Spy I and II, Belgium). Proceedings of the National Academy of Sciences of the United States of America, 2011, 108:486–491.

24 Liu, L., Bestel, S., Shi, J., Song, Y. und Chen, X. Paleolithic human exploitation of plant foods during the last glacial maximum in North China. *Proceedings of the National Academy of Sciences of the United States of America,* 2013,110:5380–5385.

25 Mercader, J. Mozambican grass seed consumption during the Middle Stone Age. Science, 2009, 326:1680–1683.

26 Sponheimer, M., Alemseged, Z., Cerling, T. E., Grine, F. E. et al. Isotopic evidence of early hominin diets. Proceedings of the National Academy of Sciences of the United States of America, 2013, 110:10513–10518.

27 Carroll, K. K. Experimental evidence of dietary factors and hormone-dependent cancers. Cancer Research, 1975, 35:3374–3383.

28 Cerling, T. E., Manthi, F. K., Mbua, E. N. et al. Stable isotope-based diet reconstructions of Turkana Basin hominins. Proceedings of the National Academy of Sciences of the United States of America, 2013, 110:10501–10506.

29 Himsworth, H. Diet and the incidence of diabetes mellitus. *Clinical Science,* 1935, 2:117–148.

30 Berkow, S. E. und Barnard, N. Vegetarian diets and weight status. Nutrition Reviews, 2006, 64:175–188.

31 Vergnaud. A. -C., Norat, T., Romaguera, D., Mouw, T. et al. Meat consumption and prospective weight change in participants of the EPIC-PANACEA study. American Journal of Clinical Nutrition, 2010, 92:398–407.

32 Ornish, D., Scherwitz, L. W., Billings, J. H., Gould, L. et al. Intensive lifestyle changes for reversal of coronary heart disease. JAMA: The Journal of the American Medical Association, 1998, 280:2001–2007.

33 Esselstyn, C. B. Jr., Ellis, S. G., Medendorp, S. V. und Crowe, T. D. A strategy to arrest and reverse coronary artery disease: A 5-year longitudinal study of a single physician's practice. Journal of Family Practice, 1995, 41:560–568.

34 Barnard, N. D., Cohen, J, Jenkins, D. J. A, Turner-McGrievy, G. et al. A low-fat vegan diet improves glycemic control and cardiovascular risk factors in a randomized clinical trial in individuals with type 2 diabetes. Diabetes Care, 2006, 29:1777–1783.

35 Barnard, R. J., Massey, M. R., Cherny, S, O'Brien, L. T. und Pritikin, N. Long-term use of a highcomplex-carbohydrate, high-fiber, low-fat diet and exercise in the treatment of NIDDM patients. Diabetes Care, 1983,6:268–273.

36 Ornish, D., Magbanua, M. J. M., Weidner, G., Weinberg, V. et al. Changes in prostate gene expression in men undergoing an intensive nutrition and lifestyle intervention. Proceedings of the National Academy of Sciences of the United States of America, 2008, 105:8369–8374.

37 Ornish, D., Weidner, G., Fair, W. R., Marlin, R. et al. Intensive lifestyle changes may affect the progression of prostate cancer. Journal of Urology, 2005, 174:1065–1069.

38 Jenkins, D. J. A., Kendall, C. W. C., Augustin, L. S. A., Mitchell, S. et al. Effect of legumes as part of a low glycemic index diet on glycemic control and cardiovascular risk factors in type 2 diabetes mellitus: A randomized controlled trial. Archives of Internal Medicine, 2012, 172:1653–1660.

39   Cho, S. S., Qi, L., Fahey, G. C. Jr. und Klurfeld, D. M. Consumption of cereal fiber, mixtures
     of whole grains and bran, and whole grains and risk reduction in type 2 diabetes, obesity, and
     cardiovascular disease. American Journal of Clinical Nutrition, 2013, 98:594–619.

40   Slavin, J. L., Jacobs, D., Marquart, L. und Wiemer, K. The role of whole grains in disease
     prevention. Journal of the American Dietetic Association, 2001, 101:780–785.

41   Anderson, J. W. und Ward, K. High-carbohydrate, high-fiber diets for insulin-treated men
     with diabetes mellitus. American Journal of Clinical Nutrition, 1979, 32:2312–2321.

42   Youngman, L. D. und Campbell, T. C. Inhibition of aflatoxin B1-induced gammaglutamyl-
     transpeptidase positive (GGT+) hepatic preneoplastic foci and tumors by low protein diets:
     Evidence that altered GGT+ foci indicate neoplastic potential.

     Carcinogenesis, 1992,13:1607–1613.

43   Addis, T. Glomerular nephritis: Diagnosis and treatment. New York: Macmillan, 1948.

44   Fouque, D. und Aparicio, M. Eleven reasons to control the protein intake of patients with
     chronic kidney disease. Nature Clinical Practice: Nephrology, 2007, 3:383–392.

45   Hostetter, T. H., Olson J. L., Rennke, H. G., Venkatachalam, M. A. und Brenner, B. M. Hyper-
     filtration in remnant nephrons: A potentially adverse response to renal ablation. Journal of
     the American Society of Nephrology, 2001, 12:1315–1325.

46   Kritchevsky, D. und Klurfeld, D. M. Gallstone formation in hamsters: Effect of varying ani-
     mal and vegetable protein levels. American Journal of Clinical Nutrition, 1983, 37:802–804.

47   Foo, S. Y., Heller, E. R., Wykrzykowska, J., Sullivan, C. J. et al. Vascular effects of a lowcarbo-
     hydrate high-protein diet. Proceedings of the National Academy of Sciences of the United
     States of America, 2009, 106:15418–15423.

48   Koeth, R. A., Wang, Z., Levison, B. S., Buffa, J. A. et al. Intestinal microbiota metabolism of
     L-carnitine, a nutrient in red meat, promotes atherosclerosis. Nature Medicine, 2013, 19:576–
     585.

49   Aune, D., Ursin, G. und Veierod, M. B. Meat consumption and the risk of type 2 diabetes: A
     systematic review and meta-analysis of cohort studies. Diabetologia, 2009, 52:2277–2287.

50   Lagiou, P., Sandin, S., Weiderpass, E., Lagiou, A. et al. Low carbohydrate–high protein diet
     and mortality in a cohort of Swedish women. Journal of Internal Medicine, 2007, 261:366–
     374.

51   Trichopoulou, A., Psaltopoulou, T., Orfanos, P., Hsieh, C. C. und Trichopoulos, D. Lowcarbo-
     hydrate-high-protein diet and long-term survival in a general population cohort. European
     Journal of Clinical Nutrition, 2007, 61:575–581.

52   Agatston, A. The South Beach Diet: The delicious, doctor-designed, foolproof plan for fast and
     healthy weight loss. Emmaus, PA: Rodale, 2003.

53   Ornish, D, Brown, S. E., Billings, J. H., Scherwitz, L. W. et al. Can lifestyle changes reverse
     coronary heart disease? [siehe Kommentar]. Lancet, 1990, 336:129–133.

54   Esselstyn, C. B. Jr. Updating a 12-year experience with arrest and reversal therapy for corona-
     ry heart disease (an overdue requiem for palliative cardiology). American Journal of Cardio-
     logy, 1999;84:339–341, A8.

55   Hite, A. H., Berkowitz, V. G. und Berkowitz, K. Low-carbohydrate diet review: Shifting the
     paradigm. Nutrition in Clinical Practice, 2011; 26:300–308.

56   Smith, S. R. A look at the low-carbohydrate diet. New England Journal of Medicine,
     2009;361:2286–2288.

57   Merino, J., Kones, R., Ferré, R., Plana, N. et al. Negative effect of a low-carbohydrate, high-protein, high-fat diet on small peripheral artery reactivity in patients with increased cardiovascular risk. British Journal of Nutrition, 2013, 109:1241–1247.

58   de Koning, L., Fung, T. T., Liao, X., Chiuve, S. E. et al. Low-carbohydrate diet scores and risk of type 2 diabetes in men. American Journal of Clinical Nutrition, 2011, 93:844–850.

59   Sjögren, P., Becker, W., Warensjö, E., Olsson, E. et al. Mediterranean and carbohydrate-restricted diets and mortality among elderly men: A cohort study in Sweden. American Journal of Clinical Nutrition, 2010, 92:967–974.

60   Fung, T. T., van Dam, R. M., Hankinson, S. E., Stampfer, M. et al. Low-carbohydrate diets and all-cause and cause-specific mortality: Two cohort studies. Annals of Internal Medicine, 2010, 153:289–298.

3. Kapitel

1   Rothman, J. M., Raubenheimer, D.and Chapman, C. A. Nutritional geometry: Gorillas prioritize non-protein energy while consuming surplus protein. Biology Letters, 2011, 7:847–849.

2   Tonstad, S., Butler, T., Yan, R. und Fraser, G. E. Type of vegetarian diet, body weight, and prevalence of type 2 diabetes. Diabetes Care, 2009, 32:791–796.

3   Davey, G. K., Spencer, E. A., Appleby, P. N., Allen, N. E. et al. EPIC–Oxford: Lifestyle characteristics and nutrient intakes in a cohort of 33,883 meat-eaters and 31,546 non meat-eaters in the UK. Public Health Nutrition, 2003, 6:259–269.

4   Fraser, G. E. Vegetarian diets: What do we know of their effects on common chronic diseases? American Journal of Clinical Nutrition, 2009, 89:1607S–1612S.

5   Bradbury, K. E., Crowe, F. L., Appleby, P. N., Schmidt, J. A. et al. Serum concentrations of cholesterol, apolipoprotein A-I and apolipoprotein B in a total of 1694 meat-eaters, fish-eaters, vegetarians and vegans. European Journal of Clinical Nutrition, 2014, 68:178–183.

4. Kapitel

1   Campbell, T. C. und Junshi, C. Diet and chronic degenerative diseases: Perspectives from China. American Journal of Clinical Nutrition, 1994, 59:1153S–1161S.

2   Campbell, T. C., Parpia, B. und Chen, J. Diet, lifestyle, and the etiology of coronary artery disease: The Cornell China study. American Journal of Cardiology, 1998, 82:18T–21T.

3   de Lorgeril, M., Renaud, S., Salen, P., Monjaud, I. et al. Mediterranean alpha-linolenic acid-rich diet in secondary prevention of coronary heart disease. Lancet, 1994, 343:1454–1459.

4   de Lorgeril, M., Salen, P., Martin, J. -L., Monjaud, I. et al. Mediterranean diet, traditional risk factors, and the rate of cardiovascular complications after myocardial infarction: Final report of the Lyon Diet Heart Study. Circulation, 1999, 99:779–785.

5   Singh, R. B., Rastogi, S. S., Verma, R., Laxmi, B. et al. Randomised controlled trial of cardio-protective diet in patients with recent acute myocardial infarction: Results of one year follow up. BMJ, 1992, 304:1015–1019.

6   Esselstyn, C. B. Jr., Ellis, S. G., Medendorp, S. V. und Crowe, T. D. A strategy to arrest and reverse coronary artery disease: A 5-year longitudinal study of a single physician's practice. Journal of Family Practice, 1995, 41:560–568.

7   Ornish, D., Scherwitz, L. W., Billings, J. H., Gould, L. et al. Intensive lifestyle changes for reversal of coronary heart disease. JAMA: The Journal of the American Medical Association, 1998, 280:2001–2007.

8   Esselstyn, C. B. Jr. Resolving the coronary artery disease epidemic through plant-based nutrition. Preventive Cardiology, 2001, 4:171–177.

9   Pierce, J. P., Natarajan, L., Caan, B. J., Parker, B. A. et al. Influence of a diet very high in vegetables, fruit, and fiber and low in fat on prognosis following treatment for breast cancer: The Women's Healthy Eating and Living (WHEL) randomized trial. JAMA: The Journal of the American Medical Association, 2007, 298:289–298.

10 Smith-Warner, S. A., Spiegelman, D., Yaun, S. –S., Adami, H. –O. et al. Intake of fruits and vegetables and risk of breast cancer: A pooled analysis of cohort studies. JAMA: The Journal of the American Medical Association, 2001, 285:769–776.

11 van Gils, C. H., Peeters, P. H. M., Bueno-de-Mesquita, H. B., Boshuizen, H. C. et al. Consumption of vegetables and fruits and risk of breast cancer. JAMA: The Journal of the American Medical Association, 2005, 293:183–193.

12 Prentice, R. L., Thomson, C. A., Caan, B., Hubbell, F. A. et al. Low-fat dietary pattern and cancer incidence in the Women's Health Initiative Dietary Modification Randomized Controlled Trial. Journal of the National Cancer Institute, 2007, 99:1534–1543.

13 Prentice, R. L., Caan, B., Chlebowski, R. T., Patterson, R. et al. Low-fat dietary pattern and risk of invasive breast cancer: The Women's Health Initiative Randomized Controlled Dietary Modification Trial. JAMA: The Journal of the American Medical Association, 2006, 295:629–642.

14 Beresford, S. A. A., Johnson, K. C., Ritenbaugh, C., Lasser, N. L. et al. Low-fat dietary pattern and risk of colorectal cancer: The Women's Health Initiative Randomized Controlled Dietary Modification Trial. JAMA: The Journal of the American Medical Association, 2006, 295:643–654.

15 Avena, N. M., Rada, P. und Hoebel, B. G. Sugar and fat bingeing have notable differences in addictive-like behavior. Journal of Nutrition, 2009, 139:623–628.

16 Kelley, A. E., Bakshi, V. P., Haber, S. N., Steininger, T. L. et al. Opioid modulation of taste hedonics within the ventral striatum. Physiology and Behavior, 2002, 76:365–377.

17 Lenoir, M., Serre, F., Cantin, L. und Ahmed, S. H. Intense sweetness surpasses cocaine reward. PloS One 2007;2:e698.

18 Berner, L. A., Avena, N. M. und Hoebel, B. G. Bingeing, self-restriction, and increased body weight in rats with limited access to a sweet-fat diet. Obesity, 2008, 16:1998–2002.

5. Kapitel

1   Applied Research Program, National Cancer Institute. Usual intake of added sugars, 2001–2004. 2. April 2014. http://riskfactor.cancer.gov/diet/usualintakes/pop/added_sugars.html.

2   Applied Research Program, National Cancer Institute. Added sugars, 2001–2004. 18. Oktober 2013. http://riskfactor.cancer.gov/diet/usualintakes/addedsugars.html.

3   Applied Research Program, National Cancer Institute. Usual intake of dark-green vegetables, 2001–2004. 2. April 2014. http://riskfactor.cancer.gov/diet/usualintakes/pop/veg_drkgreen.html.

4   Johnson, R. K., Appel, L. J., Brands, M., Howard, B. V. et al. Dietary sugars intake and cardiovascular health: A scientific statement from the American Heart Association. Circulation, 2009, 120:1011–1020.

5   Guthrie, J. F. und Morton, J. F. Food sources of added sweeteners in the diets of Americans. Journal of the American Dietetic Association, 2000, 100:43–51.

6   Avena, N. M., Rada, P. und Hoebel, B. G. Sugar and fat bingeing have notable differences in addictive-like behavior. Journal of Nutrition, 2009, 139:623–628.

7   Kranz, S., Smiciklas-Wright, H., Siega-Riz, A. M. und Mitchell, D. Adverse effect of high added sugar consumption on dietary intake in American preschoolers. Journal of Pediatrics, 2005, 146:105–111.

8   Vartanian, L. R., Schwartz, M. B. und Brownell, K. D. Effects of soft drink consumption on nutrition and health: A systematic review and meta-analysis. American Journal of Public Health, 2007, 97:667–675.

9   Malik, V. S. und Hu, F. B. Sweeteners and risk of obesity and type 2 diabetes: The role of sugar-sweetened beverages. Current Diabetes Reports, 2012, 12:195–203.

10 Curhan, G. C. und Forman, J. P. Sugar-sweetened beverages and chronic disease. Kidney International, 2010,77:569–570.

11 Gaby, A. R. Nutritional approaches to prevention and treatment of gallstones. AlternativeMedicine Review, 2009,14:258–267.

12 Zero, D. T. Sugars—The arch criminal? *Caries Research*, 2004, 38:277–285.

13 Yang, Q. Gain weight by »going diet?« Artificial sweeteners and the neurobiology of sugar cravings: Neuroscience 2010. Yale Journal of Biology and Medicine, 2010, 83:101–108.

14 Messina, M. J. und Wood, C. E. Soy isoflavones, estrogen therapy, and breast cancer risk: Analysis and commentary. Nutrition Journal, 2008, 7:17.

15 de Cremoux, P., This, P., Leclercq, G. und Jacquot, Y. Controversies concerning the use of phytoestrogens in menopause management: Bioavailability and metabolism. Maturitas, 2010, 65:334–339.

16 Wu, A. H., Pike, M. C. und Stram, D. O. Meta-analysis: Dietary fat intake, serum estrogen levels, and the risk of breast cancer. Journal of the National Cancer Institute, 1999, 91:529–534.

17 Krebs, E. E., Ensrud, K. E., MacDonald, R. und Wilt, T. J. Phytoestrogens for treatment of menopausal symptoms: A systematic review. Obstetrics and Gynecology, 2004, 104:824–836.

18 Tempfer, C. B., Froese, G., Heinze, G., Bentz, E. K. et al. Side effects of phytoestrogens: A metaanalysis of randomized trials. American Journal of Medicine, 2009, 122:939–946.e9.

19 Hamilton-Reeves, J. M., Vazquez, G., Duval, S. J., Phipps, W. R. et al. Clinical studies show no effects of soy protein or isoflavones on reproductive hormones in men: Results of a meta-analysis. Fertility and Sterility, 2010, 94:997–1007.

20 Cederroth, C. R., Auger, J., Zimmermann, C., Eustache, F. und Nef, S. Soy, phyto-oestrogens and male reproductive function: A review. International Journal of Andrology, 2010, 33:304–316.

6. Kapitel

1   Harvard School of Public Health. The Nutrition Source: What should I eat? Fats and cholesterol. Kein Datum. www.hsph.harvard.edu/nutritionsource/what-should-you-eat/fatsand-cholesterol/index.html.

2   Harvard School of Public Health. The Nutrition Source: What should I eat? Healthy Eating
     Plate and Healthy Eating Pyramid. Kein Datum. www.hsph.harvard.edu/nutritionsource/
     what-should-you-eat/pyramid/index.html.

3   Chowdhury, R., Warnakula, S., Kunutsor, S., Crowe, F. et al. Association of dietary, circula-
     ting, and supplement fatty acids with coronary risk: A systematic review and meta-analysis.
     Annals of Internal Medicine, 2014, 160:398–406.

4   Martin, A. The colonel is phasing out trans fat from the menu. New York Times, 31. Oktober
     2006.

5   Beating Edge Team. Health Hub: Heart-healthy cooking: Oils 101. Cleveland Clinic Health,
     31. Mai 2012. http://cchealth.clevelandclinic.org/heart-health/heart-healthycooking-oils-101.

6   Carroll, K. K, Gammal, E. B. und Plunkett, E. R. Dietary fat and mammary cancer. Canadian
     Medical Association Journal, 1968, 98:590–594.

7 · National Research Council. *Diet, nutrition, and cancer.* Washington, DC: National Academies
     Press, 1982.

8   Jolliffe, N. und Archer, M. Statistical associations between international coronary heart
     disease death rates and certain environmental factors. Journal of Chronic Diseases, 1959,
     9:636–652.

9   Keys, A. Diet and the epidemiology of coronary heart disease. Journal of the American Medi-
     cal Association, 1957, 164:1912–1919.

10   Bang, H. O., Dyerberg, J. und Hjoorne, N. The composition of food consumed by Greenland
     Eskimos. Acta Medica Scandinavica, 1976, 200:69–73.

11   Bjerregaard, P., Young, T. K. und Hegele, R. A. Low incidence of cardiovascular disease
     among the Inuit—What is the evidence? Atherosclerosis, 2003, 166:351–357.

12   Bang, H. O., Dyerberg, J. und Nielsen, A. B. Plasma lipid and lipoprotein pattern in Green-
     landic west-coast Eskimos. Lancet, 1971, 1:1143–1145.

13   Bang, H. O., Dyerberg, J. und Sinclair, H. M. The composition of the Eskimo food in north
     western Greenland. American Journal of Clinical Nutrition, 1980, 33:2657–2661.

14   Keys, A., Mienotti, A., Karvonen, M. J., Aravanis, C. et al. The diet and 15-year death rate in
     the Seven Countries Study. American Journal of Epidemiology, 1986, 124:903–915.

15   Kromhout, D., Bosschieter, E. B. und de Lezenne Coulander, C. The inverse relation between
     fish consumption and 20-year mortality from coronary heart disease. New England Journal
     of Medicine, 1985, 312:1205–1209.

16   He, K., Song, Y., Daviglus, M. L., Liu, K. et al. Accumulated evidence on fish consumption
     and coronary heart disease mortality: A meta-analysis of cohort studies. Circulation, 2004,
     109:2705–2711.

17   Breslow, J. L. n-3 Fatty acids and cardiovascular disease. American Journal of Clinical Nutri-
     tion, 2006, 83:1477S–1482S.

18   Mozaffarian, D. und Wu, J. H. Omega-3 fatty acids and cardiovascular disease: Effects on risk
     factors, molecular pathways, and clinical events. Journal of the American College of Cardio-
     logy, 2011, 58:2047–2067.

19   Sofi, F., Abbate, R., Gensini, G. F. und Casini, A. Accruing evidence on benefits of adherence
     to the Mediterranean diet on health: An updated systematic review and meta-analysis. Ame-
     rican Journal of Clinical Nutrition, 2010, 92:1189–1196.

20   Sofi, F., Cesari, F., Abbate, R., Gensini, G. F. und Casini, A. Adherence to Mediterranean diet
     and health status: Meta-analysis. BMJ, 2008, 337:a1344.

21 Oomen, C. M., Feskens, E. J., Räsänen, L., Fidanza, F. et al. Fish consumption and coronary heart disease mortality in Finland, Italy, and the Netherlands. American Journal of Epidemiology, 2000, 151:999-1006.

22 Virtanen, J. K., Mozaffarian, D., Chiuve, S. E. und Rimm, E. B. Fish consumption and risk of major chronic disease in men. American Journal of Clinical Nutrition, 2008, 88:1618-1625.

23 Estruch, R., Ros, E., Salas-Salvadó, J., Covas, M. -I. et al. Primary prevention of cardiovascular disease with a Mediterranean diet. New England Journal of Medicine, 2013, 368:1279-1290.

24 Marchioli, R., Barzi, F., Bomba, E., Chieffo, C. et al. Early protection against sudden death by n-3 polyunsaturated fatty acids after myocardial infarction: Time-course analysis of the results of the Gruppo Italiano per lo Studio della Sopravvivenza nell'Infarto Miocardico (GISSI)-Prevenzione. Circulation, 2002, 105:1897-1903.

25 Burr, M. L. Secondary prevention of CHD in UK men: The Diet and Reinfarction Trial and its sequel. Proceedings of the Nutrition Society, 2007, 66:9-15.

26 Yokoyama, M., Origasa, H., Matsuzaki, M., Matsuzawa, Y. et al. Effects of eicosapentaenoic acid on major coronary events in hypercholesterolaemic patients (JELIS): A randomised open-label, blinded endpoint analysis. Lancet, 2007, 369:1090-1098.

27 Rizos, E. C., Ntzani, E. E., Bika, E., Kostapanos, M. S. und Elisaf MS. Association between omega-3 fatty acid supplementation and risk of major cardiovascular disease events: A systematic review and meta-analysis. JAMA: The Journal of the American Medical Association, 2012;308:1024-1033.

28 Hooper, L., Thompson, R. L., Harrison, R. A., Summerbell, C. D. et al. Risks and benefits of omega 3 fats for mortality, cardiovascular disease, and cancer: Systematic review. BMJ, 2006, 332:752-760.

29 Artaud-Wild, S. M., Connor, S. L., Sexton, G. und Connor, W. E. Differences in coronary mortality can be explained by differences in cholesterol and saturated fat intakes in 40countries but not in France and Finland: A paradox. Circulation, 1993, 88:2771-2779.

30 Campbell, T. C., Parpia, B. und Chen, J. Diet, lifestyle, and the etiology of coronary artery disease: The Cornell China study. American Journal of Cardiology, 1998, 82:18T-21T.

31 Randi, G., Pelucchi, C., Gallus, S., Parpinel, M. et al. Lipid, protein and carbohydrate intake in relation to body mass index: An Italian study. Public Health Nutrition, 2007, 10:306-310.

32 Trichopoulou, A., Gnardellis, C., Benetou, V., Lagiou, P. et al. Lipid, protein and carbohydrate intake in relation to body mass index. European Journal of Clinical Nutrition, 2002, 56:37-43.

33 Gosmanov, A. R., Smiley, D. D., Robalino, G., Siquiera, J. et al. Effects of oral and intravenous fat load on blood pressure, endothelial function, sympathetic activity, and oxidative stress in obese healthy subjects. American Journal of Physiology: Endocrinology and Metabolism, 2010, 299:E953-E958.

34 Gokce, N., Keaney, J. F. Jr., Hunter, L. M., Watkins, M. T. et al. Risk stratification for postoperative cardiovascular events via noninvasive assessment of endothelial function: A prospective study. Circulation, 2002, 105:1567-1572.

35 Neunteufl, T., Heher, S., Katzenschlager, R., Wölfl, G. et al. Late prognostic value of flow-mediated dilation in the brachial artery of patients with chest pain. American Journal of Cardiology, 2000, 86:207-210.

36 Amir, O., Jaffe, R., Shiran, A., Flugelman, M. Y. et al. Brachial reactivity and extent of coronary artery disease in patients with first ST-elevation acute myocardial infarction. American Journal of Cardiology, 2006, 98:754-757.

37 Landmesser, U., Hornig, B. und Drexler, H. Endothelial function: A critical determinant in atherosclerosis? Circulation, 2004, 109:II27–II33.

38 Cuevas, A. M., Guasch, V., Castillo, O., Irribarra, V. et al. A high-fat diet induces and red wine counteracts endothelial dysfunction in human volunteers. Lipids, 2000, 35:143–148.

39 Ong, P. J., Dean, T. S., Hayward, C. S., Della Monica, P. L. et al. Effect of fat and carbohydrate consumption on endothelial function. Lancet, 1999, 354:2134.

40 Vogel, R. A., Corretti, M. C. und Plotnick, G. D. Effect of a single high-fat meal on endothelial function in healthy subjects. American Journal of Cardiology, 1997, 79:350–354.

41 Marchesi, S., Lupattelli, G., Schillaci, G., Pirro, M. et al. Impaired flow-mediated vasoactivity during post-prandial phase in young healthy men. Atherosclerosis, 2000, 153:397–402.

42 Bae, J. –H., Schwemmer, M., Lee, I. –K., Lee, H. –J. et al. Postprandial hypertriglyceridemia-induced endothelial dysfunction in healthy subjects is independent of lipid oxidation. International Journal of Cardiology, 2003, 87:259–267.

43 Blankenhorn, D. H., Johnson, R. L., Mack, W. J. el Zein, H. A. und Vailas, L. I. The influence of diet on the appearance of new lesions in human coronary arteries. JAMA: The Journal of the American Medical Association, 1990, 263:1646–1652.

44 Ornish, D., Brown, S. E., Billings, J. H., Scherwitz, L. W. et al. Can lifestyle changes reverse coronary heart disease? The Lifestyle Heart Trial. Lancet, 1990, 336:129–133.

45 Ornish, D., Scherwitz, L. W., Billings, J. H., Gould, L. et al. Intensive lifestyle changes for reversal of coronary heart disease. JAMA: The Journal of the American Medical Association, 1998, 280:2001–2007.

46 Esselstyn, C. B. Jr. Updating a 12-year experience with arrest and reversal therapy for coronary heart disease (an overdue requiem for palliative cardiology). American Journal of Cardiology, 1999, 84:339–341.

47 Esselstyn, C. B. Jr., Ellis, S. G., Medendorp, S. V. und Crowe, T. D. A strategy to arrest and reverse coronary artery disease: A 5-year longitudinal study of a single physician's practice. Journal of Family Practice, 1995, 41:560–568.

7. Kapitel

1 Kris-Etherton, P. M., Harris, W. S. und Appel, L. J. Fish consumption, fish oil, omega-3 fatty acids, and cardiovascular disease. Circulation, 2002, 106:2747–2757.

2 Daviglus, M. L., Stamler, J., Orencia, A. J., Dyer, A. R. et al. Fish consumption and the 30-year risk of fatal myocardial infarction. New England Journal of Medicine, 1997, 336:1046–1053.

3 He, K., Song, Y., Daviglus, M. L., Liu, K. et al. Accumulated evidence on fish consumption and coronary heart disease mortality: A meta-analysis of cohort studies. Circulation, 2004, 109:2705–2711.

4 Heine-Bröring, R. C., Brouwer, I. A., Proença, R. V., van Rooij, F. J. A. et al. Intake of fish and marine n-3 fatty acids in relation to coronary calcification: The Rotterdam Study. American Journal of Clinical Nutrition, 2010, 91:1317–1323.

5 Hu, F. B., Bronner, L., Willett, W. C., Stampfer, M. J. et al. Fish and omega-3 fatty acid intake and risk of coronary heart disease in women. JAMA: The Journal of the American Medical Association, 2002, 287:1815–1821.

6 Kromhout, D., Bosschieter, E. B. und de Lezenne Coulander, C. The inverse relation between fish consumption and 20-year mortality from coronary heart disease. New England Journal of Medicine, 1985, 312:1205–1209.

7   Kromhout, D., Feskens, E. J. und Bowles, C. H. The protective effect of a small amount of fish on coronary heart disease mortality in an elderly population. International Journal of Epidemiology, 1995, 24:340–345.

8   Shekelle, R., Missell, L., Paul, O., Shryock, A. und Stamler, J. Fish consumption and mortality from coronary heart disease. New England Journal of Medicine, 1985, 313:820–824.

9   Zhang, J., Sasaki, S., Amano, K. und Kesteloot H. Fish consumption and mortality from all causes, ischemic heart disease, and stroke: An ecological study. Preventive Medicine, 1999, 28:520–529.

10   Virtanen, J. K., Mozaffarian, D., Chiuve, S. E. und Rimm, E. B. Fish consumption and risk of major chronic disease in men. American Journal of Clinical Nutrition, 2008;88:1618–1625.

11   Mozaffarian, D., Lemaitre, R. N., Kuller, L. H., Burke, G. L. et al. Cardiac benefits of fish consumption may depend on the type of fish meal consumed: The Cardiovascular Health Study. Circulation, 2003, 107:1372–1377.

12   Strom, M., Halldorsson, T. I., Mortensen, E. L., Torp-Pedersen, C. und Olsen, S. F. Fish, n-3 fatty acids, and cardiovascular diseases in women of reproductive age: A prospective study in a large national cohort. Hypertension, 2012, 59:36–43.

13   Oomen, C. M., Feskens, E. J., Räsänen, L., Fidanza, F. et al. Fish consumption and coronary heart disease mortality in Finland, Italy, and the Netherlands. American Journal of Epidemiology, 2000, 151:999–1006.

14   Mizushima, S., Moriguchi, E. H., Ishikawa, P., Hekman, P. et al. Fish intake and cardiovascular risk among middle-aged Japanese in Japan and Brazil. Journal of Cardiovascular Risk, 1997, 4:191–199.

15   Rizos, E. C., Ntzani, E. E., Bika, E., Kostapanos, M. S. und Elisaf, M. S. Association between omega-3 fatty acid supplementation and risk of major cardiovascular disease events: A systematic review and meta-analysis. JAMA: The Journal of the American Medical Association, 2012, 308:1024–1033.

16   Kaushik, M., Mozaffarian, D., Spiegelman, D., Manson, J. E. et al. Long-chain omega-3 fatty acids, fish intake, and the risk of type 2 diabetes mellitus. American Journal of Clinical Nutrition, 2009, 90:613–620.

17   Miles, E. A. und Calder, P. C. Influence of marine n-3 polyunsaturated fatty acids on immune function and a systematic review of their effects on clinical outcomes in rheumatoid arthritis. British Journal of Nutrition, 2012, 107 Suppl 2:S171–S184.

18   Rangel-Huerta, O. D., Aguilera, C. M., Mesa, M. D. und Gil, A. Omega-3 long-chain polyunsaturated fatty acids supplementation on inflammatory biomarkers: A systematic review of randomised clinical trials. British Journal of Nutrition, 2012, 107 Suppl 2:S159–S170.

19   Rice, T. W., Wheeler, A. P., Thompson, B. T., deBoisblanc, B. P. et al. Enteral omega-3 fatty acid, gamma-linolenic acid, and antioxidant supplementation in acute lung injury. JAMA: The Journal of the American Medical Association, 2011, 306:1574–1581.

20   Carroll, K. K. Dietary proteins and amino acids—Their effects on cholesterol metabolism. In: Gibney, M. J. und Kritchevsky, D. (Hrsgb.) Current topics in nutrition and disease, volume 8: Animal and vegetable protein in lipid metabolism and atherosclerosis. New York: Alan R. Liss, 1983.

21   Guallar, E., Sanz-Gallardo, M. I., van't Veer, P., Bode, P. et al. Mercury, fish oils, and the risk of myocardial infarction. New England Journal of Medicine, 2002, 347:1747–1754.

22   Salonen, J. T., Seppänen, K., Nyyssönen, K., Korpela, H. et al. Intake of mercury from fish, lipid peroxidation, and the risk of myocardial infarction and coronary, cardiovascular, and any death in eastern Finnish men. Circulation, 1995, 91:645–655.

23 Mozaffarian, D. und Rimm, E. B. Fish intake, contaminants, and human health: Evaluating the risks and the benefits. JAMA: The Journal of the American Medical Association, 2006, 296:1885–1899.

24 Abelsohn, A., Vanderlinden, L. D., Scott, F., Archbold, J. A. und Brown, T. L. Healthy fish consumption and reduced mercury exposure: Counseling women in their reproductive years. Canadian Family Physician, 2011, 57:26–30.

25 He, K. Fish, long-chain omega-3 polyunsaturated fatty acids and prevention of cardiovascular disease—Eat fish or take fish oil supplement? Progress in Cardiovascular Diseases, 2009, 52:95–114.

26 Hooper, L., Thompson, R. L., Harrison, R. A., Summerbell, C. D. et al. Risks and benefits of omega 3 fats for mortality, cardiovascular disease, and cancer: Systematic review. BMJ, 2006, 332:752–760.

27 Esselstyn, C. B. Jr., Ellis, S. G., Medendorp, S. V. und Crowe, T. D. A strategy to arrest and reverse coronary artery disease: A 5-year longitudinal study of a single physician's practice. Journal of Family Practice, 1995, 41:560–568.

28 Willcox, D. C., Willcox, B. J, Todoriki, H. und Suzuki, M. The Okinawan diet: Health implications of a low-calorie, nutrient-dense, antioxidant-rich dietary pattern low in glycemic load. Journal of the American College of Nutrition, 2009, 28 Suppl:500S–516S.

29 Sanders, T. A. DHA status of vegetarians. Prostaglandins, Leukotrienes, and Essential Fatty Acids, 2009, 81:137–141.

8. Kapitel

1 Applied Research Program, National Cancer Institute. Usual intake of total grains, 2001–2004. 2. April 2014. http://riskfactor.cancer.gov/diet/usualintakes/pop/grains_all.html.

2 Krebs-Smith, S. M., Guenther, P. M., Subar, A. F., Kirkpatrick, S. I. und Dodd, K. W. Americans do not meet federal dietary recommendations. Journal of Nutrition, 2010, 140:1832–1838.

3 Applied Research Program, National Cancer Institute. Usual intake of whole grains, 2001–2004. 2. April 2014. http://riskfactor.cancer.gov/diet/usualintakes/pop/grains_whl.html.

4 Bachman, J. L., Reedy, J., Subar, A. F. and Krebs-Smith, S. M. Sources of food group intakes among the US population, 2001-2002. Journal of the American Dietetic Association, 2008, 108:804–814.

5 Davis, W. Wheat belly: Lose the wheat, lose the weight, and find your path back to health. Emmaus, PA: Rodale, 2011.

6 Sapone, A., Bai, J. C., Ciacci, C., Dolinsek, J. et al. Spectrum of gluten-related disorders: Consensus on new nomenclature and classification. BMC Medicine, 2012, 10:13.

7 Boyce, J. A., Assa'ad, A., Burks, A. W., Jones, S. M. et al. Guidelines for the diagnosis and management of food allergy in the United States: Report of the NIAID-sponsored expert panel. NIH Publication No. 11-7700. Bethesda, MD: National Institutes of Health, Dezember 2010. http://www.niaid.nih.gov/topics/foodallergy/clinical/documents/faguidelinesexecsummary.pdf.

8 Rona, R. J., Keil, T., Summers, C., Gislason, D. et al. The prevalence of food allergy: A meta-analysis. Journal of Allergy and Clinical Immunology, 2007, 120:638–646.

9   Zuidmeer, L., Goldhahn, K., Rona, R. J., Gislason, D. et al. The prevalence of plant food aller-
     gies: A systematic review. Journal of Allergy and Clinical Immunology, 2008, 121:1210–1218.
     e4.

10   Rashtak, S. und Murray, J. A. Celiac disease in the elderly. Gastroenterology Clinics of North
     America, 2009, 38:433–446.

11   Fasano, A., Berti, I., Gerarduzzi, T., Not, T. et al. Prevalence of celiac disease in at-risk and
     not-at-risk groups in the United States: A large multicenter study. Archives of Internal Medi-
     cine, 2003,163:286–292.

12   Fasano, A. und Catassi, C. Celiac disease. New England Journal of Medicine, 2012, 367:2419–
     2426.

13   Kellogg, E. A. Evolutionary history of the grasses. *Plant Physiology*, 2001, 125:1198–1205.

14   Karell, K., Louka, A. S., Moodie, S. J., Ascher, H. et al. HLA types in celiac disease patients
     not carrying the DQA1*05-DQB1*02 (DQ2) heterodimer: Results from the EuropeanGene-
     tics Cluster on Celiac Disease. Human Immunolog, 2003, 64:469–477.

15   Trynka, G., Wijmenga, C. und van Heel, D. A. A genetic perspective on coeliac disease.
     Trends in Molecular Medicine, 2010, 16:537–550.

16   Farrell, R. J. und Kelly, C. P. Celiac disease and refractory celiac disease. In: Sleisenger, M. H.,
     Feldman, M., Friedman, L. S. und Brandt, L. J. (Hrsgb.) *Sleisenger and Fordtran's gastrointe-
     stinal and liver disease: Pathophysiology, diagnosis, management.* 9. Ausgabe. Philadelphia:
     Saunders/Elsevier, 2010.

17   Simell, S., Hoppu, S., Hekkala, A., Ståhlberg, M. R. et al. Fate of five celiac disease-associated
     antibodies during normal diet in genetically at-risk children observed from birth in a natural
     history study. American Journal of Gastroenterology, 2007, 102:2026–2035.

18   Matysiak-Budnik, T., Malamut, G., de Serre, N. P. –M., Grosdidier, E. et al. Long-term follow-
     up of 61 coeliac patients diagnosed in childhood: Evolution toward latency is possible on a
     normal diet. Gut, 2007, 56:1379–1386.

19   Myléus, A., Hernell, O., Gothefors, L., Hammarström, M. L. et al. Early infections are asso-
     ciated with increased risk for celiac disease: An incident case-referent study. BMC Pediatrics,
     2012, 12:194.

20   Fasano, A. und Catassi, C. Early feeding practices and their impact on development of celiac
     disease. Nestlé Nutrition Workshop Series: Pediatric Programme, 2011, 68:201–209.

21   Shamir, R. Can feeding practices during infancy change the risk for celiac disease? Israel
     Medical Association Journal: IMAJ, 2012, 14:50–52.

22   DePaolo, R. W., Abadie, V., Tang, F., Fehlner-Peach, H. et al. Co-adjuvant effects of retinoic
     acid and IL-15 induce inflammatory immunity to dietary antigens. Nature, 2011, 471:220–
     224.

23   Brown, K., DeCoffe, D., Molcan, E. und Gibson, D. L. Diet-induced dysbiosis of the intestinal
     microbiota and the effects on immunity and disease. Nutrients, 2012, 4:1095–1119.

9. Kapitel

1   Salmi, T. T., Hervonen, K., Kautiainen, H., Collin, P. und Reunala, T. Prevalence and inci-
     dence of dermatitis herpetiformis: A 40-year prospective study from Finland. British Journal
     of Dermatology, 2011, 165:354–359.

2   Sapone, A., Bai, J. C., Ciacci, C., Dolinsek, J. et al. Spectrum of gluten-related disorders: Con-
     sensus on new nomenclature and classification. BMC Medicine, 2012, 10:13.

3   Toscano, V., Conti, F. G., Anastasi, E., Mariani, P. et al. Importance of gluten in the induction of endocrine autoantibodies and organ dysfunction in adolescent celiac patients. American Journal of Gastroenterology, 2000, 95:1742–1748.

4   Mahmud, F. H., Murray, J. A., Kudva, Y. C., Zinsmeister, A. R. et al. Celiac disease in type 1 diabetes mellitus in a North American community: Prevalence, serologic screening, and clinical features. Mayo Clinic Proceedings, 2005, 80:1429–1434.

5   Funda, D. P., Kaas, A., Bock, T., Tlaskalova-Hogenova, H. und Buschard, K. Gluten-free diet prevents diabetes in NOD mice. Diabetes/Metabolism Research and Reviews,1999,15:323–327.

6   Pastore, M. R., Bazzigaluppi, E., Belloni, C., Arcovio, C. et al. Six months of gluten-free diet do not influence autoantibody titers, but improve insulin secretion in subjects at high risk for type 1 diabetes. Journal of Clinical Endocrinology and Metabolism, 2003, 88:162–165.

7   Elliott, R. B., Reddy, S. N., Bibby, N. J. und Kida, K. Dietary prevention of diabetes in the non-obese diabetic mouse. Diabetologia, 1988, 31:62–64.

8   van Belle, T. L., Coppieters, K. T. und von Herrath, M. G. Type 1 diabetes: Etiology, immunology, and therapeutic strategies. Physiological Reviews, 2011, 91:79–118.

9   Knip, M., Virtanen, S. M., Seppä, K., Ilonen, J. et al. Dietary intervention in infancy and later signs of beta-cell autoimmunity. New England Journal of Medicine, 2010, 363:1900–1908.

10 Martinez, S. W. Introduction of new food products with voluntary health- and nutritionrelated claims, 1989-2010. Economic Information Bulletin No. 108. Washington, DC: US Department of Agriculture, Economic Research Service, Februar 2013. www.ers.usda.gov/media/1037958/eib108.pdf

    Prognose 2020: https://www.statista.com/topics/2067/gluten-free-foods-market/

11 Carroccio, A., Mansueto, P., Iacono, G., Soresi, M. et al. Non-celiac wheat sensitivity diagnosed by double-blind placebo-controlled challenge: Exploring a new clinical entity. American Journal of Gastroenterology, 2012, 107:1898–1906.

12 Biesiekierski, J. R., Newnham, E. D., Irving, P. M., Barrett, J. S. et al. Gluten causes gastrointestinal symptoms in subjects without celiac disease: A double-blind randomized placebo-controlled trial. American Journal of Gastroenterology, 2011, 106:508–514.

13 Lundin, K. E. und Alaedini, A. Non-celiac gluten sensitivity. Gastrointestinal Endoscopy Clinics of North America, 2012, 22:723–734.

14 Sverker, A., Hensing, G. und Hallert, C. »Controlled by food«—Lived experiences of celiac disease. Journal of Human Nutrition and Dietetics, 2005, 18:171–180

10. Kapitel

1   Riddle, J. und McEvoy, M. What are the basic requirements for organic certification?

    Washington State Department of Agriculture, 20 Dezember 2006. http://agr.wa.gov/foodanimal/organic/Certificate/2006/OrganicRequirementsSimplified.pdf.

2   Heaton, S. Organic farming, food quality and human health. Bristol, UK: Soil Association, 2001.

3   Magkos, F., Arvaniti, F. und Zampelas, A. Organic food: Buying more safety or just peace of mind? A critical review of the literature. Critical Reviews in Food Science and Nutrition, 2006, 46:23–56.

4   Worthington, V. Nutritional quality of organic versus conventional fruits, vegetables, and grains. Journal of Alternative and Complementary Medicine, 2001, 7:161–173.

5   Magkos, F., Arvaniti, F. und Zampelas, A. Organic food: Nutritious food or food for thought? A review of the evidence. International Journal of Food Sciences and Nutrition, 2003, 54:357–371.

6   Benbrook, C., Zhao, X., Yanez, J., Davies, N. und Andrews P. *New evidence confirms the nutritional superiority of plant-based organic foods.* Washington, DC: Organic Center, 2008.

7   Dangour, A. D., Dodhia, S. K., Hayter, A., Allen, E. et al. Nutritional quality of organic foods: A systematic review. American Journal of Clinical Nutrition, 2009, 90:680–685.

8   Smith-Spangler, C., Brandeau, M. L., Hunter, G. E., Bavinger, J. C. et al. Are organic foods safer or healthier than conventional alternatives? A systematic review. Annals of Internal Medicine, 2012, 157:348–366.

9   Daley, C. A., Abbott, A., Doyle, P. S., Nader, G. A. und Larson, S. A review of fatty acid profiles and antioxidant content in grass-fed and grain-fed beef. Nutrition Journal, 2010, 9:10.

10 Baker, B. P., Benbrook, C. M., Groth, E. 3rd und Lutz Benbrook, K. Pesticide residues in conventional, integrated pest management (IPM)-grown and organic foods: Insights from three US data sets. Food Additives and Contaminants, 2002, 19:427–446.

11 Lu, C., Barr, D. B., Pearson, M. A. und Waller, L. A. Dietary intake and its contribution to longitudinal organophosphorus pesticide exposure in urban/suburban children. Environmental Health Perspectives, 2008, 116:537–542.

12 Lu, C., Toepel, K., Irish, R., Fenske, R. A. et al. Organic diets significantly lower children's dietary exposure to organophosphorus pesticides. Environmental Health Perspectives, 2006, 114:260–263.

13 Calvert, G. M., Karnik, J., Mehler, L., Beckman, J. et al. Acute pesticide poisoning among agricultural workers in the United States, 1998-2005. American Journal of Industrial Medicine, 2008, 51:883–898.

14 Blair, A. und Freeman, L. B. Epidemiologic studies in agricultural populations: Observations and future directions. Journal of Agromedicine, 2009, 14:125–131.

15 Infante-Rivard, C. und Weichenthal, S. Pesticides and childhood cancer: An update of Zahm and Ward's 1998 review. Journal of Toxicology and Environmental Health: Part B, Critical Reviews, 2007, 10:81–99.

16 Vinson, F., Merhi, M., Baldi, I., Raynal, H. und Gamet-Payrastre L. Exposure to pesticides and risk of childhood cancer: A meta-analysis of recent epidemiological studies. Occupational and Environmental Medicine, 2011, 68:694–702.

17 American Academy of Pediatrics. Policy statement: Pesticide exposure in children. Pediatrics, 2012, 130:e1757–e1763.

18 Dangour, A. D., Lock, K., Hayter, A., Aikenhead, A. et al. Nutrition-related health effects of organic foods: A systematic review. American Journal of Clinical Nutrition, 2010, 92:203–210.

19 Campbell, T. C. und Campbell, T. M. *The China Study: The most comprehensive study of nutrition ever conducted and the startling implications for diet, weight loss, and longterm health.* Dallas: BenBella Books, 2005.

20 Youngman, L. D. und Campbell, T. C. The sustained development of preneoplastic lesions depends on high protein intake. Nutrition and Cancer, 1992, 18:131–142.

21 Crinnion, W. J. Polychlorinated biphenyls: Persistent pollutants with immunological, neurological, and endocrinological consequences. Alternative Medicine Reviews, 2011, 16:5-13.

22 Jaga, K. und Duvvi, H. Risk reduction for DDT toxicity and carcinogenesis through dietary modification. Journal of the Royal Society for the Promotion of Health, 2001, 121:107–113.

23 Environmental Working Group. EWG's 2017 Shopper's Guide to Pesticides in Produce. 2017. www.ewg.org/foodnews/list.php#.WmDmEahl-M8.]

24 Fernandez-Cornejo, J., Wechsler, S., Livingston, M. und Mitchell L. Genetically engineered crops in the United States. Economic Research Report No. 162. Washington, DC: US Department of Agriculture, 2014.

25 Benbrook, C. Impacts of genetically engineered crops on pesticide use in the U.S.—The first sixteen years. Environmental Sciences Europe, 2012, 24:1–13.

26 Owen, M. Herbicide-resistant weeds in genetically engineered crops: Statement before the Subcommittee on Domestic Policy, Committee on Oversight and Government Reform, US House of Representatives, 28. Juli 2010.

27 Domingo, J. L. und Gine Bordonaba, J. A literature review on the safety assessment of genetically modified plants. Environment International, 2011, 37:734–742.

28 Seralini, G. E., Cellier, D und de Vendomois, J. S. New analysis of a rat feeding study with a genetically modified maize reveals signs of hepatorenal toxicity. Archives of Environmental Contamination and Toxicology, 2007, 52:596–602.

29 deVenomois, J. S., Roullier, F., Cellier, D. und Seralini, G. E. A comparison of the effects of three GM corn varieties on mammalian health. International Journal of Biological Sciences, 2009, 5:706–726.

30 Snell, C., Bernheim, A., Berge, J. B., Kuntz, M. et al. Assessment of the health impact of GM plant diets in long-term and multigenerational animal feeding trials: A literature review. Food and Chemical Toxicology, 2012, 50:1134–1148.

31 Seralini, G. E., Clair, E., Mesnage, R., Gress, S. et al. Long term toxicity of a Roundup herbicide and a Roundup-tolerant genetically modified maize. Food and Chemical Toxicology, 2012, 50:4221–4231.

32 Seralini, G. E., Mesnage, R., Defarge, N., Gress, S. et al. Answers to critics: Why there is a long term toxicity due to a Roundup-tolerant genetically modified maize and to a Roundup herbicide. Food and Chemical Toxicology, 2013, 53:476–483.

33 Redakteure. Do Seed Companies Control GM Crop Research? Scientific American, 20. Juli 2009. www.scientificamerican.com/article.cfm?id=do-seed-companies-control-gmcrop-research. [Leitartikel]

34 Robinson, C. und Latham, J. The Goodman affair: Monsanto targets the heart of science. Independent Science News, 20. Mai 2013. www.independentsciencenews.org/sciencemedia/the-goodman-affair-monsanto-targets-the-heart-of-science.

35 Thomson Reuters. National Survey of Healthcare Consumers: Genetically engineered food. Oktober 2010. www.justlabelit.org/wp-content/uploads/2011/09/NPR_report_GeneticEngineeredFood-1.pdf.

11. Kapitel

1   Bailey, R. L., Gahche, J. J., Miller, P. E., Thomas, P. R. und Dwyer, J. T. Why US adults use dietary

    supplements. *JAMA Internal Medicin,* 2013, 173:355–361.

2   Marik, P. E. und Varon, J. Omega-3 dietary supplements and the risk of cardiovascular events: A systematic review. Clinical Cardiology, 2009, 32:365–372.

3   Kwak, S. M., Myung, S. K., Lee, Y. J. und Seo, H. G. Efficacy of omega-3 fatty acid supplements (eicosapentaenoic acid and docosahexaenoic acid) in the secondary prevention of cardiovascular disease: A meta-analysis of randomized, double-blind, placebocontrolled trials. Archives of Internal Medicine, 2012, 172:686–694.

4   Rizos, E. C., Ntzani, E. E., Bika, E., Kostapanos, M. S. und Elisaf, M. S. Association between omega-3 fatty acid supplementation and risk of major cardiovascular disease events: A systematic review and meta-analysis. JAMA: The Journal of the American Medical Association, 2012, 308:1024–1033.

5   Munro, I. A. und Garg, M. L. Dietary supplementation with long chain omega-3 polyunsaturated fatty acids and weight loss in obese adults. Obesity Research and Clinical Practice, 2013, 7:e173–e181.

6   Mozurkewich, E. L., Clinton, C. M., Chilimigras, J. L., Hamilton, S. E. et al. The Mothers, Omega-3, and Mental Health Study: A double-blind, randomized controlled trial. American Journal of Obstetrics and Gynecology, 2013, 208:313.e1–313.e9.

7   Barbadoro, P., Annino, I., Ponzio, E., Romanelli, R. M. et al. Fish oil supplementation reduces cortisol basal levels and perceived stress: A randomized, placebo-controlled trial in abstinent alcoholics. Molecular Nutrition and Food Research, 2013, 57:1110–1114.

8   Sydenham, E, Dangour, A. D. and Lim, W. S. Omega 3 fatty acid for the prevention of cognitive decline and dementia. Cochrane Database of Systematic Reviews, 2012, 6:CD005379.

9   Harris, W. S. n-3 Fatty acids and serum lipoproteins: Human studies. American Journal of Clinical Nutrition, 1997, 65:1645S–1654S.

10 Harris, W. S., Ginsberg, H. N., Arunakul, N., Shachter, N. S. et al. Safety and efficacy of Omacor in severe hypertriglyceridemia. Journal of Cardiovascular Risk, 1997, 4:385–391.

11 Pownall, H. J., Brauchi, D., Kilinc, C., Osmundsen, K. et al. Correlation of serum triglyceride and its reduction by omega-3 fatty acids with lipid transfer activity and the neutral lipid compositions of high-density and low-density lipoproteins. Atherosclerosis, 1999,143:285–297.

12 Lee, M. W., Park, J. K., Hong, J. W., Kim, K. J. et al. Beneficial effects of omega-3 fatty acids on low density lipoprotein particle size in patients with type 2 diabetes already under statin therapy. Diabetes and Metabolism Journal, 2013, 37:207–211.

13 Rosenson, R. Approach to the patient with hypertriglyceridemia. UpToDate.com, 24. Januar 2014. www.uptodate.com/contents/approach-to-the-patient-withhypertriglyceridemia.

14 Ginsberg, H. N., Elam, M. B., Lovato, L. C., Crouse, J. R. 3rd et al. Effects of combination lipid therapy in type 2 diabetes mellitus. New England Journal of Medicine, 2010, 362:1563–1574.

15 Mozaffarian, D., Lemaitre, R. N., King, I. B., Song, X. et al. Plasma phospholipid long-chain omega-3 fatty acids and total and cause-specific mortality in older adults: A cohort study. Annals of Internal Medicine, 2013, 158:515–525.

16 Esselstyn, C. B. Jr., Ellis, S. G., Medendorp, S. V. and Crowe, T. D. A strategy to arrest and reverse coronary artery disease: A 5-year longitudinal study of a single physician's practice. Journal of Family Practice, 1995, 41:560–568.

17 National Institutes of Health State-of-the-Science Panel. National Institutes of Health State-of-the-Science Conference Statement: Multivitamin/mineral supplements and chronic disease prevention. American Journal of Clinical Nutrition, 2007, 85:257S–264S.

18 Honarbakhsh, S. und Schachter, M. Vitamins and cardiovascular disease. British Journal of Nutrition, 2009,101:1113–1131

19   Office of Dietary Supplements, National Institutes of Health. Multivitamin/mineral supplements: Fact sheet for health professionals. 7. Januar 2013. http://ods.od.nih.gov/pdf/factsheets/MVMS-HealthProfessional.pdf.

20   Albanes, D., Heinonen, O. P., Huttunen, J. K., Taylor, P. R. et al. Effects of alpha-tocopherol and beta-carotene supplements on cancer incidence in the Alpha-Tocopherol Beta-Carotene Cancer Prevention Study. American Journal of Clinical Nutrition, 1995, 62:1427S–1430S.

21   Age-Related Eye Disease Study Research Group. A randomized, placebo-controlled, clinical trial of high-dose supplementation with vitamins C and E, beta carotene, and zinc for age-related macular degeneration and vision loss: AREDS report no. 8. Archives of Ophthalmology, 2001, 119:1417–1436.

22   Chew, E. Y., Clemons, T. E., Agron, E., Sperduto, R. D. et al. Long-term effects of vitamins C and E, beta-carotene, and zinc on age-related macular degeneration: AREDS report no. 35. Ophthalmology, 2013, 120:1604-11.e4.

23   Age-Related Eye Disease Study Research Group. A randomized, placebo-controlled, clinical trial of high-dose supplementation with vitamins C and E and beta carotene for age-related cataract and vision loss: AREDS report no. 9. Archives of Ophthalmology, 2001, 119:1439–1452.

24   Bronstein, A. C., Spyker, D. A., Cantilena, L. R. Jr, Green, J. L. et al. 2008 Annual report of the American Association of Poison Control Centers' National Poison Data System (NPDS): 26th annual report. Clinical Toxicology (Philadelphia), 2009, 47:911–1084.

25   Institute of Medicine. *Dietary reference intakes for vitamin A, vitamin K, arsenic, boron, chromium, copper, iodine, iron, manganese, molybdenum, nickel, silicon, vanadium, and zinc.* Washington, DC: National Academies Press, 2001.

26   Uusi-Rasi, K., Karkkainen, M. U. und Lamberg-Allardt, C. J. Calcium intake in health maintenance—A systematic review. Food and Nutrition Research, 2013, 57:21082.

27   Institute of Medicine. *Dietary Reference Intakes for Calcium and Vitamin D.* Washington, DC: National Academies Press, 2011.

28   Moyer, V. A. Vitamin D and calcium supplementation to prevent fractures in adults: U.S. Preventive Services Task Force recommendation statement. Annals of Internal Medicine, 2013, 158:691–696.

29   Bolland, M. J., Avenell, A., Baron, J. A., Grey, A. et al. Effect of calcium supplements on risk of myocardial infarction and cardiovascular events: Meta-analysis. BMJ, 2010, 341:c3691.

30   Appleby, P., Roddam, A., Allen, N. und Key, T. Comparative fracture risk in vegetarians and nonvegetarians in EPIC-Oxford. European Journal of Clinical Nutrition, 2007, 61:1400–1406.

31   Sellmeyer, D. E., Stone, K. L., Sebastian, A. und Cummings, S. R. A high ratio of dietary animal to vegetable protein increases the rate of bone loss and the risk of fracture in postmenopausal women. Study of Osteoporotic Fractures Research Group. American Journal of Clinical Nutrition,2001, 73:118–122.

32   Howe, T. E., Shea, B., Dawson, L. J., Downie, F. et al. Exercise for preventing and treating osteoporosis in postmenopausal women. Cochrane Database of Systematic Reviews, 2011:CD000333.

33   Office of Dietary Supplements, National Institutes of Health. Vitamin D: Fact sheet for health professionals. 24. Juni 2011. http://ods.od.nih.gov/pdf/factsheets/VitaminDHealthProfessional.pdf.

34   Holick, M. F., Binkley, N. C., Bischoff-Ferrari, H. A., Gordon, C. M. et al. Guidelines for preventing and treating vitamin D deficiency and insufficiency revisited. Journal of Clinical Endocrinology and Metabolism, 2012, 97:1153–1158.

35 Holick, M. F. Vitamin D deficiency. *New England Journal of Medicine*, 2007, 357:266–281.

36 Misra, M., Pacaud, D., Petryk, A., Collett-Solberg, P. F. und Kappy, M. Vitamin D deficiency in children and its management: Review of current knowledge and recommendations. Pediatrics, 2008, 122:398–417.

37 Specker, B. L., Valanis, B., Hertzberg, V., Edwards, N. und Tsang, R. C. Sunshine exposure and serum 25-hydroxyvitamin D concentrations in exclusively breast-fed infants. Journal of Pediatrics, 1985, 107:372–376.

38 Watanabe, F., Yabuta, Y., Tanioka, Y. und Bito, T. Biologically active vitamin B_{12} compounds in foods for preventing deficiency among vegetarians and elderly subjects. Journal of Agricultural and Food Chemistry, 2013, 61:6769–6775.

39 Stabler, S. P. Vitamin B_{12} deficiency. *New England Journal of Medicine*, 2013, 368:149–160.

40 De Rosa, A., Rossi, F., Lieto, M., Bruno, R. et al. Subacute combined degeneration of the spinal cord in a vegan. *Clinical Neurology and Neurosurgery*, 2012,114:1000–1002.

41 Brocadello, F., Levedianos, G., Piccione, F., Manara, R. und Pesenti, F. F. Irreversible subacute sclerotic combined degeneration of the spinal cord in a vegan subject. Nutrition, 2007, 23:622–624.

42 Campbell, M., Lofters, W. S. und Gibbs, W. N. Rastafarianism and the vegans syndrome. British Medical Journal, 1982, 285:1617–1618.

43 Kwok, T., Lee, J., Lam, L. und Woo, J. Vitamin B_{12} supplementation did not improve cognition but reduced delirium in demented patients with vitamin B_{12} deficiency. Archives of Gerontology and Geriatrics, 2008, 46:273–282.

44 Oh, R. und Brown, D.L. Vitamin B_{12} deficiency. *American Family Physician*, 2003, 67:979–986.

45 Lindenbaum, J., Healton, E. B., Savage, D. G., Brust, J. C. et al. Neuropsychiatric disorders caused by cobalamin deficiency in the absence of anemia or macrocytosis. New England Journal of Medicine, 1988, 318:1720–1728.

46 Kwok, T., Chook, P., Qiao, M., Tam, L. et al. Vitamin B_{12} supplementation improves arterial function in vegetarians with subnormal vitamin B_{12} status. Journal of Nutrition, Health and Aging, 2012, 16:569–573.

47 Oner, T., Guven, B., Tavli, V., Mese, T. et al. Postural orthostatic tachycardia syndrome (POTS) and vitamin B_{12} deficiency in adolescents. Pediatrics, 2014, 133:e138–e142.

48 Lewerin, C., Nilsson-Ehle, H., Jacobsson, S., Johansson, H. et al. Low holotranscobalamin and cobalamins predict incident fractures in elderly men: The MrOS Sweden. Osteoporosis International, 2014, 25:131–140.

49 Dhonukshe-Rutten, R. A., van Dusseldorp, M., Schneede, J., de Groot, L. C. and van Staveren, W. A. Low bone mineral density and bone mineral content are associated with low cobalamin status in adolescents. European Journal of Nutrition, 2005, 44:341–347.

50 Yang, H. T., Lee, M., Hong, K. S., Ovbiagele, B. und Saver, J. L. Efficacy of folic acid supplementation in cardiovascular disease prevention: An updated meta-analysis of randomized controlled trials. European Journal of Internal Medicine, 2012, 23:745–754.

51 Pepper, M. R. und Black, M. M. B_{12} in fetal development. Seminars in Cell and Developmental Biology, 2011, 22:619–623.

52 Lam, J. R., Schneider, J. L., Zhao, W. und Corley, D. A. Proton pump inhibitor and histamine 2 receptor antagonist use and vitamin B_{12} deficiency. JAMA: The Journal of the American Medical Association, 2013, 310:2435–2342.

53 Crane, M. und Sample, C. Vitamin B_{12} studies in total vegetarians (vegans). Journal of Nutritional Medicine, 1994, 4:12.

12. Kapitel

1   Waterland, R. A. und Jirtle, R. L. Transposable elements: Targets for early nutritional effects on epigenetic gene regulation. Molecular and Cellular Biology, 2003, 23:5293–5300.

2   Waterland, R. A., Travisano, M., Tahiliani, K. G., Rached, M. T. und Mirza, S. Methyl donor supplementation prevents transgenerational amplification of obesity. International Journal of Obesity (London), 2008, 32:1373–1379.

3   Skogen, J. C. und Overland, S. The fetal origins of adult disease: A narrative review of the epidemiological literature. JRSM Short Reports, 2012, 3:59.

4   Gaillard, R., Durmus, B., Hofman, A., Mackenbach, J. P. et al. Risk factors and outcomes of maternal obesity and excessive weight gain during pregnancy. Obesity, 2013, 21:1046–1055.

5   Rasmussen, K. M. und Yaktine, A. L. (Hrsgb.) *Weight gain during pregnancy: Reexamining the guidelines.* Committee to Reexamine IOM Pregnancy Weight Guidelines. Washington, DC: National Academies Press, 2009.

6   Streuling, I., Beyerlein, A., Rosenfeld, E., Schukat, B. und von Kries R. Weight gain and dietary intake during pregnancy in industrialized countries—A systematic review of observational studies. Journal of Perinatal Medicine, 2011, 39:123–129.

7   Stuebe, A. M., Oken, E. und Gillman, M. W. Associations of diet and physical activity during pregnancy with risk for excessive gestational weight gain. American Journal of Obstetrics and Gynecology, 2009, 201:58. e1–58.e8.

8   Qiu, C., Zhang, C., Gelaye, B., Enquobahrie, D. A. et al. Gestational diabetes mellitus in relation to maternal dietary heme iron and nonheme iron intake. Diabetes Care, 2011, 34:1564–1569.

9   Qiu, C., Frederick, I. O., Zhang, C., Sorensen, T. K. et al. Risk of gestational diabetes mellitus in relation to maternal egg and cholesterol intake. American Journal of Epidemiology, 2011, 173:649–658.

10 Koebnick, C., Leitzmann, R., Garcia, A. L., Heins, U. A. et al. Long-term effect of a plant-based diet on magnesium status during pregnancy. European Journal of Clinical Nutrition, 2005, 59:219–225.

11 Craig, W. J. und Mangels, A. R. Position of the American Dietetic Association: Vegetarian diets. Journal of the American Dietetic Association, 2009, 109:1266–1282.

12 De-Regil, L. M., Fernandez-Gaxiola, A. C., Dowswell, T. und Pena-Rosas, J. P. Effects and safety of periconceptional folate supplementation for preventing birth defects. Cochrane Database of Systematic Reviews, 2010:CD007950.

13 Hoyo, C., Murtha, A. P., Schildkraut, J. M., Forman, M. R. et al. Folic acid supplementation before and during pregnancy in the Newborn Epigenetics STudy (NEST). BMC Public Health, 2011, 11:46.

14 Vollset, S. E., Clarke, R., Lewington, S., Ebbing, M. et al. Effects of folic acid supplementation on overall and site-specific cancer incidence during the randomised trials: Metaanalyses of data on 50,000 individuals. Lancet, 2013, 381:1029–1036.

15 Yang, H. T., Lee, M., Hong, K. S., Ovbiagele, B. und Saver, J. L. Efficacy of folic acid supplementation in cardiovascular disease prevention: An updated meta-analysis of randomized controlled trials. European Journal of Internal Medicine, 2012, 23:745–754.

16 Agricultural Research Service, US Department of Agriculture. USDA National Nutrient Database for Standard Reference, Release 26.

17 Innis, S. M. Dietary omega 3 fatty acids and the developing brain. Brain Research, 2008, 1237:35-43.

18 Novak, E. M., Dyer, R. A. und Innis, S. M. High dietary omega-6 fatty acids contribute to reduced docosahexaenoic acid in the developing brain and inhibit secondary neurite growth. Brain Research, 2008, 1237:136–145.

19 Schulzke, S. M., Patole, S. K. und Simmer, K. Long-chain polyunsaturated fatty acid supplementation in preterm infants. Cochrane Database of Systematic Reviews, 2011:CD000375.

20 Simmer, K., Patole, S. K. und Rao, S. C. Long-chain polyunsaturated fatty acid supplementation in infants born at term. Cochrane Database of Systemic Reviews, 2011:CD000376.

21 Lawrence, R. M. und Lawrence, R. A. Breastfeeding: More than just good nutrition. Pediatrics in Review, 2011, 32:267–280.

22 Klement, E., Cohen, R. V., Boxman, J., Joseph, A. und Reif, S. Breastfeeding and risk of inflammatory bowel disease: A systematic review with meta-analysis. American Journal of Clinical Nutrition, 2004, 80:1342–1352.

23 Breastfeeding and the use of human milk. Pediatrics, 2012, 129:e827–e841.

24 Beauchamp, G. K. und Mennella, J. A. Flavor perception in human infants: Development and functional significance. Digestion, 2011, 83 Suppl 1:1–6.

25 Dettwyler, K. A. When to wean: Biological versus cultural perspectives. Clinical Obstetrics and Gynecology, 2004, 47:712–723.

26 Standing Committee on the Scientific Evaluation of Dietary Reference Intakes, Institute of Medicine. Institute of Medicine. Dietary reference intakes for thiamin, riboflavin, niacin, vitamin B6, folate, vitamin B_{12}, pantothenic acid, biotin, and choline.

Washington, DC: National Academy Press, 1998.

27 Wansink, B. Nutritional gatekeepers and the 72% solution. Journal of the American Dietetic Association, 2006, 106:1324–1327.

13. Kapitel

1 Norcross, J. C., Krebs, P. M. und Prochaska, J. O. Stages of change. Journal of Clinical Psychology, 2011, 67:143–154.

2 Whitlock, E. P., Orleans, C. T., Pender, N. und Allan, J. Evaluating primary care behavioural counseling interventions: An evidence-based approach. American Journal of Preventive Medicine, 2002, 22:267–284.

3 Wansink, B. Convenient, attractive, and normative: The CAN approach to making children slim by design. Childhood Obesity, 2013, 9:277–278.

4 Painter, J. E., Wansink, B. und Hieggelke, J. B. How visibility and convenience influence candy consumption. Appetite, 2002, 38:237–238.

5 Wansink, B. From mindless eating to mindlessly eating better. Physiology and Behavior, 2010, 100:454–463.

6 Thomas, J. G., Bond, D. S., Phelan, S., Hill, J. O. und Wing, R. R. Weight-loss maintenance for 10 years in the National Weight Control Registry. American Journal of Preventive Medicine, 2014, 46:17–23.

14. Kapitel

1   Tal, A. und Wansink, B. Fattening fasting: Hungry grocery shoppers buy more calories, not more food. JAMA Internal Medicine, 2013, 173:1146–1148.

2   Whole Grains Council. Whole grains A to Z. Ohne Datum. http://wholegrainscouncil.org/wholegrains-101/whole-grains-a-to-z.

3   Panel on Dietary Reference Intakes for Electrolytes and Water, Institute of Medicine. *Dietary Reference Intakes for water, potassium, sodium, chloride, and sulfate.* Washington, DC: National Academies Press, 2005.

16. Kapitel

1   Lowe, M. R., Doshi, S. D., Katterman, S. N. und Feig, E. H. Dieting and restrained eating as prospective predictors of weight gain. Frontiers in Psychology, 2013, 4:577.

2   Mattes, R. D. Fat preference and adherence to a reduced-fat diet. American Journal of Clinical Nutrition, 1993, 57:373–381.

3   Bertino, M., Beauchamp, G. K. und Engelman, K. Long-term reduction in dietary sodium alters the taste of salt. American Journal of Clinical Nutrition, 1982, 36:1134–1144.

4   Avena, N. M., Rada, P. und Hoebel, B. G. Sugar and fat bingeing have notable differences in addictive-like behavior. Journal of Nutrition, 2009, 139:623–628.

5   Baumeister, R. F. und Tierney, J. *Willpower: Rediscovering the greatest human strength.* New York: Penguin, 2011.

6   Vohs, K. D. und Heatherton, T. F. Self-regulatory failure: A resource-depletion approach. Psychological Science, 2000, 11:249–254.

7   Vohs, K. D., Redden, J. P. und Rahinel, R. Physical order produces healthy choices, generosity, and conventionality, whereas disorder produces creativity. Psychological Science, 2013, 24:1860–1867.

8   Wansink, B., Shimizu, M. und Brumberg, A. How vegetables make the meal: Their hedonic and heroic impact on perceptions of the meal and of the preparer. Public Health Nutrition, 2013, 16:1988–1994.

9   Christakis, N. A. und Fowler, J. H. The spread of obesity in a large social network over 32 years. New England Journal of Medicine, 2007, 357:370–379.

10 Christakis, N. A. und Fowler, J. H. Social contagion theory: Examining dynamic social networks and human behavior. Statistics in Medicine, 2013, 32:556–577.

11 Whitlock, E. P., Orleans, C. T., Pender, N. und Allan, J. Evaluating primary care behavioural 3838counseling interventions: An evidence-based approach. American Journal of Preventive Medicine, 2002, 22:267–284.